老年心血管疾病

诊疗精要

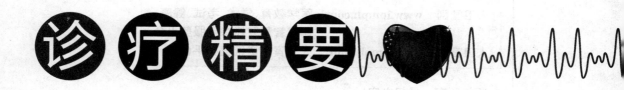

◎ 主 编 曾 敏
◎ 副主编 何扬利

编 者（以姓氏笔画排序）

王 勉　王 琦　王晓茜　贝 宁　邓珏琳

龙登毅　冯光球　孙红娟　李 伟　李 斌

李秋敏　吴智勇　何扬利　陈积雄　林 莉

林文婷　郑 茵　胡迎春　秦 扬　顾申红

高 照　崔晓红　符秀虹　梁莉萍　曾 敏

蒙绪卿　管 频　熊 璐

人民卫生出版社

图书在版编目（CIP）数据

老年心血管疾病诊疗精要 / 曾敏主编 . —北京：
人民卫生出版社，2018
ISBN 978-7-117-27694-8

Ⅰ.①老… Ⅱ.①曾… Ⅲ.①老年病 - 心脏血管疾病
- 诊疗 Ⅳ.① R54

中国版本图书馆 CIP 数据核字（2018）第 246789 号

人卫智网	www.ipmph.com	医学教育、学术、考试、健康，
		购书智慧智能综合服务平台
人卫官网	www.pmph.com	人卫官方资讯发布平台

老年心血管疾病诊疗精要

主　　编：曾　敏
出版发行：人民卫生出版社（中继线 010-59780011）
地　　址：北京市朝阳区潘家园南里 19 号
邮　　编：100021
E - mail：pmph @ pmph.com
购书热线：010-59787592　010-59787584　010-65264830
印　　刷：北京汇林印务有限公司
经　　销：新华书店
开　　本：787×1092　1/16　印张：15
字　　数：365 千字
版　　次：2018 年 12 月第 1 版　2018 年 12 月第 1 版第 1 次印刷
标准书号：ISBN 978-7-117-27694-8
定　　价：65.00 元

打击盗版举报电话：010-59787491　E-mail：WQ @ pmph.com
（凡属印装质量问题请与本社市场营销中心联系退换）

主编简介

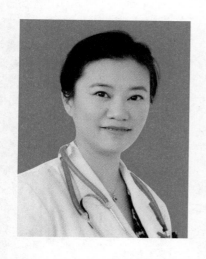

曾敏，教授，主任医师，医学博士、博士后，留美学者（美国哈佛大学医学院），研究生导师。享受国务院特殊津贴专家，国家卫生计生突出贡献中青年专家，海南省515人才工程第一层次人才。

目前任中华医学会老年医学分会、全科医学分会、科学普及分会青年委员，中国医师协会全科分会全国委员，中国老年医学学会理事，中国南方老年医学联盟常务委员，中国老年医学学会感染管理质量控制分会委员，中国老年学学会老年医学委员会委员，中国控制吸烟协会康复与中医学专业委员会常务委员，海峡两岸医药卫生交流协会全科医学专业委员会委员。海南省老年康复专业委员会主任委员，海南省医学会全科医学分会副主任委员，海南省心血管康复专业委员会常务委员，海南省医学会老年医学专业委员会常务委员，海南省心血管专业委员会委员，海南省医师协会心血管分会委员，海南省神经内科专业委员会委员，海南省内科专业委员会委员等学术职务。担任《plos one》《Medical Science Monitor》《International Journal of Molecular Medicine》《Case Reports in Internal Medicine》《Journal of Biochemistry and Molecular Biology Research》《中华老年医学杂志》《中国心血管杂志》和《中国全科医学》审稿专家和杂志编委。主持国家自然科学基金项目3项、省部级课题4项。先后参与美国NIH资助的R01项目，国家863计划、国家自然科学基金等多项重大科研项目并承担主要工作。发表30余篇专业学术论文，其中被SCI收录9篇。编著心血管疾病专著5部。曾获海南省科技进步一等奖、海南省优秀科技工作者、海南省医师奖、海南省博士论文一等奖、海南省五一劳动奖章和海南五四青年奖章等。任国家自然科学基金评审专家、海南省卫生厅专家委员会评审专家、海南省科技厅科技项目评委。

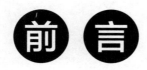

前　言

　　随着科技、经济的进步，人口老龄化已成为全世界的问题。由于我国人口基数大，庞大的老年人口在医疗方面的需求日益增加，尤其是老年心脑血管疾病患者群体所占用的医疗资源比重之大更是不容忽视。目前老年心血管疾病学是老年医学中重要的部分，也是老年医学研究的热点。

　　近10年来，心血管疾病有了许多新进展，大规模的随机临床试验结果的公布，新的药物、新的介入技术、介入材料的发明，推动了心血管疾病诊治理念的不断更新。而在高血压、心房颤动、血脂异常、冠状动脉粥样硬化性心脏病、心力衰竭、退行性心脏瓣膜疾病等常见的老年心血管疾病方面，又相继推出新的指南及专家共识。因此，为进一步提高老年心血管疾病的诊疗水平，我们编写了这部书籍。

　　尽管不同年龄的相同疾病的本质是相同的，但由于增龄性改变，老年人在生理、病理及药理、心理等方面与青年人不同。因此本书在编写上，在结合近几年来国内外的有关新理论、新观点的基础上，力求突出老年人的特点。在章节安排上，不仅详细介绍了常见的老年心血管疾病如高血压、心律失常、冠心病、心衰、瓣膜性心脏疾病等，还对与老年心血管疾病交叉融合的血脂、血糖、药物、心理、中医治疗、护理等方面进行系统的阐述。

　　参与编写的作者长期从事老年心血管的临床、教学、科研等工作，他们既有坚实的理论知识，又有极其丰富的临床经验。所编写的章节不仅紧扣老年心血管疾病的常规诊疗，还吸纳了最新公布的临床研究、指南及专家共识，紧密联系实际，进行了深入浅出的阐述，既突出了实用性，又兼顾了时效性，具有较强的可读性。

　　我们希望本书能成为广大老年心血管医师、老年病医师、全科医师等相关专业的医护人员案头的良师益友。但由于编者水平有限，书中不妥之处在所难免，恳请广大读者和同道不吝赐教。

曾　敏

2018 年 3 月 2 日

目 录

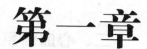

第一章

老年心血管疾病概述

一、老年心血管病流行病学

20 世纪 90 年代以来，中国的老龄化进程加快。目前中国人口数据模型已经进入老年型。据 2017 年民政部发布的《2016 年社会服务发展统计公报》显示，截至 2016 年底，我国 60 岁及以上老年人口 23086 万人，占总人口的 16.7%，其中 65 岁及以上人口 15003 万人，占总人口的 10.8%。而《中国城市发展报告（2015）》预测，到 2050 年，中国老年人口将达到 4.83 亿人，占总人口的 34.1%，即每三个人中就有一个老年人。同时，老年人口高龄化趋势日益明显：80 岁及以上高龄老人人口数量正以每年 5% 的速度增加，到 2040 年将增加到 7400 多万人。

随着传染病的有效控制，以及社会经济水平飞速发展，心脑血管疾病目前已经成为老年人最常见的、极易威胁健康和生命的疾病。2014 年美国心脏协会（American Heart Association，AHA）的报告显示，心脑血管疾病患病率随年龄增长而增高，60~79 岁人群心血管病患病率为 70%， 80 岁以上者为 80%。并且心脑血管病的死亡率随年龄而增加，主要集中在中老年，特别是老年后期。40~49 岁和 50~59 岁人群的心血管病死亡率分别为 113.8/10 万、237.9/10 万，而 60~69 岁和 70~79 岁人群的心血管病死亡率则为 433.0/10 万、653.2/10 万。随着人类平均寿命的延长和老龄化人口的增加，老年人常见心血管疾病的流行病学也发生了巨大变化。根据上海老年患者常见死亡原因序列变化研究表明：20 世纪 50 年代高血压病为首位，占老年死因 19.67%，冠心病居第 4 位；20 世纪 60 年代，高血压、冠心病分别占第一、第三位，但到 20 世纪 70 年代，冠心病死亡已上升为最主要的致死病因。并且由高血压、冠心病引起的心律失常和心力衰竭以及与增龄相关的心律失常也越来越成为危害老年人健康和寿命的最常见心血管病。以心房颤动（以下简称 "房颤"）为例，2003 年中国部分地区房颤住院病例调查发现，房颤患者中老年占 58.1%。与此同时，与高血压和动脉粥样硬化相关的大血管疾病，如主动脉夹层、动脉瘤、腹主动脉瘤、颈动脉狭窄、锁骨下动脉狭窄和肾动脉狭窄等的发病率也相应增加。风湿性心脏病和

1

未干预的先天性心脏病在城市人口中有所下降，而与增龄相关的退行性心脏瓣膜病的发病率有逐年增加的趋势。因此重视和加强老年心血管病学的研究是老年医学的重要课题之一。

二、心血管系统老龄化改变

随着年龄增加，人体各器官在解剖结构、生理功能方面都会发生改变，心脏和血管也同样存在着增龄性老化改变，了解老年心血管系统的解剖生理、功能改变在诊治老年心血管问题的临床工作是非常必要的。

（一）心脏结构和功能变化

1. **心肌** 正常心脏内约有 20 亿个心肌细胞，成年后随着生理或病理情况的改变，心肌细胞发生一系列衰老变化。

随着年龄的增大，有功能的心肌细胞逐渐减少，心肌细胞纤维化，细胞内肌原纤维容易发生溶解、疏松等变化，肌丝排列紊乱，细胞核染色体凝块、缩小、碎裂等。细胞内线粒体的细胞色素氧化酶活性降低；细胞中与细胞外间质脂褐素沉着；结缔组织及心肌间质发生退行性改变，包括脂肪浸润、淀粉样变及血管神经纤维变化。淀粉样变常见于60 岁以上的老年人。75~79 岁和 80~84 岁老年人心脏淀粉变性发生率分别为 73%、81%，85~89 岁和 >90 岁分别为 89%、100%，上述改变常导致心肌僵硬度增加，顺应性降低，甚至容易出现房颤、传导阻滞及心衰。心脏淀粉样物质中还含有一种特殊的蛋白质——Asca 蛋白。Asca 蛋白易与地高辛结合，这可能是老年人对地高辛敏感性增加的原因之一。

虽然心肌细胞随年龄增加数目减少，但由于心肌细胞属于终末分化细胞，随年龄增长心肌细胞反而肥大。90 岁以前，心脏的重量随生理性血压升高而增加，大约从 30 岁开始男性每年约增加 1g，女性约增加 1.5g。90 岁以后，心脏的重量随着血压的下降而减轻。通过超声检查观察到 70~79 岁的健康老年人左室后壁厚度较 20~29 岁者增加 25%，室间隔也随增龄而增厚。也有研究通过 MRI 来证实左室后壁随年龄而增加，而左室长度随年龄减短。

2. **心腔改变** 老年人随年龄增长心脏略有缩小，心底与心尖的距离缩短。左、右心室的容积在收缩期和舒张期均有轻度缩小，但心房则相对扩大，左心房可扩大 20%。另外，20% 老年人的卵网孔仍处于一种潜在性开放状态，右心房内的栓子可穿过该孔进入左心室，引起动脉梗死（反常栓塞）。

3. **心内膜和心瓣膜的改变** 心内膜和心瓣膜由于长期受到血流的冲击以及某些感染和免疫反应等因素的影响，其组织结构易发生老年性改变，主要表现为胶原纤维和弹性纤维随增龄而增生，钙质沉积增多，受累组织逐渐增厚和硬化，严重者可影响心脏的功能活动，甚至导致老年性心血管病的发生。

（1）主动脉瓣钙化：老年性心瓣膜改变多发生于主动脉瓣。60 岁以上老年人出现主动脉瓣钙化或硬化者占 67% 以上，且多见于男性。主动脉瓣钙化多为 2 个或 3 个瓣叶同时受累，钙质沉积一般从瓣膜基底部主动脉面的心内膜下开始，沿主动脉环逐渐向瓣膜游离缘扩展，最终导致主动脉瓣和瓣环增厚及变硬，临床上可出现喷射性收缩期杂音。严重的主动脉瓣钙化可引起主动脉瓣狭窄。另一方面，主动脉瓣可因钙化而发生瓣膜环扩大，导致轻度主动脉瓣关闭不全，少数会出现重度关闭不全。瓣膜的钙化病变可向下累及室间隔膜部，引起房室交界区和左、右束支处的传导组织损伤，导致房室和束支传导阻滞。少数主动脉瓣环钙化可累及冠状动脉口，在临床上易误诊为冠心病。

（2）二尖瓣钙化：主要累及二尖瓣瓣环的纤维组织和二尖瓣的基底部，以女性多见。当钙化累及瓣环的大部分组织时，瓣膜内组织增厚和变硬，瓣叶发生扭曲变形，二尖瓣后叶向左心房侧移位。随着病变加重，二尖瓣环固定，不能随心室收缩而缩小，从而引起二尖瓣关闭不全。因年龄增长引起二尖瓣关闭不全时，血液反流量较少，一般不产生明显的血液循环障碍。病变严重者可累及腱索，引起牵拉功能障碍甚至断裂，造成瓣膜脱垂。由于在房室交界处二尖瓣环与房室束的毗邻关系密切，二尖瓣环的钙化可累及传导系统，引起房室传导阻滞。

三尖瓣和肺动脉瓣很少发生钙化，即使出现纤维化也较轻。

4. **心脏功能改变**：老年人由于心肌 ATP 酶活性降低、心肌线粒体老化等，可引起心室收缩力随增龄以平均每年 1% 的速度减弱，表现为射血前期和左室射血时间延长。心肌收缩力的下降影响了老年心脏每分钟排血量，心排血量从 30~80 岁间减少约 40%；而且心排血量的储备能力也相应下降，70 岁心排血量的储备相当于 40 岁时的一半。在舒张功能方面，由于随增龄而发生的心肌肥厚、心肌间质纤维环、淀粉样变、脂肪浸润等，使心肌顺应性下降，心室舒张不充分，导致舒张早期被动充盈速率减慢，老年人较中青年降低 50%。老年人运动负荷心排血量的维持与年轻人不同。年轻人运动负荷心排血量的增加是靠心肌收缩力的增加及依靠心率的变时功能增加每分搏动次数，而老年人运动时心率增加幅度较心搏出量要小，按照 Frank-Staling 效应，在较低心率时老年人是通过增加心室充盈压来维持一定的输出量，这是克服心室顺应性降低来增加心排血量的主要方式，但心室充盈压升高又是引起老年人运动中发生呼吸困难的主要原因之一。

中年后心脏指数（心搏出量 / 体表面积）每年降低 0.8%。心搏出量减少也会直接影响冠状动脉的血流量，老年人冠状动脉最大流量较中青年低 35%。老年人因心室舒张容积缩小，静息射血分数（心搏量 / 心室舒张末容积）并不低，但运动时射血分数低于年轻人。在舒张功能方面上，受损的左室舒张早期充盈和心房收缩充盈增加，早期峰值充盈速度与 E/A 比值随着年龄的增长而下降；所以老年人更容易出现舒张功能不全（射血分数保留心衰），尤其是老年女性。由于增龄对收缩和舒张功能的影响，最终影响心脏泵血功能。在各种应激时容易发生心衰和心肌缺血。

5. **心传导系统的改变**　心传导系统的增龄变化主要表现为细胞成分减少、纤维组织增多、脂肪浸润。40 岁前窦房结中起搏细胞数目比例是 70%，以后逐渐减少，70 岁以后起搏细胞减少到 10%~30%。窦房结的细胞成分由 50 岁前的 85% 下降到 70 岁的 50%，房室束的细胞成分由 10~19 岁的 57% 降低到 70~79 岁的 43%，而纤维成分由 50 岁前的 7%~8% 增加到 70 岁的 30%。随着年龄增大，窦房结中胶原纤维、网状纤维、弹力纤维逐渐增加，占据了窦房结的大部分。由于窦房结起搏细胞数目减少，老年人静息心率有所下降。有资料表明，40 岁时平均心率为 75 次 / 分，50 岁时为 68 次 / 分，60 岁时为 66 次 / 分，70 岁时为 62 次 / 分，80 岁时平均只有 59 次 / 分。运动时最大心率也随增龄而减少。窦房结的老化影响了动作电位的形成和传导，是老年人产生病态窦房结综合征的重要原因。

由于血流供应不足和退行性改变，老年人的心传导系统容易发生纤维样变。房室结及其束支内的肌性成分和纤维组织在 50 岁以前变化不明显，50 岁以后传导组织的细胞衰老、变性和数量减少，而局部纤维组织明显增加，尤其是胶原纤维和弹性纤维。从 20 岁左右起房室结内就开始出现脂肪细胞浸润，并逐年加重。脂肪细胞主要位于中层和深层心肌之间，严重影响了两层心肌纤维之间的联系。老年人因大量脂肪浸润和纤维组织增生，传导组织内的肌性成分明显减少，房室结的老年性变化和房室瓣环钙化可引起房室束和左束支起始部扭曲，故老年人容易发生房室传导阻滞。

除此之外，老年心脏心率自主调节的各种因素在心率变化中也起很大作用，老年人化学感受器及压力感受器敏感性下降，迷走神经张力增高，老年人容易出现心律失常，特别是心房扩大、压力增高而导致房性心律失常更为明显。

6. 心外膜和心包的改变　心外膜下脂肪随年龄增长而增多，尤其在大血管根部、左心室和室间沟等处，由此增加了心脏负担。心包的弹性纤维随年龄增长而增生，使心包增厚和变硬，导致左心室舒张期顺应性降低。

（二）老年血管结构及功能变化

血管老化表现为血管壁的伸展性下降、硬化，从而使其功能下降。

1. 动脉　动脉增龄性改变表现为内膜增厚，老年人动脉内膜厚度是年轻时的 5~8 倍。主动脉胶原纤维增生和弹性纤维减少、断裂或变性，脂质含量特别是胆固醇含量增加，平滑肌细胞数目减少，这些改变使主动脉壁僵硬度增加，表现为主动脉扩张性减退；主动脉容积增大（80 岁老年人主动脉容积是年轻人的 4 倍），管壁增厚（40 岁时为 0.25mm，70 岁后可超过 0.5mm）、长度延长、屈曲和下垂及主动脉根部右移。同时在功能上，表现为主动脉脉搏波传递速度加快（5 岁 4.1 米 / 秒增至 65 岁的 10.5 米 / 秒），压力波从周围返回心脏相应增快，主动脉根部血压在收缩后期持续增高，压力波形改变，波谷出现较早，继发收缩波振幅增高。外周动脉随增龄也同样出现平滑肌减少，胶原纤维增生，弹性纤维减少、钙盐沉积及内膜增厚。

由于主动脉及外周动脉增龄性老化，大约 20 岁以后，大动脉伸展率每增长 10 岁减少 10%，因而老年人大动脉弹性储备功能下降，尽管主动脉容积扩大在一定程度上代偿了弹性储备作用的减退，但其容积扩大的程度与弹性储备功能的减退不平行，因此，老年人常表现为单纯收缩期高血压。

2. 静脉　静脉增龄性老化主要表现为管壁胶原纤维增生，弹性下降，管腔扩大，内膜增厚、静脉瓣萎缩，因此老年人容易出现静脉曲张。

老年人因静脉弹力减退，管腔扩张，静脉压随增龄而降低，因而老年人体循环淤血的表现不如中青年人明显。

3. 毛细血管　除了动脉系统发生增龄性改变外，老年人毛细血管网也有明显的增龄性结构改变，组织学研究发现毛细血管的内皮细胞数量减少，基底膜增厚，弹性减低，脆性增大，毛细血管襻区消失，毛细血管闭塞，周围水肿；动静脉支及毛细血管襻弯曲，常伴动脉瘤。

4. **血压**　由于主动脉及外周动脉增龄性老化，大动脉弹性储备功能下降，静息血压随增龄而增高，特别以收缩压明显，而平均舒张压至 50 岁开始升高，50~60 岁平稳，60 岁后舒张压又有下降的趋势，因而老年人常常表现为单纯收缩压增高和脉压增大。血压的改变除了心血管结构改变影响外，还与神经调节、反射调节与体液调节机制等有关。而老年人，由于主动脉弓和颈动脉容易出现粥样硬化，使主动脉弓和颈动脉窦压力感受器的敏感性下降，导致老年人容易出现体位性低血压和神经源性晕厥。

三、心脏老化的机制

最近的研究显示心脏老化的发病机制是多方面的，如图 1-1 所示。

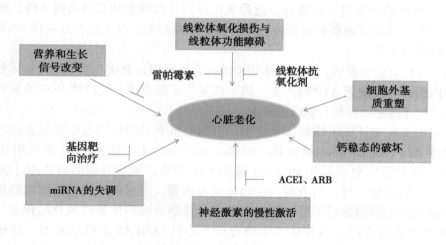

图 1-1　心脏老化的机制

（一）营养和生长信号改变（altered nutrient and growth signaling）

心脏肥大是心脏老化的一个特征。雷帕霉素靶蛋白（mechanistic target of rapamyci，mTOR）是一种丝 / 苏氨酸蛋白激酶，属于磷脂酰肌醇 3- 激酶（PI-3K）相关激酶家族，在调控许多通路的信号传导中发挥着重要作用，包括胰岛素信号、营养传感信号和有丝分裂信号，是老化和年龄相关疾病的主要调节器。抑制包括 mTOR 和胰岛素样生长因子 -1（insulin-like growth factor 1，IGF-1）在内的信号通路，可以导致心脏肥大和衰老。Luong 等在果蝇和小鼠模型上的研究已经表明 mTOR 信号受损越多或下调 mTOR 信号的可以提高心脏老化的抵抗力。Bodmer's 的实验室初步表明，抑制 mTOR 信号通路可以减轻果蝇心脏功能减退，他们后来还发现翻译起始因子 4E（eIF4E）的过度表达可加速心肌功能的下降。这些结果表明 mTOR 信号转导通路 / eIF4E 在果蝇的心脏老化中起主要作用。此外，Meikle 等人研究提示若小鼠的结节硬化蛋白 1（tuberous sclerosis complex 1，TSC1）缺失（PI-3K 信号通路借助 TSC1、TSC2 调节 mTOR 蛋白），将在 6 个月内发展成扩张型心肌病。虽然没有证据表明通过遗传操作老化的哺乳动物心脏 mTOR 活性可以取得有利影响，但通过热量限制（caloric restriction，CR）或雷帕霉素抑制 mTOR 信号已被证明能够防止心脏老化。

Dai 等人的实验表明，短期（10 周）雷帕霉素可以大大改善老年老鼠的舒张功能和左室肥厚的程度。

（二）线粒体氧化损伤与线粒体功能障碍（mitochondrial oxidative damage and mitochondrial dysfunction）

衰老的线粒体自由基理论认为，衰老过程中线粒体抗氧化剂和生物分子受到氧化损伤以及抗氧化酶活性和抗氧化修复能力发生改变。线粒体（特别是损伤线粒体）是细胞内产生活性氧（reactive oxygen species，ROS）的主要细胞器，同时线粒体自身富含的多种酶、结构蛋白、膜脂质及核酸等也是 ROS 直接攻击的目标。受损线粒体 ROS 产生增加，损害线粒体 DNA 和线粒体蛋白的氧化还原，造成线粒体内氧化损伤的恶性循环，导致线粒体功能障碍和 ROS 的产生进一步增加。这种氧化损伤导致细胞和器官功能下降，进而影响了健康和寿命。同时还观察到衰老线粒体的功能障碍和形态改变以及线粒体 DNA 复制和线粒体复制能力下降。

心肌细胞在有丝分裂后，其线粒体随增龄而容易受损。老年心肌细胞线粒体肿大、嵴的损失、内膜破坏及缺乏 ATP 的产生。越来越多的证据表明，线粒体 ROS 的异常生成导致老年人线粒体功能障碍和心肌病的发生。

在小鼠的实验中证实了线粒体氧化损伤引起心脏衰老的作用与小鼠过表达线粒体靶向过氧化氢酶（catalase targeted to the mitochondria，mCAT）有关。Dai 等人用超声心动图来研究衰老的野生型小鼠和 MCAT 小鼠的心脏功能，发现衰老的野生型小鼠中心脏变化与人类心脏老化一样，均表现为左心室重量指数、左房内径随年龄增加而增大、心肌收缩和舒张功能随增龄而下降。小鼠心脏老化伴随着线粒体蛋白氧化的积累、线粒体 DNA 突变增加或缺失以及线粒体的生物合成、心脏 SERCA2 蛋白质降低、活化 T 细胞通路钙调神经磷酸酶核因子的激活及心室纤维化加重。但所有这些与年龄相关的变化在 MCAT 小鼠身上显著减少。MCAT 小鼠不仅延长了中位数和最大的寿命，还抑制心肌肥厚，改善舒张功能和心肌性能。MCAT 小鼠还伴有明显降低的线粒体蛋白质的氧化损伤和线粒体 DNA 突变和缺失频率的下降，提示预防线粒体氧化损伤是心脏老化防护的防治策略。

（三）细胞外基质重塑（adverse extracellular matrix remodeling）

细胞外基质（extracellular matrix，ECM）是一组复杂的蛋白质，由细胞合成并分泌到胞外、分布在细胞表面或细胞之间的大分子，主要是一些多糖和蛋白或蛋白聚糖。这些物质构成复杂的网架结构，支持并连接组织结构、调节组织的发生和细胞的生理活动，为周围细胞提供结构和生物支持。

心脏成纤维细胞是心脏 ECM 蛋白的主要来源，包括 I 型胶原、II 型、III 型、IV 型、V 型和 VI 型、弹性蛋白、纤连蛋白、层粘连蛋白和纤维蛋白原。心脏 ECM 能调节心肌细胞，并为心脏提供结构支持；然而，过量的 ECM 沉积增加心肌的僵硬度，并介导舒张功能障碍。ECM 成分之间的改变是通过基质金属蛋白酶（matrix metalopro-teinases，MMPs）和其他蛋白酶来平衡 ECM 蛋白质合成和降解而实现的。心脏老化与心肌纤维化有关，在老化心脏中都观察到了 ECM 不正常的合成和降解。

转化生长因子（Transforming growth factor-β，TGF-β）是一种促纤维化因子，已被证明可以导致 ECM 蛋白的表达和通过 MMPs 抑制基质降解。降低 TGF-β1 表达可以改善 24 月龄的 TGF-β1 杂合子小鼠的心肌纤维化和左室顺应性。结缔组织生长因子（CTGF）也是促纤维化因子，是 TGF-β 的下游产物，其表达随年龄增加而增加。过度表达 CTGF 的小鼠心脏加速老化，在 7 个月时开始出现增龄性的心功能不全。ECM 合成在心脏老化中的作用也与加速心肌纤维化有关，这些加速心肌纤维化伴随着快速衰老小鼠的高转化 TGF-β 和 CTGF 水平，在 6 个月时即表现为舒张功能障碍。Chiao 等人的研究则提示 MMP-9 基因敲除后的年老的小鼠显示出心脏保护作用，包括减少胶原沉积和舒张功能的保持、纤维化蛋白的表达降低，左心室的 CTGF 和 MMP-8 水平代偿性增加。

（四）钙稳态的破坏（impaired calcium homeostasis）

老年心脏舒张功能损伤的机制之一就是心肌细胞的主动松弛能力下降。在松弛过程中，钙离子从肌动蛋白 - 肌球蛋白复合体中分离出来，进入肌浆网（sarcoplasmic reticulum，SR）或挤压在心肌细胞之外。受损的 Ca^{2+} 循环，增加肌丝的刚度，减少肌丝蛋白的钙离子敏感性，这种在肌动蛋白和肌球蛋白之间的质变可以导致心肌舒张受损。老化的小鼠心脏的肌浆内质网钙 Ca^{2+}- ATP 酶（SERCA2）表达及活性下降，但钠钙交换水平反而出现代偿性增加。研究表明，老化的心脏代偿性增加 L 型钙电流的使用，同时依赖动作电位持续时间的延长来维持 SR 负荷以及老化的心肌细胞保持心肌细胞内钙瞬变和收缩。

（五）神经激素的慢性激活（chronic activation in neurohormonal signaling）

肾素 - 血管紧张素 - 醛固酮系统（RAAS）是调节血压和心肌重塑的关键。输注 Angiotensin Ⅱ（Ang Ⅱ）可诱导心肌细胞肥大，增加心肌纤维化，损害心肌细胞松弛能力，这种改变与心脏的老化表现相像。Groban 和 Dai 等人的研究老年大鼠组织中的血管紧张素（ACE）水平升高可以导致其心脏中血管紧张素Ⅱ浓度显著升高。而通过 ACE 抑制剂、血管紧张素受体拮抗剂或血管紧张素Ⅱ受体Ⅰ型基因敲除等长期抑制 RAS 系统可以延长大鼠的寿命和延迟与增龄有关的心脏老化病理过程。Stein 等研究使用氯沙坦（从 12 个月龄开始）长期（10 个月）治疗可以能减轻老年小鼠心肌纤维化和纤维化相关心律失常的发生。

β 肾上腺素能信号的激活会增加心率、收缩力、血压、壁应力和心脏的代谢需要，但这样的长期慢性的刺激对心脏是有害的。通过控制腺苷酸环化酶 5 型（AC5）（β- 肾上腺素能信号下游的关键酶）可以延长小鼠的寿命，并可以对抗随增龄而出现的心肌肥厚、收缩功能障碍及心肌细胞凋亡和纤维化。

（六）其他

越来越多的证据表明，微小 RNA（miRNA）是衰老和心血管疾病的重要调节因子，并且在心脏老化的还起到一定的作用。Jazbutyte 等检测到大鼠心脏中 miR-22 水平随年龄的增长而增大；Boon 等研究发现老年小鼠心脏中 miR-34a 的表达增加；miR-34a 基因敲除的老年小鼠与野生型小鼠相比，心脏收缩功能更好，心肌肥厚程度减弱。这一发现支持了基因治疗、逆转年龄相关的心脏老化的潜力。

四、心血管的内分泌功能

自 20 世纪 80 年代心房钠尿肽（atrial natriuretic peptide，ANP）发现以来，心血管的内分泌功能逐步引起重视，心脏和血管已不再被单纯认为血液循环、代谢交换的动力器官。研究发现心脏的各组织细胞（心肌、心内膜及心包膜；肌细胞、成纤维细胞和神经纤维）、血管内皮细胞、中膜平滑肌细胞和外膜成纤维细胞与脂肪细胞，以及各种血细胞均能合成和分泌数十种生物活性物质。包括心钠素、脑钠素、肾素血管紧张素、内皮舒张因子、内皮收缩因子、血管紧张素转换酶、儿茶酚胺、降钙素基因相关肽、血管活性肠肽等。这些物质以激素样的血行分泌、局部的旁分泌和自分泌等方式调节循环系统功能稳态，如心血管收缩和舒张，细胞增殖和凋亡，以及循环血容量稳态的调节等。本节主要简述心肌细胞分泌的尿钠肽家族、肾素 – 血管紧张素体系及血管分泌的内皮素。

（一）尿钠肽家族

尿钠肽家族（natriuretic peptides，NPs）有 4 个成员：心房钠尿肽（ANP）、B 型尿钠肽（BNP）、C 型尿钠肽（CNP）和 D 型尿钠肽（DNP）。ANP 和 BNP 有强烈的排钠、利尿、减血容和降血压作用；CNP 虽然也被心脏分泌，但主要来源于血管内皮细胞，发挥舒张血管（包括冠状动脉）的旁分泌作用；DNP 也可舒张血管，促进尿钠排泄，但目前对它的研究报道较少。

1. 心房尿钠肽（ANP）　ANP 是尿钠肽家族当中最早被发现的。1955 年，Kisch 发现哺乳动物的心房肌细胞内含有某种特殊的分泌颗粒，称之为致密体。给大鼠静脉注射心房组织提取物有明显的利尿排钠的效果。1984 年 DeBold 从大鼠和人的心房肌组织中分离、提纯出了心钠素，命名为心房钠尿肽或心房利钠因子（atrial natriuretic factor，ANF）。ANP 主要是在心房合成、储存并分泌入血的。其在心房中含量最大，而在心室中则较少，心房肌中 ANP 的含量约为心室肌中的 100 倍。在心脏以外的器官和组织中，如大脑、主动脉弓压力感受器旁、肺脏也有 ANP 的分泌，甚至某些腺体如肾上腺、甲状腺、下颌腺、唾液腺以及消化道、泌尿生殖系统中也有少量的 ANP 存在。

心房肌细胞首先合成含有 151 个氨基酸的 ANP 前肽原，在细胞内转运的过程中，从 N 端切除 25 个氨基酸的信号肽后形成含有 126 个氨基酸的 proANP，当心房容量或压力负荷过重引起牵张刺激时，proANP 经转膜酶加工后等摩尔质量释放出 98 个氨基酸的 N 末端 proANP（NT-proANP）和 28 个氨基酸的活性 C 末端片段 ANP，并释放到血液循环中发挥生理作用。

2. B 型尿钠肽（BNP）　BNP 是尿钠肽家族的另一种肽类激素。日本学者 Sudoh 等于 1984 年从猪脑组织中分离出并于 1988 年首先报道。因其最先从猪脑中分离，又与 ANP 结构相似，同样有利尿、利钠和舒张血管及抑制醛固酮分泌等效应，所以又称为脑钠肽。后来随着研究进展，在心脏中亦分离出 BNP，且发现其在心脏含量最高。BNP 主要是心脏心室肌在心室的容量负荷和压力负荷增加时合成和分泌，心脏分泌的 BNP 量多于脑，因而称其为 B 型利钠肽比脑利钠肽更为合适。

人体血浆中 BNP 与 ANP 结构相仿，但末端长度和氨基酸组成不同。BNP 基因可转录为由 1900 个核苷酸组成的 DNA 互补链（complementary DNA，cDNA），从而合成 mRNA，再爆发式翻译为 134 个氨基酸组成的 pre-proBNP，该多肽在蛋白酶的作用下迅速分解为一个 26 个氨基酸的信号肽和含有 108 个氨基酸肽的 proBNP。随后，proBNP 被 II 型跨膜丝氨酸蛋白酶分解为无活性的 76 氨基酸肽（NT-proBNP）和具有内分泌活性的 32 氨基酸肽 BNP。由于 NT-proBNP 的半衰期为 60~120 分钟，可追踪的时间长达 24 个小时，相比之下，BNP 的半衰期仅 20 分钟，其最多可监测的时间仅 1 个小时。因此 NT-proBNP 检测提供了更高的灵敏度，以便临床医生可以准确发现早期的和轻度的心力衰竭。

3. ANP 及 BNP 的作用　ANP 是目前已知的最强大的利钠利尿剂，人静脉注射 50mg ANP，尿量增加 3~4 倍，尿钠排出增加 2~3 倍。以等克分子计量，约为速尿作用的 50~100 倍。

BNP 和 ANP 一样，对内髓集合管细胞具有高度亲和性，抑制这些细胞对钠的摄取，并抑制近曲小管对钠的转运。BNP 亦可抑制垂体后加压素及交感神经的保钠、保水作用，维持血压，同时降低肺循环及周围循环的血管张力。

ANP、BNP 通过排钠利尿及对心血管系统的直接作用，对心脏血流动力学产生影响，能够改善血流动力学效应。从静脉或右心导管注入 ANP 后，可见明显利尿、利钠及消肿作用，降低右房平均压、肺毛细血管压及体循环阻力，增加心排出量而病情好转。

给高血压或充血性心力衰竭患者静脉推注 ANP、BNP 均有降压作用。目前认为 ANP、BNP 降压机制可能有：①直接血管扩张作用；②增加钠的排出，降低血容量；③降低心输出量。通常 ANP 对动脉作用强，对静脉作用弱，对大血管作用强，对小血管作用弱，对生命重要器官（如脑、肺、肾）作用强，对非生命重要器官（四肢、皮肤、网膜）作用差。

在 ACS 中的非 ST 段抬高性心肌梗死中，血浆中 BNP 水平增高。Morita 的研究表明，心肌缺血或损伤诱发心功能不全导致的心室壁负荷增高，诱导心室分泌 BNP 增加。并且心肌缺血本身也可刺激心肌梗死区域周围正常心肌细胞分泌 BNP。急性心肌梗死时血浆 BNP 浓度显著升高，能够反映左心室功能障碍的严重程度，因此 BNP 可以早期且敏感预测心肌缺血的发生。在急性冠状动脉综合征患者中，BNP 与病死率显著相关。

心脏局部和循环血液中的 BNP 水平在心功能不全时明显升高，并且与心功能分级呈正相关。心房颤动、心动过速时血浆 BNP 水平均有升高。

4. MR-proANP　BNP 和 NT-proBNP 已成为心力衰竭诊治评估的标志物。但是体循环中尿钠肽总量的 98% 是 ANP，而 ANP 浓度约为 BNP 浓度的 10~50 倍，因此理论上 ANP 的升高应该更能真实地反映病理生理变化，其诊断价值可能高于 BNP、NT-proBNP。但 ANP 半衰期仅 2~5 分钟，在临床上无法对其进行检验。近年来出现新的夹心免疫测定法可以测量 pro-ANP 的中间部分（氨基酸 53-90），这个中间部分被称为 MR-proANP（Mid-regional pro-atrial natriuretic peptide），是目前研究较为深入且广泛应用的新兴标志物。

Seronde 等人的研究入选了 710 名因呼吸困难入院的患者，每个患者均检测了 BNP、proBNP、NT-proBNP、MR-proANP，并随访了 5 年。初始时这四种标志物的曲线下面积

（area under roccurve，AUC）分别为 0.953、0.973、0.922、0.901，但随时间的延长，MR-proANP的AUC越来越高，随访 5 年后，MR-proANP的预后价值优于BNP(AUC 0.668 *vs* 0.604 BNP，*P*=0.042)。Kaplan Meier 分析证实 MR-proANP ≤ 416.8pmol/L 的患者 5 年生存率更高。

急性心衰合并心房纤颤患者的 MR-proANP 和 NT-proBNP 均明显高于急性心衰窦性心律组（*P* 均 <0.001）；Chen 等报道孤立性心房纤颤患者血浆 MR-proANP 平均水平（71.4 pmol/L）显著高于非孤立性房颤患者（42.4pmol/L，*P*<0.000）。Eckstein 等的研究发现 MR-proANP 对急性心衰患者 1 年后的全因死亡具有很强的预测能力，其预测能力与 BNP 相似，MR-proANP 每增加 100pmol/L 可导致死亡风险明显增加，风险比（hazard ratio，HR）为 1.13。

综上所述，MR-proANP 在房颤、心衰、心血管事件的预测价值和 NT-proBNP、BNP 的预测价值相似，甚至在长期生存率的预测价值更高，而且在高龄、肥胖、肾功能不全或者 NT-proBNP 浓度为 300~900ng/L、BNP 浓度为 100~500ng/L 等 "灰区" 时，MR-proANP 似乎有更高的诊断价值。2012 年 MR-proANP 已作为心力衰竭的诊断指标与 BNP 和 NT-proBNP 一起被写入《欧洲心力衰竭诊断和防治指南》。

（二）肾素 – 血管紧张素体系

肾素 – 血管紧张素 – 醛固酮系统（RAAS）是心血管系统的重要调节系统，在生理情况下对血压调控、水盐代谢起着重要作用。近年发现在心脏、血管、脑甚至脂肪、骨髓等组织也有血管紧张素原和肾素基因的表达，说明局部组织也存在 RAS。

目前研究发现，肾素 – 血管紧张素系统（renin angiotensin system，RAS）的成员包括肾素（renin）、前肾素、肾素受体、血管紧张素转换酶（angiotensin converting enzyme，ACE）、血管紧张素转换酶 2（angiotensin converting enzyme 2，ACE2）、血管紧张素 I（angiotensin I，Ang I）、血管紧张素 II（angiotensin II，Ang II）、血管紧张素 II 1 型受体（Ang II type 1 receptor，AT1R）、血管紧张素 II 2 型受体（Ang II type 2 receptor，AT2R）、血管紧张素 III（angiotensin III，Ang III）、血管紧张素 V（angiotensin V，Ang V）、血管紧张素（1-7）[即 Ang-（1-7）、Ang-（1-7）受体（Mas）、Ang-（1-9）、Ang-（1-5）、Ang-（3-8）及 Ang-（2-7）等]。

血管紧张素原通过肾素作用转化为 Ang I（1-10），再由 ACE 催化转化为 Ang II（1-8），继续由氨基肽酶 A 和氨基肽酶 M 转化为 Ang III（2-8）和 Ang IV（3-8）。而 Ang I（1-10）分别通过 ACE 和 ACE2 转化为 Ang（1-8）和 Ang（1-9），后两者再转化为 Ang（1-7），最终在 ACE 催化下失活转化为 Ang（1-5）。Ang II、Ang III、Ang IV 分别与 Ang I 受体和 Ang II 受体结合，Ang（1-7）与 Mas 受体结合，肾素与 RPR 受体结合，而 Ang IV 与 IRAP 受体结合。Ang II 通过与 AT1R 结合可调节血管内皮生长因子（vascular endothelial growth factor，VEGF），从而发挥促血管生成作用。

RAAS 的生物学效应：Ang II 被认为是 RAS 的核心成员，分布最广，主要通过位于肾脏、肾上腺和心脑血管系统的 AT$_1$、AT$_2$ 受体，不仅具有收缩血管的作用，还通过氧化激活和炎症反应诱导及发挥血管张力调节等多种效应，几乎参与了心血管疾病系统的每一个环节：①结合 RPR 和 AT1R：产生缩血管，兴奋交感神经，促醛固酮释放和抗利尿激素释放，促心肌肥厚、纤维化、增殖，增强氧化应激等病理生理效应。②结合 IRAP 受体：产生激活 NF-κB，介导 MCP-1、IL-6、TNF-α、ICAM-1、PAL-1 产生，促进炎症反应。③ AT2R：产生扩张血管、促 NO 释放、抗增殖、抗肥厚、抗纤维化、减少心律失常、抗血栓形成等保护性效应。④结合 Mas 受体：产生扩张血管、抗心脏肥厚和血管纤维化等保护性效应。促进动脉粥样硬化、高血压、心肌肥厚、充血性心衰等多种疾病的发生和发展。

随着近些年研究的深入，还发现血管紧张素（1-7）参与了人体众多的生理反应。Ang 1-7 是一个 7 氨基酸肽，主要分布在血管、心脏、肾脏和血液等中，通过其受体 AT（1-7）也就是 Mas 发挥作用，在血管、肺、肾等处代谢，妊娠期其分泌增多，可由胎盘自分泌形式作用于血管。它在很多方面表现出与血管紧张素 Ⅱ 相反的作用，通过 Ang 1-7-Mas 受体信号通路，拮抗 Ang Ⅱ，扩张血管、恢复内皮细胞功能、降低心肌肥厚程度、减少心肌纤维化、改善心室心肌功能，降低缺血再灌注损伤和氧化应激，调节神经压力反射，降低血压和舒张血管，抗增殖、抗纤维化和抗炎症反应，以及调节血脂、脂肪细胞代谢等，对心血管系统发挥着重要的保护作用。

（三）内皮素

内皮素（endothelin，ET）是 1988 年日本学者 Yanagisawa 等从猪的主动脉内皮细胞分离纯化出来的血管活性肽，具有十分广泛的生物活性，是目前已知最强和持续时间最久的缩血管物质之一，并具有促血管平滑肌细胞增殖和调节体内有关活性物质释放的作用。

内皮素家族主要包括 ET-1、ET-2 和 ET-3 三种异形肽。三种 ET 的基因定位、组织表达特异性、与受体的结合及生物活性等不尽相同，其中 ET-1 的生物活性最强，主要在内皮细胞及平滑肌细胞（SMCs）中有较多表达。

ET-1 在血管相关的病理生理学中具有重要的作用，其表达水平可以影响很多心脑血管病的发生和发展过程。在心力衰竭患者以及动物模型的血液以及组织中 ET-1 均呈高表达，血浆 ET-1 的水平是心力衰竭患者症状严重以及血液动力学恶性变化的指标，同时也是这些患者预后效果的重要参数。动物实验显示，ET-1 通过血管收缩功能在调节冠状动脉血管阻力以及心肌毛细血管血流方面发挥重要作用，体内 ET-1 水平较高的心肌梗死患者预后效果明显比 ET-1 水平正常者差。在冠状动脉缺血的实验模型中，ET-1 受体拮抗剂或者内皮素转换酶抑制剂等抑制 ET-1 表达都会降低梗死面积。冠状动脉痉挛发生与内皮素受体介导的冠状动脉平滑肌高反应性和局部 ET-1 水平升高有密切关系。此外，ET-1 过度表达小鼠实验模型研究显示，ET-1 可引起血管结构重塑和内皮功能障碍，同时 ET-1 受体抑制剂可以逆转这种作用。

综上所述，整个循环系统各组织细胞都具有内分泌功能，他们所产生的各种生物活性物质对心血管疾病的发生、发展及转归具有重要甚至决定性的作用。但如何转化成药物服务于临床还有待人们进一步的研究。

五、老年循证心脏病学

循证医学（Evidence-based medicine，EBM），意为"遵循证据的医学"。循证医学创始人之一 David Sackett 教授在 2000 年再次定义循证医学为"慎重、准确和明智地应用当前所能获得的最好的研究依据，同时结合医生的个人专业技能和多年临床经验，考虑病人的价值和愿望，将三者完美地结合制定出病人的治疗措施"。

随着社会文明和科技的发展，老年作为一个特殊的群体越来越受到关注，老年人心血管疾病或心血管干预方法等实验的大力开展，有利地推动了老年循证心脏病学的建立，由此延伸了很多老年人心脏病方面的指南、专家共识。尤其在老年抗栓治疗、老年血脂治疗、老年冠心病介入治疗、老年高血压等方面。由于之后的篇幅会有较为详细的介绍。在此仅做简述。

（一）老年患者的阿司匹林一级预防

阿司匹林是环氧化酶 −1 抑制剂。以往荟萃分析显示，无论低危患者的一级预防研究还是高危患者的二级预防研究，低剂量阿司匹林治疗均存在年龄相关的获益。

2014 年 *JAMA* 发表了日本一项大规模研究，该研究入选了 14464 例 60~85 岁具有心血管危险因素的老年患者，以评估低剂量阿司匹林能否达到一级预防心脑血管事件的作用。该研究表明，阿司匹林可使心肌梗死或短暂性脑缺血发作（TIA）发生率下降 50%，但同时也使颅内出血发生率明显增加。2016 年，美国预防服务工作组（USPSTF）发表声明指出：①目前的证据不足以评估 50 岁以下的成年人开始使用阿司匹林预防心血管病的利弊。② USPSTF 推荐 10 年 CVD 风险在 10% 或以上的，出血风险少，愿意接受每天服用低剂量阿司匹林至少 10 年以上的 50~59 岁人群使用低剂量阿司匹林用于心血管疾病的一级预防（B 级推荐）。③对于 60~69 岁上的 CVD 风险为 10% 或以上的老年人，是否使用低剂量阿司匹林预防心血管病应该评估个人的获益和风险比才做决定。④在年龄 ≥ 70 岁的人群中进行冠心病一级预防时，尚无足够证据评估阿司匹林的利弊。

因此，《75 岁以上老年抗栓治疗专家共识》从安全方面考虑，在 75 岁以上人群中，不推荐阿司匹林用于冠心病的一级预防。

（二）老年非瓣膜性房颤患者的抗凝策略

房颤是老年人最常见的心律失常。《2010 年全球疾病负担研究》显示，世界范围内房颤患者人数达 3300 万；其中 80 岁以上人群可高达 13% 以上。在中国，近 11 年来房颤患病率增加 20 倍，估计全国约有近千万房颤患者，其中瓣膜性、非瓣膜性和孤立性房颤的比例分别为 12.9%、65.2%、和 21.9%。这十余年来房颤卒中患病率则增加了 13 倍。据估计，房颤导致的脑卒中治疗成本每年达 49 亿元人民币（约 8 亿美元），其中将近 90% 的成本来自老年房颤伴脑卒中患者。

口服抗凝药物是目前国内外指南推荐的房颤卒中预防的首选治疗。调整剂量的华法林［国际标准化比值（INR）2~3］使卒中的相对风险降低 64%。北美血栓栓塞高危的房颤人群的抗凝比例是 70.0%，亚洲的平均水平是 40.0%。但我国房颤抗凝比例则很低。2004 年中国心房颤动现状的流行病学研究显示，中国房颤患者抗凝药物应用率极低，97% 以上患者从未服用华法林，而在有限的抗凝治疗患者（6/224）中仅有 1 例监测 INR。即使是应用阿司匹林，也仅有 20.1% 的房颤患者经常服用（>3 天 / 周）。经过近 10 年的努力，我国非瓣膜病房颤患者的抗凝治疗得到了一定程度的提升。但不同地区由于医疗水平、医疗资源

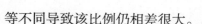

等不同导致该比例仍相差很大。

目前国际上通用 CHADS2、CHA2DS2-VASC 评分进行卒中风险的评估。但中国台湾地区研究发现 CHADS2 评分为 0 分，脑卒中的发生率仍达 1.7%/ 年，而 CHA2DS2-VASC 评分为 0 分则缺血性脑卒中的发生率明显降低，仅为 1.15%/ 年。由于 CHA2DS2-VASC 评分增加了年龄项的权重及老年人常见的外周动脉病项目，更有利于老年患者的分层。

年龄是缺血性脑卒中和严重出血事件的重要影响因素。85 岁的高龄老年患者，约27% 合并血栓倾向疾病，21% 合并出血倾向疾病，因此合理的评估老年房颤患者的栓塞风险和出血风险显得尤为重要。

房颤患者出血风险评分方法包括 mOBRI、HEMORR2HAGES、ATRIA、HAS-BLED 等。最新的一项针对 ≥ 75 岁（4124 例）和 <75 岁（4838 例）老年房颤患者出血风险评价的研究显示，3 种评分（HEMORR2HAGES、ATRIA、HAS-BLED）进行出血事件分层，HAS-BLED 预测价值优于其他两种。

我国 2016 年老年房颤抗栓专家共识的建议：（1）血栓高危者：建议口服抗凝药物治疗：①华法林，维持 INR 2.0~3.0，或 1.6~2.5（≥ 75 岁或 HAS-BLED 评分 ≥ 3 分的出血风险高危者）；②达比加群或利伐沙班。（2）血栓中危者：① 口服抗凝治疗：华法林，维持 INR 2.0~3.0，或 1.6~2.5（≥ 75 岁或出血风险高危者），达比加群或利伐沙班；②抗血小板治疗：不愿意口服抗凝药物或者抗凝药物禁忌患者，评估出血风险后，视患者意愿可选用阿司匹林联合氯吡格雷或者阿司匹林。（3）血栓低危者：CHA2DS2-VASC 评分低危患者不用抗栓药物，CHADS2 评分低危患者视风险情况及患者意愿选择相应药物。（4）老年房颤管理还应该包含老年综合评估（CGA），包括失能评估、衰弱评估、步态异常及跌倒风险评估、认知评估等多方面，制订个体化的抗凝方案（图 1-2）。

（三）老年血脂异常的他汀治疗策略

动脉粥样硬化性心血管疾病（atherosclerotic cardiovascular disease，ASCVD）是导致老年人死亡和影响生活质量的主要疾病，而血脂异常是导致 ASCVD 的独立因素。他汀治疗血脂异常对 ASCVD 是获益的，但在老年人群甚至高龄人群中该如何更好地应用呢？

2015 年《血脂异常老年人使用他汀类药物中国专家共识》建议，在使用他汀类药物治疗之前，应认真评估老年人 ASCVD 危险因素，应充分权衡他汀类药物治疗的获益 / 风险，根据个体特点确定老年人他汀治疗的目标、种类和剂量。2016 年《中国成人血脂异常防治指南》强调调脂治疗能使 ASCVD 患者或高危人群获益，但应根据个体 ASCVD 危险程度，决定是否启动药物调脂治疗。指南强调高龄老年高胆固醇血症合并心血管疾病或糖尿病患者可从调脂治疗中获益；≥ 80 岁高龄老年人常患有多种慢性疾病需服用多种药物，要注意药物间的相互作用和不良反应；同时高龄老年人因存在不同程度肝肾功能减退，调脂药物剂量选择要个体化，建议监测肝肾功能和肌酶；因尚无高龄老年患者他汀类药物治疗靶目标的随机 - 对照研究，对高龄老年人他汀类药物治疗的靶目标不做特别推荐。

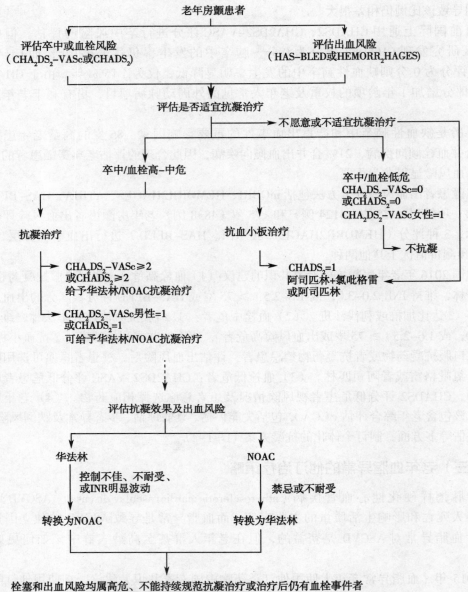

图 1-2 老年房颤抗栓治疗流程

2013 美国 ACC/AHA 血脂治疗指南中有关利用他汀来预防动脉粥样硬化性心血管疾病的观点中，由于危险评估的门槛太低一直被批评。但 2016 年发表的 HOPE-3 研究给予该指南一个有力的证据。HOPE-3 研究共纳入了 12705 名至少有 1 个心血管危险因子且未合并心血管疾病的 65 岁以上的妇女和 55 岁以上的男性，与安慰剂相比，应用瑞舒伐他汀 10mg 每日 1 次可以显著降低主要复合终点事件发生率，进一步证实了他汀在老年心血管病一级预防中的益处。

2003 年 Abifadel 等人首次在 2 个常染色体显性遗传高胆固醇血症家系中发现前蛋白转化酶枯草溶菌素 9（proprotein convertase subtilisin/kexin type 9，PCSK9）基因功能增强型变异，变异患者低密度脂蛋白胆固醇（low density lipoprotein，LDC-C）明显增高。这一发现引发了科学家们深入的研究。进一步的研究提示 PCSK9 作为一种神经细胞凋亡调节转化酶，不但参与肝脏再生，调节神经细胞凋亡，还能通过降低肝细胞上 LDLR 的数量，影响 LDL 内化，使血液中 LDL 不能清除，从而导致高胆固醇血症。若 PCSK9 基因功能失活型变异，变异患者 LDC-C 水平明显降低，冠心病发病率也明显降低。

最近两年 PCSK9 抑制剂作为新的降脂药物在临床研究中获得较好的结果。GLAGOV 研究纳入 968 名冠脉粥样硬化患者，平均年龄为（59.8±9.2）岁，结果证明他汀联合 PCSK9 抑制剂能将 LDL-C 降至 1.0mmol/L（40mg/dl）以下，可逆转冠脉斑块，为老年人降低 LDL-C 抑制动脉粥样硬化发生发展提供了有利证据。GAUSS-3 试验纳入 18~80 岁、因肌肉不良反应不耐受他汀的高胆固醇患者 511 例，平均年龄 60.7 岁，结果表明 PCSK9 抑制剂可明显减低 LDL-C 水平，效果优于依折麦布，为对他汀不耐受的老年患者提供了新的降脂选择。

（四）老年高血压患者的目标血压

目前多个国际指南对老年血压控制目标相对宽松，其证据主要来源于 2008 年发表于新英格兰杂志的有关 80 岁以上高龄老年人高血压研究。该研究采用随机、双盲、安慰剂对照设计，入选了 3845 例年龄 >80 岁的 2 级以上高血压患者，随机分为药物治疗组（吲达帕胺缓释片 1.5mg 或加用培托普利 2~4mg）和安慰剂对照组，目标血压 <150/80mmHg。2 年后，与对照组相比，治疗组患者全因死亡减少 21%，脑卒中死亡减少 30%，致死性和非致死性心力衰竭减少 64%，严重不良心血管事件减少 34%。该结果提示，经过选择的高龄老年人群（排除了健康状况较差者）将血压控制在 150/80mmHg 以内，可以从降压中获益。2016 年发布 HOPE-3 研究显示，女性 >60 岁或男性 >55 岁、无心血管疾病的中危患者（平均基线血压为 138.1/81.9mmHg），降压治疗不能降低主要复合终点事件风险；血压水平低于 140/90mmHg 患者，常规应用降压药物治疗不能带来明显获益，主要治疗措施应是生活方式干预。2016 年柳叶刀杂志发表的 CLARIFY 注册研究入选 22672 例稳定性冠心病伴高血压患者，平均年龄为 65.2 岁，随访 5 年后观察降压治疗后血压和心血管结局的关系，其分析结果显示，收缩压 <120mmHg、舒张压 <70mmHg 时，发生不良心血管事件的风险增加，提示老年冠心病患者的降压治疗应采取谨慎态度，不应过分追究低目标值。

参 考 文 献

［1］中华医学会心血管病分会. 中国部分地区心房颤动住院病例回顾性调查［J］. 中华心血管病杂志，2003，31（12）：913-916.

［2］Go AS, Mozaffarian D, Roger VL, et al. Heart disease and stroke statistics-2014 update: a report from the American Heart Association ［J］. Circulation, 2014, 129（3）：e28-e292.

［3］塞在金. 老年人循环系统解剖生理改变与心血管系统疾病［J］. 中华老年医学杂志，2005，24（1）：76-78.

［4］王士雯.老年心脏病学［M］.北京:人民卫生出版社,2012.

［5］陈林详.现代老年心脏病学［M］.长沙:湖南科技出版社,2006.

［6］Lakatta EG, Levy D.Arterial and cardiac aging: major share holders in cardiovascular disease enterprises: Part Ⅱ: the aging heart in health: links to heart disease［J］.Circulation, 2003, 107(2):346-354.

［7］Lakatta EG. Age-associated cardiovascular changes in health: impact on cardiovascular disease in older persons［J］. Heart Fail Rev, 2002, 7(1):29-49.

［8］Brouwers FP, Hillege HL, van Gilst WH. Comparing new onset heart failure with reduced ejection fraction and new onset heart failure with preserved ejection fraction: an epidemiologic perspective［J］. Curr Heart Fail Rep, 2012,9(4):363-368.

［9］Oktay AA, Rich JD, Shah SJ,et al. The emerging epidemic of heart failure with preserved ejection fraction［J］. Curr Heart Fail Rep, 2013,10(4):401-410.

［10］Dai DF, Santana LF, Vermulst M, et al. Overexpression of catalase targeted to mitochondria attenuates murine cardiac aging［J］. Circulation, 2009, 119(21):2789-2797.

［11］Wang M, Zhang J, Walker SJ, et al. Involvement of NADPH oxidase in age-associated cardiac remodeling［J］. Mol Cell Cardiol,2010, 48(4):765-772.

［12］Reed AL, Tanaka A, Sorescu D, et al. Diastolic dysfunction is associated with cardiac fibrosis in the senescence-accelerated mouse［J］. Am J Physiol Heart Circ Physiol, 2011, 301(3):H824-H831.

［13］Janczewski AM, Lakatta EG. Modulation of sarcoplasmic reticulum Ca^{2+} cycling in systolic and diastolic heart failure associated with aging［J］. Heart Fail Rev, 2010, 15(5):431-445.

［14］Groban L, Pailes NA, Bennett CD,et al. Growth hormone replacement attenuates diastolic dysfunction and cardiac angiotensin Ⅱ expression in senescent rats［J］. J Gerontol A Biol Sci Med Sci, 2006,61(1):28-35.

［15］Yan L, Vatner DE, O'Connor JP, et al. Type 5 adenylyl cyclase disruption increases longevity and protects against stress［J］. Cell, 2007,130(2):247-258.

［16］Smith-Vikos T, Slack FJ. MicroRNAs and their roles in aging［J］. J Cell Sci, 2012, 125(Pt 1):7-17.

［17］Quiat D, Olson EN. MicroRNAs in cardiovascular disease: from pathogenesis to prevention and treatment［J］. J Clin Invest, 2013, 123(1):11-18.

［18］Jazbutyte V, Fiedler J, Kneitz S,et al. MicroRNA-22 increases senescence and activates cardiac fibroblasts in the aging heart［J］. Age(Dordr), 2013, 35(3):747-762.

［19］Boon RA, Iekushi K, Lechner S, et al. MicroRNA-34a regulates cardiac ageing and function［J］. Nature, 2013, 495(7439):107-110.

［20］张秀明.中间片段心房利钠肽原研究现状及应用前景［J］.中华检验医学杂志,2014,37(7):501-504.

［21］MeMurray JJr,Adamopoulos S,Anker SD,et al.ESC Guidelines for the diagnosis and treatment of acnte and chronic heart failure 2012:The Task Force for the Diagnosis and Treatment of Acute and Chronic Heart Failure 2012 of the European Society of Cardiology.Developed in collaboration with the Heart Failure Association(HFA)of the ESC［J］.Ear Heart J,2012,33(14):1787-1847.

［22］Eckstein J,Potocki M,Murray K,et al.Direct comparison of mid-regional pro-atrial natriuretic peptide with N-terminal pro B-type natriuretic peptide in the diagnosis of patients with atrial fibrillation and dyspnea［J］. Heart,2012,98(20):1518-1522.

[23] Cinar O, Cevik E, Acar A, et al.Evaluation of mid-regional pro-atrial natriuretic peptide procaleitonin and mid-regional pro-adrenomedullin for the diagnosis and risk stratification of dyspneic ED patients [J].Am J Emerg Med, 2012, 30 (9): 1915-1920.

[24] Shah RV, Truong QA, Gaggin HK, et al.Mid-regional pro-atrial natriuretic peptide and pro-adrenomedullin testing for the diagnostic and prognostic evaluation of patients with acute dyspnoea [J].Eur Heart J, 2012, 33 (17): 2197-2205.

[25] Seronde MF, Gayat E, Logeart D, et al. Comparison of the diagnostic and prognostic values of B-type and atrial-type natriuretic peptides in acute heart failure [J]. Int J Cardiol, 2013, 168 (4): 3404-3411.

[26] 张锋, 任景怡, 陈红. 血管紧张素-(1-7) 在动脉粥样硬化中的作用[J]. 中国生物化学与分子生物学报, 2013, 29 (1): 1-6.

[27] 熊力, 王南丽. 肾素-血管紧张素-醛固酮系统与心血管病的研究进展[J]. 中国循证心血管医学杂志, 2013, 5 (2): 203-205.

[28] 徐仓宝, 张亚萍. 内皮素受体表达上调在冠状动脉痉挛中的作用机制[J]. 中国动脉硬化杂志, 2015, 23 (1): 1-4.

[29] 汪晨净, 南晓东, 裴淑艳, 等. 内皮素与动脉粥样硬化[J]. 西北民族大学学报 (自然科学版), 2015, 36 (100): 64-68.

[30] Ikeda Y, Shimada K, Teramoto T, et al. Low-dose aspirin for primary prevention of cardiovascular events in Japanese patients 60 years or older with atherosclerotic risk factors: a randomized clinical trial [J].JAMA, 2014, 312 (23): 2510-2520.

[31] Bibbins-Domingo K, U. S. Preventive Services Task Force. Aspirin use for the primary prevention of cardiovascular disease and colorectal cancer: U. S. preventive services task force recommendation statement [J].Ann Intern Med, 2016, 164 (12): 836-845.

[32] 海峡两岸医药卫生交流协会老年医学专业委员会.75 岁以上老年抗栓治疗专家共识[J]. 中国循环杂志, 2017, 32 (6): 531-538.

[33] Chugh SS, Havmoeller R, Narayanan K, et al. Worldwide epidemiology of atrial fibrillation: a Global Burden of Disease 2010 Study [J]. Circulation, 2014, 129 (8): 837-47.

[34] Guo Y, Tian Y, Wang H, et al. Prevalence, incidence, and lifetime risk of atrial fibrillation in China: new insights into the global burden of atrial fibrillation [J]. Chest, 2015, 147 (1): 109-119.

[35]《老年人心房颤动诊治中国专家建议》写作组, 中华医学会老年医学分会, 中华老年医学杂志编辑委员会. 老年人非瓣膜性心房颤动诊治中国专家建议 (2016) [J]. 中华老年医学杂志, 2016, 35 (9): 915-928.

[36] Mortensen MB, Budoff MJ, Li D, et al. High Quality Statin Trials Support the 2013 ACC/AHA Cholesterol Guidelines After HOPE-3: The Multi-Ethnic Study of Atherosclerosis [J]. Circulation, 2017, 136 (19): 1863-1865.

[37] US preventive service task force. Statin use for the primary prevention of cardiovascular disease in adults: US preventive services task force recommendation statement [J]. JAMA, 2016, 316 (19): 1997-2006.

[38] 刘梅林. 老年人调脂治疗研究进展[J]. 中国实用内科学, 2017, 37 (4): 293-296.

[39] 余凌, 许如意, 杨晔, 等. 调脂新药前蛋白转化酶枯草溶菌素 9 抑制剂的研究进展[J]. 中华老年心脑血管病杂志, 2014, 16 (5): 547-549.

［40］中华医学会老年医学分会,中国医师协会高血压专业委员会.老年人高血压特点与临床诊治流程专家建议［J］.中华老年医学杂志,2014,33(7):689-701.

［41］中华医学会心血管病学分会,中国老年学学会心脑血管病专业委员会.老年高血压的诊断与治疗中国专家共识(2011版)［J］.中华内科杂志,2012,51(1):76-82.

［42］Kjeldsen SE, Stenehjem A, Os I, et al. Treatment of high blood pressure in eld erly and octogenarians: European Society of Hypertension statement on blood pressure targets［J］. Blood Press,2016,25(6): 333-336.

［43］Beckett NS, Peters R, Fletcher AE, et al. Treatment of hypertension in patients 80 years of age or older［J］. N Engl J Med, 2008, 358(18):1887-1898.

［44］Vidal-Petiot E,Ford I,Greenlaw N,et al. Cardiovascular event rates and mortality according to achieved systolic and diastolic blood pressure in patients with stable coronary artery disease: an international cohort study［J］. Lancet,2016,388(10056): 2142-2152.

（曾敏　何扬利）

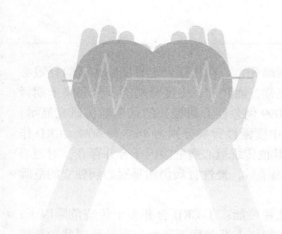

第二章

老年冠心病

广义上，把所有由冠状动脉病变或供血不足引起的心肌缺血缺氧性心脏病统称为冠状动脉性心脏病（coronary heart disease，CHD），也称为缺血性心脏病，除了动脉粥样硬化，还包括冠状动脉的痉挛、血栓栓塞、夹层、非特异性炎症、先天畸形等。本章主要叙述狭义的冠状动脉性心脏病，即冠状动脉粥样硬化性心脏病（coronary atherosclerotic heart disease，CAD）。

一、总论

（一）老年冠心病易患因素

近 10 年来我国该病的发病率和病死率总体呈上升趋势，老年人一直是冠心病的好发人群，除了传统的冠心病危险因素如三高（高血压、脂质异常、糖尿病）、吸烟、肥胖、运动不足、A 型性格神经类型、病毒感染外，其区别于年轻人的易患因素还包括：

1. **年龄与性别** 动脉粥样硬化（atherosclerosis）是一种慢性，主要累及大、中型动脉的疾病。与动脉硬化（arteriosclerosis）是两种不同的病理概念，一般所称的动脉硬化只是指动脉中层平滑肌肥厚，继而发生纤维化和玻璃样变等病变；而动脉粥样硬化早期即有内膜或内皮细胞损伤，类脂质沉积，平滑肌细胞增生，炎症细胞侵入，泡沫细胞形成。根据国外尸检资料，目前认为动脉粥样硬化的发生过程可能开始于儿童，随年龄增长而进展，是一种与年龄有关的多因素所致的疾病。

我国流行病学资料显示，一般在 40 岁以前，男性比女性冠心病发病率高，女性绝经后，其冠心病发病率开始上升，70~80 岁的男女几乎无差异，故认为雌激素有防止动脉粥样硬化作用。

2. **慢性肾病** 老年人肾功能趋于下降，65 岁以上老年人肾小球滤过率（GFR）比 30 岁以下年轻人约降低 35%，而肾功能不全与冠心病发病及不良预后密切相关。慢性肾病（CKD）与冠心病两种疾病并行并存，CKD 是冠心病患者死亡的独立危险因素，同时冠心病也是 CKD 患者的主要死因，而非进展为肾衰竭死亡。在比伐卢定Ⅲ期临床试验行冠心病介入治疗的患者中，只有 25% 患者肾功能正常，而轻度、中度肾功能不全和终末期肾病患者分别为 46%、28% 和 1%。一项入选 13099 例急性心肌梗死的远期随访研究显示，1 年死亡率在肾功能正常患者为 24%，轻度和中度慢性肾病分别为 46% 和 66%。CKD 作为冠心病的危险因子往往与高血压、糖尿病等其他传统冠心病危险因子合并存在，对冠心病发病和预后都密切相关，但在校正其他危险因子后，慢性肾病仍然是冠心病独立的危险因子。

CKD 作为冠心病危险因子的机制有以下几种可能：① CKD 合并多个传统危险因子；② CKD 多伴有冠心病非传统危险因子的作用，如终末期肾病高磷血症可导致冠状动脉钙化，高半胱氨酸血症、全身炎症因子和凝血因子的激活（如 CRP、白介素 –6、纤溶酶原、Ⅶ因子、Ⅷ因子等）、抗氧化能力的减弱等加速了动脉粥样硬化进程，血管病变更加弥漫，钙化明显，还可引起左室心肌重构，心电传导异常，加重心功能不全；③ eGFR 低的患者较 eGFR 正常者接受 ACEI、ARB、阿司匹林、β 受体阻断剂等药物和溶栓及介入治疗的机会减少。老人肾功能不全更为常见，可以说慢性肾病是冠心病的等危症。

（二）临床分型

1. 临床症状分型

（1）无症状性冠心病：又称无痛性心肌缺血或隐匿性心肌缺血（silent myocardial ischemia，SMI），是指已经明确诊断为 CAD，临床有心肌缺血的客观证据（心电图、心肌血流灌注及心肌代谢等异常），但缺乏主观症状。SMI 可造成心肌永久性损伤，引起心律失常、泵衰竭、急性心肌梗死或猝死。由于 SMI 广泛存在于冠心病的各类型病人中，一般在"健康"的成人中也占有一定的比例，SMI 与心肌梗死及心脏性猝死有直接关系，故重视 SMI 的检测和防治，对预防 AMI、致命性心律失常和心脏猝死有着重要的临床意义。

老年人发生心肌梗死时常无胸痛，年龄越大，典型胸痛越少，尤其是合并糖尿病且病史在 5 年以上者，由于并发自主神经病变，痛觉迟钝，无痛性心肌梗死更为常见，容易引起病情延误加重。

（2）心绞痛：为发作性胸骨后不适。1979 年世界卫生组织（WHO）根据发病机制将心绞痛分为劳力型及自发型心绞痛两大类，劳力型又可分为三型：初发劳力型、稳定性劳力型及恶化性劳力型心绞痛，自发型心绞痛发作与心肌需氧的增加无显著相关性，主要是冠脉痉挛，可同时伴有短暂心律失常。除了稳定性劳力型心绞痛，其他心绞痛常统称为"不稳定性心绞痛（unstable angina，UA）"。目前临床上仍习惯于根据发病机制和临床表现将心绞痛分为慢性稳定性心绞痛（chronic stable angina，CSA）、不稳定性心绞痛（UA）及变异型心绞痛。变异型心绞痛发作时伴有 ST 段短暂抬高，但无心肌酶学变化，与冠脉痉挛有关。

（3）心肌梗死性冠心病：分为 ST 段抬高性心肌梗死（ST–segment elevation myocardial infarction，STEMI）和非 ST 段抬高性心肌梗死（non–ST–segment elevation myocardial infarction，NSTEMI）。

2007 年 ESC、ACCF、AHA 和 WHF 对急性心梗进行了重新定义，具体细化分为以下 6 型：1 型指冠脉原发病变导致的心肌缺血相关的心肌梗死；2 型指继发于需氧增加或供氧减少导致的心肌梗死，如冠脉痉挛、冠脉栓塞、心律失常、贫血、高血压或低血压；3型指心源性猝死；4a型指PCI相关的心肌梗死；4b型指支架内血栓形成所致的心肌梗死（冠脉造影或尸检发现）；5型指CABG相关的心肌梗死，即包括急性心肌梗死［AMI（1型和2型）］、心源性猝死（3型）和手术相关性MI［PCI相关性MI（4a和4b型）和CABG相关性MI（5型）］。①AMI：心肌损伤标志物升高或增高后下降，并有心肌缺血的症状或心电图（ST段、新的病理性Q波或LBBB）、影像学证据（新的心肌活力丧失或室壁运动异常）。②心源性猝死：发生在取血标本或心肌损伤标志物升高之前，常伴有心肌缺血症状、心电图缺血性改变或新鲜血栓的证据（冠脉造影或尸检）。③PCI相关性MI：PCI术前肌钙蛋白正常，术后超过正常，预示围术期的MI，仅在超过正常上限3倍时诊断PCI相关性MI。④CABG相关性MI：CABG术前肌钙蛋白正常，术后超过正常提示围手术期心肌坏死，当肌钙蛋白超过正常上限5倍，并具有新出现的病理性Q波或完全性LBBB，或冠脉造影显示移植血管或自体冠脉闭塞，或有新的存活心肌丧失的影像学证据，即可确诊CABG相关性MI，单纯CABG时机械损伤相关的心肌坏死不属于该定义。⑤肾功能衰竭、心衰、电转律、心内射频消融术、败血症等所致的心肌细胞坏死不包括在心肌梗死定义内。

（4）缺血性心肌病型冠心病：又称心力衰竭和心律失常型，是心肌梗死或慢性心肌缺血重塑的表型，临床特点是心脏逐渐增大，发生心力衰竭和心律失常。

（5）猝死型冠心病：是在冠脉粥样硬化基础上，发生急性心肌缺血，造成局部心电不稳和一过性心律失常（尤其是室颤）、心脏骤停。本型患者及时抢救可以存活。

2. 病理机制分型

临床指南根据症状和病情发生的病理基础和治疗对策将冠心病分为慢性稳定性心绞痛（CSA）和急性冠脉综合征（acute coronary syndrome, ACS）。ACS是指急性心肌缺血引起的一组临床症状，包括ST段抬高性心肌梗死（STEMI）、非ST段抬高性心肌梗死（NSTEMI）和不稳定性心绞痛（unstable angina, UA）。由于NSTEMI和UA有时在临床上难以鉴别，治疗上也并不需要严格区分，故合并为一个概念被提出：非ST段抬高性急性冠脉综合征（NSTE-ACS）。

目前认为冠状动脉内不稳定斑块的存在是ACS的病理基础，继而发生痉挛、斑块破裂与炎症、血小板激活及聚集、凝血系统激活、血栓形成是ACS的发病机制，造影所示狭窄病变可仅为血小板聚集为主的白色血栓，或进展为急性血栓严重阻塞管腔，也可仅表现为无狭窄的血流缓慢（室壁内小冠脉收缩可引起"微循环心绞痛"）或心外膜冠脉某一节段的强烈痉挛。

3. 影像学分型

根据冠脉造影的阻塞情况将冠心病分为阻塞性冠心病和非阻塞性冠心病，两者可合并存在。

（1）阻塞性冠心病：指心外膜冠脉狭窄≥50%的冠心病。

（2）非阻塞性冠心病：指心外膜冠脉狭窄＜50%的冠心病，包括冠脉造影正常或弥漫性非阻塞性冠心病。冠脉造影正常的NSTE-ACS可见于：冠状动脉微血管病变（常见于女性、糖尿病、高血压患者，急性心肌梗死后或再灌注后的冠状动脉慢血流综合征）、应激性心肌病（与情绪应激有关，具有心肌酶学升高、短期左心功能不全的特点）、冠状动脉痉挛（多为年轻的重度吸烟者）和自发性冠状动脉夹层（可表型为 UA，一旦引起冠脉完全闭塞可导致 AMI）。

（三）临床症状

1. 慢性稳定性心绞痛（CSA）

慢性稳定性心绞痛是可逆性心肌氧的供需失衡现象。典型的稳定性心绞痛为胸骨后或心前区的不适感，可呈紧束、压迫、烧灼、压榨或窒息感，而非一种疼痛，钝痛、尖锐痛、撕裂痛、刀割样、刺痛等则为心肌缺血的不典型心绞痛类型，可有左臂内侧或上腹部、下颌部或肩背部的不适感，有固定的诱因和缓解因素，常因劳力或情绪激动而诱发，持续时间短，休息或舌下含服硝酸甘油 1~3 分钟可缓解。

老年心绞痛常常不典型，代之以呼吸困难，憋气，气急，软弱无力或上腹部不适。又因老年人常合并肺气肿、消化系统及其他脏器疾病，心绞痛易被其他病所掩盖，从而造成诊断的困难，应提高警惕。除了冠脉粥样硬化性心绞痛外，老年人还需注意主动脉瓣退行性变所致主动脉瓣狭窄或反流引起的心绞痛。一些心外因素如严重贫血、甲亢、阻塞性肺部疾患等也可影响心绞痛的发作。试用舌下含服硝酸甘油症状迅速好转有助于心绞痛鉴别，含服硝酸甘油 10 余分钟缓解者，心绞痛的诊断难以成立；另需注意，含服硝酸甘油效果差或无效，可能不是心绞痛，也可能是严重的不稳定心绞痛。

1972 年制订的加拿大分级标准（CCS 分级）类似美国纽约心脏病协会的心功能分级（NYHA 分级），根据心肌耗氧量增加受限的程度，将劳力型心绞痛分为 I ~ Ⅳ级：I 级日常活动不受限，只在剧烈或长时间体力劳动后出现心绞痛；Ⅱ级日常活动部分受限；Ⅲ级日常活动明显受限；Ⅳ级静息时可发生心绞痛（已属于不稳定性心绞痛）。

心绞痛是患者的一种自觉症状，因而其诊断主要依靠详尽的病史询问，危险分层为低危的不典型 CSA 患者，完善诱发症状的心肌缺血客观检查十分重要，如微血管性心绞痛（X 综合征）可仅表型为胸痛和负荷心肌缺血性检查异常。

2. 急性冠脉综合征（ACS）

典型 UA 的胸部不适一般持续 5~15 分钟，若超过 30 分钟，休息或含服硝酸甘油不能完全缓解，伴大汗、恶心、呕吐、呼吸困难等，常提示病情较严重，需注意 AMI。AMI 常伴有胃肠道症状，严重者可并发心力衰竭、心律失常，AMI 后 2~3 天可出现低热，一般 38℃左右，持续 3~5 天。

老年人 ACS 的临床症状常常不典型，甚至无症状，凡遇到上半身不适症状或出现血压低、神志改变都应怀疑 ACS 的可能。

（四）辅助检查

辅助检查包括生物标志物和心肌缺血及冠脉狭窄相关的客观检查，生物标志物主要有心肌损伤标志物和脑钠肽（BNP 或 NT-proBNP）；心肌缺血相关检查有动态心电图、负荷心电图、超声心动图及放射性核素心肌显像（SPECT）；冠脉狭窄相关检查有冠脉血管 CT 成像（CTA）和冠脉造影（CAG）检查。

负荷类心肌缺血检查分为运动（踏车或平板）负荷和药物（多巴酚丁胺或腺苷）负荷，但对于合并有严重心血管疾病及肺病、急性全身性疾患的病人是禁忌，有诱发加重心肌缺血而出现危险状况的风险，故一般不作为常规检查，仅在严格掌握适应证和禁忌证后，对已明确诊断冠心病且风险分层为低危的患者因职业或个人活动需求进行心肌缺血和坏死范围的评估或对不典型心绞痛的辅助诊断。

挽救缺血但尚存活的心肌、防止梗死发生或梗死延展是冠心病尽早开通犯罪血管治疗的意义所在，包括冬眠心肌和顿抑心肌。心肌冬眠是指由于慢性持续性缺血导致相应心肌需氧量降低，并保持低代谢状态的自我保护机制，一旦缺血改善，其心肌结构和功能可逐步恢复；心肌顿抑是指位于梗死周围区域的由于急性严重缺血导致细胞结构和代谢功能发生改变的心肌，尚未坏死，血供恢复后可在数小时乃至数周恢复正常。心肌坏死通常是指心肌缺血持续 20~30 分钟以上，心肌细胞出现不可逆损伤改变（线粒体肿胀、膜损伤、染色质边聚化等），开始变性并逐步进入坏死阶段：缺血 4 个小时，出现炎性反应，坏死区可见白细胞浸润；18~24 个小时细胞发生凝固性坏死；2~4 天心肌组织学改变引起的心肌收缩力变化达到高峰，表现为心输出量降低；1~2 周后坏死区被肉芽组织替代，逐渐纤维化；6~8 周后坏死区纤维疤痕化，即陈旧性心肌梗死。

1. 血清心肌损伤标志物

心肌肌钙蛋白（cTns）是心肌坏死最敏感和最特异的生物标志物，也是诊断和危险分层的重要依据之一。cTnT 和 cTnI 仅存在于心脏，AMI 发作后 4~10 个小时升高，12~48 个小时达峰值，持续 7~10 天（cTnI）或 10~14 天（cTnT），最后通过肾脏排出体外。cTn 升高也见于以胸痛为表型的主动脉夹层、急性肺栓塞，以及其他非冠状动脉性心肌损伤，应注意鉴别，也不能排除合并 ACS 的情况。非冠脉性心源性病因有：急性和重度慢性心力衰竭、严重心动过速和过缓、高血压危象、心肌炎、心脏电复律、心脏起搏或消融等疾病；主动脉夹层、主动脉瓣疾病、肥厚型心肌病、心尖球形综合征、肺动脉栓塞和重度肺动脉高压。非冠脉性非心源性病因有：慢性和急性肾功能不全、急性神经系统病变（包括卒中和蛛网膜下腔出血）、甲状腺功能减低、浸润性疾病（如淀粉样变性、血色病、结节病、硬皮病）、药物毒性（如阿霉素、5- 氟尿嘧啶、曲妥珠单抗、蛇毒）、烧伤 >30% 体表面积、横纹肌溶解和严重疾病患者（呼吸衰竭、脓毒症等疾病）。

与传统 cTn 检测相比，高敏肌钙蛋白（hs-cTn）对于 AMI 有更高的预测价值，采用高敏感方法可以更早检测出低水平的 cTn（比传统方法检测的低限值低 10~100 倍），作为心肌细胞损伤范围的量化指标，2011 年 ESC 和 2017 年我国颁布的 NSTE-ACS 指南已将 hs-cTn 作为 ACS 诊断和危险分层的主要依据。对于症状和心电图能够明确诊断 STEMI 拟行直接 PCI 的患者，不需要等待 hs-cTn 结果进一步明确诊断；对于 NSTE-ACS 患者建议采用 0 个小时 /3 个小时快速诊断和排除方案，即 0 个小时和 3 个小时进行两次 hs-cTn 检测并在 60 分钟内获得结果，较传统 cTn 检测能明显缩短确诊时间。若 0 个小时的 hs-cTn 升高 > 正常上限值，复测 3 个小时的 hs-cTn；若 0 个小时的 hs-cTn 升高 >2 倍正常上限值，直接推荐有创治疗策略；若 0 个小时的 hs-cTn 正常且胸痛病史已超过 6 个小时，现已无胸痛，GRACE 评分 <140，可考虑负荷运动试验或其他无创影像学检查，胸痛病史尚未超过 6 个小时时，复测 3 个小时的 hs-cTn；若 0 个小时 /3 个小时变化值 > 正常上限值，推荐有创治疗策略。若前两次 hs-cTn 检测结果不确定并且临床情况仍怀疑 ACS，应在 3~6 个小时后再次复查，见图 2-1。

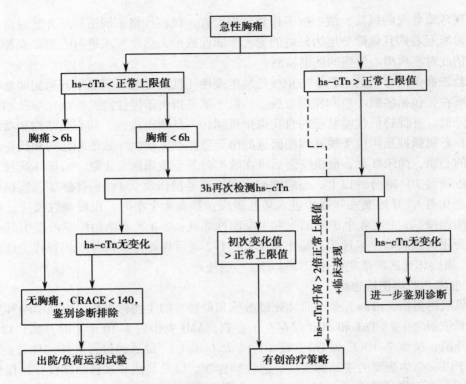

图 2-1　通过 hs-cTn 检测对 NSTE-ACS 进行 0h/3h 诊断和排除方案

肌酸激酶同工酶（CK-MB）在心肌梗死后迅速下降（起病后 3~8 个小时升高，12~24 个小时达峰值，一般在 48~72 个小时恢复至正常范围），对判断心肌损伤的时间和诊断早期再梗死，可提供补充价值。若 cTnI 阳性而 CK-MB 阴性，多提示微灶心肌梗死，而这些小的梗死是严重心肌缺血的结果或不稳定性斑块的碎屑造成的远端微栓塞所致。

2. B 型脑钠肽（BNP）或氮末端 B 型脑钠肽前体（NT-proBNP）　　B 型脑钠肽是心室心肌细胞在牵张时释放的心脏神经激素，其氮末端前体 NT-proBNP 半衰期较长，其检测值更加稳定可靠。研究发现 ACS 时 BNP 或 NT-pro-BNP 水平升高的患者在 10 个月的死亡危险增加 2~3 倍，是 ACS 危险分层和预后判断的又一重要标志物。

3. 心电图的动态演变　　监测心电图可了解 ST 段压低或抬高，T 波倒置或假性正常，有无动态偏移，有无心律失常。无症状基础 ECG 的 ST 段压低表明可能有 3 支冠脉病变或左主干病变，因而基础 ST 段压低及 T 波倒置预示高危患者。随着症状的改善，ST-T 形态的恢复，也是 UA 预后不良，进展为 AMI 或死亡的重要标志。

冠脉阻塞与心肌缺血部位的对应关系：①前降支及其分支阻塞可导致左室前间壁（V_1~V_3）、前壁（V_3~V_5）、心尖部（V_4，V_5）和下外侧壁（Ⅱ、Ⅲ、aVF、V_4~V_6）的 ST-T 改变；②回旋支及其分支阻塞可导致左室高侧壁（Ⅰ、aVL）的 ST-T 改变，左冠发育优势者还可导致左室膈面下壁（Ⅱ、Ⅲ、aVF）的 ST-T 改变；③左主干阻塞将导致广泛前壁、高侧壁（V_1~V_6、Ⅰ、aVL）的 ST-T 改变，常伴有左、右束支传导阻滞甚至完全性房室传导阻滞；④右冠及其分支阻塞可导致右心室（V3R~V5R）的 R 波或 ST-T 改变、左室正后壁 [V_7~V_9 和（或）V_1、V_2)] 的 R 波变化，右冠发育优势者可导致下壁的 ST-T 改变，若累及房室结，可导致不同程度的房室传导阻滞。对于急性下壁心梗的患者，应常规加做右胸及后壁导联心电图，以及时发现是否同时合并右室及左室后壁心梗。

STEMI 心电图的动态演变：①超急性期（数分钟至数小时）：高尖 T 波；②急性期（数小时至数周）：ST 段弓背向上抬高与 T 波形成单向曲线、ST 段回落病理性 Q 波形成、ST 段回到等电位线、T 波低平 / 倒置；③亚急性期（数月）：病理性 Q 波、T 波呈"冠状 T"改变；④陈旧期（数年）：病理性 Q 波持续存在或变为 q 波、T 波倒置或低平或正常化。

以下类型的 AMI 心电图多无典型 ST-T 及 QRS 的动态改变：①非透壁的小灶性心梗、心内膜下心梗、心房梗死；②陈旧性心肌梗死基础上的发生在其相对心室壁的新发梗死；③右室梗死和正后壁梗死；④多支血管病变，其心电图可呈不典型改变；⑤合并束支传导阻滞、急性心包炎、预激综合征和电解质紊乱者心电图多不典型。老年人常合并基础心律失常（如束支传导阻滞），使得部分老年人 AMI 患者不仅临床症状不典型，心电图改变也不典型，若为透壁梗死也往往不能表现为 ST 段抬高，得不到临床急诊 PCI 的及时血管开通救治，此时心肌损伤标志物的检测对确诊 AMI 极为重要。

4. 动态心电图　只有在 ST-T 变化均伴随心绞痛发作而出现，或为持续较长时间（超过 30 秒或 30 次心跳）的可逆性的 ST 段变化才能作为冠心病心肌缺血的依据。

5. 运动负荷心电图　阴性结果提示预后较好，而合并肥胖、关节病及周围血管疾病、左室肥厚、传导异常者，或由于心脏自主神经病变引起的不正常增快心率，因患者运动达不到适当的运动量及靶心率，可明显降低检查的特异性，增加假阳性。假阳性的常见原因有药物影响、自主神经功能异常、室内传导阻滞、预激综合征、低钾血症、贫血、低氧血症、左室肥厚、二尖瓣脱垂等。

6. 放射性核素显像（SPECT）　核素心肌显像具有准确、无创的特点。通常静息显像仅在冠脉严重狭窄 >80% 时，才出现异常，可用于评估急性心梗后的心肌坏死面积，指导预后判断。冠心病低危分层患者可行负荷心肌核素显像，提高对缺血心肌检测的敏感性，协助潜在心肌缺血的诊断。缺血心肌范围 >10% 为高危患者，1%~10% 为中危患者，不存在缺血即为低危患者。

对于慢性闭塞病变（CTO）是否血运重建开通血管，取决于心梗区域内有无存活心肌，^{18}F-FDG-PET CT 是评价存活心肌的"金标准"，处于不同状态的心肌对 ^{18}F-FDG 的摄取不同：①顿抑心肌：心肌血流正常，^{18}F-FDG 代谢降低；②冬眠心肌：心肌血流降低，^{18}F-FDG 摄取增高；③坏死心肌或瘢痕组织：血流减少，^{18}F-FDG 代谢降低，灌注 - 代谢两者区域相匹配。术前 ^{18}F-FDG 显像预测冠脉血运重建术后的左室节段功能改善的敏感度为 88%，特异度为 73%，高于其他评价心肌存活的方法。有心肌存活的心梗患者，与药物保守治疗相比，血运重建治疗可进一步获益，而没有存活心肌的患者，两种治疗策略的后果相似。负荷 ^{99}Tc-MIBI-SPECT（甲氧异腈，一种亲脂性灌注显像剂）核素心肌显像可检测到静息显像中的隐匿缺血，是反映血流灌注已恢复的顿抑心肌活性的可靠指标，但不能对冬眠心肌评估。^{99}Tc-HL91 是一种乏氧显像剂，能直接与乏氧心肌组织结合显像，可估测冠脉慢性缺血的冬眠心肌。^{201}TI-Cl（氯化铊，钾离子类似物）静息 - 延迟显像，通过细胞膜的完整性和血流灌注两方面反映心肌是否存活，正常心肌示踪剂洗脱快，异常心肌洗脱慢，随着时间延迟，心肌灌注异常节段可出现正常化，即存活心肌的"再分布显像"。

7. 超声心动图　二维超声心动图可显示心肌缺血时的左室壁节段运动异常，对左室功能（LVEF）的评估是判读远期预后的重要指标。近年来，不能行 ECT 或 MRI 检查的患者，可选择应用实时心肌声学造影、组织多普勒显像、实时三维超声心动图等超声新技术对陈旧性心梗患者进行梗死范围和存活心肌的评估，可获得核素显像、心脏 MRI、心室造影的相关参数，指导陈旧性心梗患者是否开通犯罪血管，评估开通后是否获益，作为另一种无创检查，有广泛应用的前景。

8. 冠状动脉 CT 成像（CTA）　冠脉 CTA 除了可诊断不典型症状的 NSTE-ACS 患者，还可以识别不稳定的高危的易损斑块（正向重构，低密度斑块，富含脂质），显示冠脉钙化程度，对先天性冠状动脉畸形的检出率也很高。对于管腔直径 ≥ 2.0mm 冠脉的检测与冠脉造影结果比较，其阴性预测值的可靠性高达 97%~99%，如结果为阴性，可以除外冠心病的可能性；轻度狭窄（<50%）的阳性预测值为 66%~88%，重度狭窄（75%~99%）的阳性预测值为 85%~89%，如结果为阳性，应考虑冠脉造影，以了解冠脉病变的确切情况。

冠脉钙化程度与冠脉粥样硬化斑块总负荷密切相关，更多见于糖尿病患者。Agatston 冠脉钙化积分（coronary artery calcification score，CACS）法一般将冠脉钙化程度分为无钙化（0 分）、轻度钙化（1~99 分）、中度钙化（100~399 分）和重度钙化（≥ 400 分）四个等级。2007 年美国心脏病学会基金会（ACCF）和美国心脏协会（AHA）发布的共识文件一致建议使用 CACS 来评估年龄 >50 岁中危人群的心血管事件危险分层。在中等风险的人群中，CACS ≥ 400 时心血管事件和死亡率明显升高，应将之划入高风险组，需要强化临床治疗方法。与之相反，不推荐在低危人群和高危人群中使用 CACS 筛选。在低危人群中，高 CACS 不能提高危险分层和初始药物治疗的门槛；在高危人群中，已表明发生冠心病事件的高风险，已经需要积极的药物治疗，不需要再次风险分层。CACS 为零的患者发生心血管事件多为青壮年，尚未钙化的不稳定斑块；值得注意的是，由于老年患者血管长期代偿重建，导致血管腔扩张，尽管钙化积分较高，CAG 检查可发现冠状动脉无狭窄；另外，如果年轻人出现冠心病的临床症状是由于冠状动脉痉挛，这时进行 CACS 评分就不是很重要。

相对于冠脉造影，冠脉 CTA 在检查冠脉的同时还可获得左心室形态结构及定量诊断，准确性高于心脏彩超（UCG）及有创性心血管造影，可以显示室壁瘤、室壁厚度，还可以测出左室 EDV、ESV、SV、EF 等参数。

冠脉 CTA 检查的缺点：①无心律不齐且心跳 <70 次 / 分方能保证冠脉成像质量；②对冠脉的细小分支不能充分显示；③对冠脉支架内再狭窄的评估可靠性有限，但阴性预测值高，可以排除再狭窄；④碘造影剂过敏禁忌。注意事项：①快速静脉推注较大剂量造影剂可能诱发心衰，急性心功能不全患者应在心功能改善后酌情考虑该检查；②经静脉途径的造影剂较动脉途径的给药方式对轻中度 GFR 降低的患者相对安全，不会引起造影剂肾病，但对于重度 GFR 降低患者需行检查前后的水化治疗预防造影剂肾病。

9. 冠脉造影（CAG）　作为一种有创性检查仍然是冠心病的"金标准"。

对于慢性稳定性心绞痛（CSA）患者，通常推荐有以下危险情况时行 CAG 评估病变，以确定是否需做冠脉血运重建术（包括 PCI 及 CABG）进一步缓解心肌缺血及其他危险状况：①经药物治疗效果不佳，心绞痛症状 CCS 分级仍在 3 级或以上；②有严重室性心律失常或左室射血分数明显减低的心绞痛患者；③无创检查评估为高危患者，无论心绞痛严重程度如何；④无创检查评价属中 - 高危的心绞痛患者拟行大的非心脏手术时，尤其是血管手术时（如主动脉瘤修复，颈动脉内膜剥脱术等）。对于肾功能不全、碘造影剂过敏、精神异常不配合或血管造影获益低于风险者，不推荐 CAG 检查。

NSTE-ACS 患者有下列情况时应尽早行 CAG 检查：①伴明显血流动力学不稳定（IABP 支持下进行造影）；②尽管采用充分的药物治疗，心肌缺血症状反复出现；③临床表现高危，有与缺血相关的心力衰竭或恶性心律失常；④缺血面积大，LVEF<35%；⑤ PCI 或 CABG 后的再发心肌缺血者。约 1/3 NSTE-ACS 患者冠脉造影有冠脉血流受损现象，但无明显心外膜冠脉阻塞，表明病理生理机制可能为冠脉微血管功能障碍，这类患者通常预后较好。

CAG 术中结合血管内超声（IVUS）和光学相干涉成像技术（OCT）可进一步明确病变性质，血流储备分数（fractional flow reserve，FFR）可对心外膜下冠脉狭窄病变的功能学和生理学意义进行评价。IVUS 对血管壁和管腔的评价常用于造影结果不明确或不可靠时，如开口 / 分叉病变等，有助于查明支架失败的原因；对高危病变（包括左主干、钙化及分叉病变、慢性闭塞病变等）有非常重要的指导优化支架置入的意义。应用 IVUS 测定的冠脉血流储备（coronary flow reserve，CFR）常用于非阻塞性冠心病（<400μm）微血管缺血的评价，CFR 是指冠脉在需求增加时增加血流的能力，是冠脉在最大充血状态下平均峰值流速与静息状态下平均峰值流速的比值，正常范围为 3~6，狭窄病变远端 CFR<2 提示为有血流动力学意义的狭窄，可用于研究冠脉微血管病变、冠状动脉慢血流综合征。OCT 在斑块组织学中有"体内组织学显微镜"之称，适于检测易损斑块纤维帽厚度和细胞成分，是对斑块进行危险分层的有力工具，对冠脉内血栓和斑块破裂的检查有助于确定犯罪血管，也有助于查明支架失败的原因，但迄今尚无大规模前瞻性随机对照试验（RCT）探讨 OCT 指导 PCI 治疗的价值。FFR 有助于对无缺血证据的稳定性冠心病管腔中度狭窄（50%~90%）的临界病变是否需要血运重建进行评估，对指导多支血管病变中犯罪靶血管的鉴定有重要的指导意义；FFR 是指当冠脉存在狭窄时获得的最大血流值与冠脉正常时最大血流灌注的比值，正常冠脉血管的 FFR 等于 1，FFR<0.75 则提示冠脉狭窄与心肌缺血密切相关，FFR 在 0.75~0.80 之间的病变，PCI 治疗组联合药物治疗较单纯药物治疗预后更好。

（五）鉴别诊断

冠心病胸痛应与下列疾病相鉴别：消化道疾病（食管、胃、胰腺、胆道）、主动脉夹层、肺栓塞、气胸、心包炎、二尖瓣脱垂、肋骨软骨及肋间神经病变、焦虑、颈部疾病。

（六）血运重建策略

1. 支架的选择　第一代药物洗脱支架（G1-DES）与金属裸支架（BMS）相比，明显降低了支架内再狭窄发生率，但晚期支架内血栓风险增高，病理解剖提示 G1-DES 支架置入后的动脉愈合延迟、内皮化不完全以及持续有纤维蛋白沉积，与支架的聚合涂层难降解、支架框架厚度、抗增殖药物的剂量及释放药代动力学有关，以西罗莫司 sirolimus-DES（Cypher）和紫杉醇 paclitaxel-DES（Taxus）为代表。2006 年 1 月上市的第二代药物洗脱支架（G2-DES）使用了可降解的涂层材料、更薄的支架框架并提高了抗增殖药物的生物活性和释放药代动力学，包括百奥莫司 biolimus-DES（Nobori）、依维莫司 everolimus-DES（Xience）和佐他莫司 zotarolimus-DES（Resolute）以及可降解涂层的西罗莫司支架（Yukon）等，DES 处血管壁较早内皮化，降低了新生内膜过度增生、再狭窄率及晚期和极晚期支架内血栓形成的发生率。多项研究显示，G2-DES 的靶病变失败率和主要心血管不良事件（MACE）不劣于 G1-DES，且前者服用 3~6 个月双联抗血小板治疗（DAPT）的效果不劣于 12 个月，降低了出血风险，但针对 G2-DES 缩短 DAPT 疗程的研究人群大多为低危稳定性冠心病患者或支架置入的总体人群，尚不能类推到 ACS 人群。

根据我国 PCI 治疗指南（2016）和 NSTE-ACS 指南（2016）：①推荐 NSTE-ACS 患者、STEMI 直接 PCI 患者、冠心病合并糖尿病患者、冠心病合并慢性肾脏疾病（CKD）患者置入 G2-DES；②推荐开口处病变、静脉桥血管病变及支架内再狭窄病变、左主干合并分叉病变和慢性闭塞病变置入 G2-DES；③我国 PCI 治疗指南推荐 ACS 患者需行 12 个月 DAPT，能耐受 DAPT、低出血风险的患者，DAPT 可持续 12 个月以上；④关于支架置入术后缩短 DAPT 治疗：高出血风险或拟 3 个月内（Ⅱa 类推荐，B 级证据）/12 个月内（Ⅰ类推荐，B 级证据）行择期非心脏外科手术必须中断 DAPT 的患者，行 PCI 时可考虑置入 BMS 或行 PTCA，BMS 至少行 1 个月 DAPT，G2-DES 至少 3 个月，G1-DES 至少 6 个月 DAPT。NSTE-ACS 指南建议因出血风险增高拟行 1 个月 DAPT 的患者，G2-DES 优于 BMS（Ⅱb，B）

对于老年人，尤其是高龄，或合并糖尿病、CKD 的冠心病患者，为减少出血事件，并降低再狭窄率，优先考虑置入 G2-DES。

2. 血运重建方式的选择　PCI 或 CABG 方式的选择需综合考虑患者临床情况、并发症、冠脉病变严重程度（如 SYNTAX 评分），由心内科、心外科联合制订。

PCI 与 CABG 的比较：①左室功能严重减退的患者（EF<40%），CABG 优于 PCI，但外科手术风险高的患者则 PCI 可能获益；②无保护左主干病变（即远端冠脉未从旁路接受血流）主张 CABG；③多支血管病变合并糖尿病，有研究表明，CABG 较 PCI 死亡率更低；④对桥血管的治疗，再次 CABG 较初次手术风险大了 3 倍，PCI 可作为有效的替代方法。但近年来认为，糖尿病合并多支血管病变、无保护左主干病变（>50%）或等同病变（即前降支和回旋支开口 / 近段严重狭窄 >70%），PCI 与 CABG 何者的疗效较优，尚未定论，需视医疗单位和手术者技术经验的具体情况而定，对冠脉造影显示的病变解剖复杂程度评估的 SYNTAX 评分可有助于 PCI 或 CABG 方式的进一步决策。

研究显示 PCI 的成功率和病死率与年龄无相关性，而与妇女、弥漫病变、钙化病变、并存疾病等有关，对于老年人择期 PCI 是可行的，可得到与年轻病人同样好的效果。

3. PCI 术中的治疗技术

（1）药物洗脱球囊通过扩张时球囊表面的药物与血管壁短暂接触，将抗再狭窄的药物释放于病变局部，从而达到治疗的目的。对 BMS 和 DES 相关的再狭窄病变、多层支架病变、大的分支病变及不能耐受 DAPT 的患者，药物洗脱球囊可考虑作为优先选择的治疗方案。

（2）血栓抽吸在 STEMI 患者中没有获益，不常规推荐，对经选择的患者（血栓负荷重，支架内血栓）可采用（Ⅱb 类推荐，C 级证据）。

（3）冠状动脉斑块旋磨术应用于支架置入前的无法充分扩张的纤维性或严重钙化病变是合理的（Ⅱa 类推荐，C 级证据），可提高钙化病变 PCI 成功率，但不降低再狭窄率，不推荐常规使用斑块旋磨术。

（4）经冠状动脉内注射药物（替罗非班、钙拮抗剂、硝酸酯类、硝普钠、腺苷等）或应用血栓抽吸、置入 IABP，可能有助于预防或减轻无复流，稳定血流动力学。有证据提示经灌注导管在靶病变以远给予替罗非班，较冠状动脉口部给药，可改善无复流患者的心肌灌注。近期我国有研究报道了给予 STEMI 患者冠状动脉内逆向溶栓的新策略，即靶病变以远经微导管注射尿激酶逆向溶栓术的一种全新治疗方式，目的是由远及近逆血流方向相对缓慢的溶解血栓，使缺血区域心肌的血液再灌注形成由少到多的递增过程，实现"逐步再灌注"，可减少由血栓抽吸和球囊扩张的急速刚性开通带来的再灌注损伤，改善心肌细胞死亡或顿抑，该方法尚需进一步大样本证据支持其近、远期的临床获益。

4. PCI 主要并发症的防治及处理

（1）操作相关并发症主要有冠状动脉穿孔、支架脱载，需通过进一步介入，必要时外科手术进行补救，应充分评估病变的复杂性，提高 PCI 操作技能，减少此类并发症的发生。

（2）穿刺血管的并发症：包括股动脉穿刺入径相关的穿刺点及腹膜后血肿、假性动脉瘤、动静脉瘘、动脉夹层或闭塞；桡动脉穿刺入径相关的桡动脉术后闭塞、桡动脉痉挛、前臂血肿、筋膜间隙综合征、假性动脉瘤。PCI 术前常规 Allen 试验检测桡、尺动脉的交通情况，术后加压止血，及时减压避免肢端缺血，对症处理等，必要时外科手术治疗。

（3）急性冠状动脉闭塞：大多数发生在导管室，也可发生在术后 24 小时，因血管夹层、斑块、壁内血肿、支架内血栓等原因引起的冠脉主支或大分支的闭塞，后果严重，可引起猝死，需尽快恢复冠脉血流。

（4）支架血栓形成：虽然发生率较低，30 天内发生率 0.6%，3 年内 2.9%，但病死率高达 45%，其相关危险因素主要包括：①高危患者：如糖尿病、肾功能不全、心功能不全、高残余血小板反应、过早停用 DAPT 等；②高危病变：如分叉或扭曲型冠脉病变、完全闭塞、血栓及弥漫小血管病变等；③操作因素：多个支架、长支架、支架重叠、贴壁不良、支架直径选择偏小、术后持续慢血流、血管正性重构、病变覆盖不全等；④支架自身因素：对涂层过敏、支架引起血管局部炎症反应、血管内皮化延迟等。一旦发生支架血栓，应立即行冠脉造影，建议行 IVUS 或 OCT 检查，明确支架失败原因，球囊扩张或重新置入支架仍是主要的治疗方法，必要时可给予冠状动脉内溶栓治疗。

（5）围术期出血：大出血（包括脑出血）可能直接导致死亡，出血后停用抗栓药物又可能导致血栓事件。

预防措施包括：建议所有患者 PCI 术前均予 CRUSADE 评分评估出血风险；建议采用桡动脉路径；对出血风险高的患者（如肾功能不全、高龄、有出血史及低体重等），围术期优先选择出血风险较小的抗栓药物，如比伐卢定、磺达肝癸钠等；PCI 术中根据体重和肾功能调整抗凝药物剂量；监测活化凝血时间（ACT），以避免过度抗凝；DAPT 时胃肠道出血风险增加，尤其是有胃肠道溃疡／出血史、正在应用抗凝药治疗、长期服用非甾体类抗炎药／糖皮质激素的患者，需应用质子泵抑制剂；存在 2 种或以上下列情形的患者也需给予质子泵抑制剂：年龄 ≥ 65 岁、消化不良、胃食管反流病、幽门螺旋杆菌感染和长期饮酒。

出血后是否停用或调整抗栓药物需要权衡出血和再发缺血事件风险进行个体化评价：①首先采用非药物一般止血措施，如机械压迫止血；记录末次抗凝药或溶栓药的用药时间及剂量、是否存在肝肾功能损害等；估算药物半衰期；评估出血来源；检测全血细胞计数、凝血指标、纤维蛋白原浓度和肌酐浓度；条件允许时行药物的抗栓活性检测（如弹力血栓图）；对血流动力学不稳定者静脉补液和输注红细胞；必要时使用内镜、介入或外科方法局部止血；②若出血风险大于缺血风险，尽快停用抗栓药物；③若上述方法效果不满意，可进一步采用药物治疗的方法：应用鱼精蛋白中和肝素，以硫酸鱼精蛋白 1mg/（80~100）U肝素剂量注射，总剂量一般不超过 50mg；鱼精蛋白可中和 60% 的低分子量肝素（LMWH），LMWH 用药不足 8 小时者，可以硫酸鱼精蛋白 1mg/100U 抗 Xa 活性剂量注射，无效时可追加 0.5mg/100U 抗 Xa 活性。在停用阿司匹林或替格瑞洛 3 天、氯吡格雷 5 天后，应再次权衡出血和再发缺血事件的风险，适时恢复适度的抗栓治疗。

（6）造影剂肾病（contrast-induced nephropathy， CIN）：可应用 Mehran 评分系统或 AGEF 评分系统评估 CIN 风险，主要危险因素包括年龄、eGFR、心衰、造影剂用量等。

等渗生理盐水水化疗法是应用最广泛、循证有效的 CIN 预防措施。标准的水化方案是生理盐水 1~1.5ml/（kg·h）术前水化 12 小时，术后水化至 24 小时。对于有容量限制的心衰患者水化的难点就在于静脉水化的速率和总量，水化不足会增加 CIN 风险，过度水化又会诱发肺水肿，可选用生理盐水 3ml/（kg·h）术前水化 1 小时，术后 1ml/（kg·h）水化 6 小时，但仍很难个体化调整。近期临床研究对 CKD 合并慢性心力衰竭患者采取在左室舒张末压力（LVEDP）引导下的容量扩张，或采用维持高排尿量的液体置换体系（RenalGuard System），该体系可监测并平衡调节静脉生理盐水和呋塞米的剂量，使尿量从 PCI 术前至术后 4 小时保持在 300ml/h 以上，尽量完善此类患者的水化安全性，并达到充分水化的目的。

有证据表明他汀治疗对预防 CIN 有一定效果，但目前均没有有效的治疗措施，以预防为主。指南推荐的预防措施包括：①对所有准备应用造影剂的患者进行 CIN 风险评估，停用有肾毒性的药物 24 小时，二甲双胍 48 小时，待术后监测 48~72 小时血肌酐，排除 CIN 后可重新用药；二甲双胍本身并没有肾毒性，但为了避免 CIN 发作时引起乳酸酸中毒，也需要停用。②合并中重度 CKD 的患者，充分的生理盐水静脉水化以稀释造影剂是目前最有效的预防措施；术中尽量减少等渗或低渗型造影剂的用量，造影剂用量 <4ml/kg 或 V/CrCl <3.4 被认为是可以采纳的；优先选择等渗型造影剂；可予短期高剂量他汀治疗。③合并严重 CKD 的患者，可考虑术前预防性血滤，使液体置换率保持 1L/h 而总液体量无丢失，生理盐水静脉水化至术后 24 小时。不推荐以下治疗：①不推荐氮乙酰半胱氨酸（N-actyl-cysteine， NAC）替代静脉水化治疗，但可以联合应用；②不推荐用 0.84% 碳酸氢钠（等渗碳酸氢钠浓度为 1.26%）替代生理盐水静脉水化；③不推荐严重的 CKD 患者常规行预防性血透。

5. 稳定性冠心病（SCAD）的 PCI 治疗

目前普遍认为，血运重建策略可缓解 SCAD 患者症状，但与药物治疗相比，并不能降低死亡率及 MI 发生率，规范的药物治疗仍然是这类患者的基础，相当一部分患者可以避免或推迟 PCI 的应用；但对于有较大范围心肌缺血的患者（>10% 左心室），已有证据表明，PCI 比药物治疗更有优势，故血运重建策略主要用于对强化药物治疗下仍有 CCS

分级高危的缺血症状及存在较大范围心肌缺血证据（>10% 左心室）且预判选择血运重建治疗潜在获益大于风险的患者，可根据病变特点选择相应的血运重建治疗策略（PCI 或 CABG）。

PCI 治疗慢性稳定性心绞痛（CSA）的适应证：①Ⅰ类推荐有较大范围心肌缺血证据（>10% 左心室）；静脉旁路血管的原发病置入支架；②Ⅱa 类推荐较复杂病变如慢性完全闭塞性冠脉（CTO）；CABG 外科手术高风险；多支血管病变无糖尿病，病变适合 PCI；③Ⅱb 类推荐多支病变合并糖尿病；经选择的无保护左主干病变。

6. NSTE-ACS 的 PCI 治疗

建议根据患者的病史、症状、体征、心电图和肌钙蛋白（推荐 hs-cTn）作为风险分层的工具，采用 GRACE 预后评分进行缺血危险分层，NSTE-ACS 的 PCI 治疗分为紧急（2 小时以内）、早期（24 小时以内）和延迟（72 小时以内）3 种血运重建策略（包括 PCI 和 CABG）。具体推荐：

（1）极高危患者推荐紧急 PCI（2 小时以内）：①血流动力学不稳定或心源性休克；②顽固性心绞痛；③危及生命的心律失常或心脏停搏；④心肌梗死机械性并发症；⑤急性心力衰竭伴难治性心绞痛和 ST 段改变；⑥再发心电图 ST-T 动态演变，尤其是伴有间歇性 ST 段抬高。

（2）高危患者推荐早期 PCI（24 小时以内）：①肌钙蛋白升高；②心电图 ST 段或 T 波动态演变（有或无症状）；③GRACE 评分 >140 分。

（3）中危患者推荐延迟 PCI（72h 以内）：①糖尿病；②肾功能不全，eGFR<60ml/（min·1.73 m^2）；③左心室功能下降（LVEF<40%）或慢性心力衰竭；④心肌梗死后早发心绞痛；⑤近期行 PCI 治疗；⑥既往行 CABG 治疗；⑦109 分 <GRACE 评分 <140 分；⑧无创性负荷试验时再发心绞痛症状或出现缺血性心电图改变。

（4）低危缺血患者，先行无创性检查寻找缺血证据，再决定是否采用血运重建策略。

7. STEMI 的 PCI 治疗

（1）直接 PCI：即首次医疗接触（first medical contact，FMC）至 PCI（PTCA 开通）的时间延迟 ≤ 90 分钟的急诊 PCI。STEMI 患者若到达无直接 PCI 条件的医院，若评估 FMC 至 PCI 的时间延迟 <120 分钟（转运时间 +PTCA 开通时间），应转运至可直接 PCI 的医院。Ⅰ类推荐：①发病 12 小时内（包括正后壁心梗）或伴有新出现左束支传导阻滞的患者；②伴心源性休克或心力衰竭时，不受发病时间限制，即使发病超过 12 小时者也推荐行直接 PCI；Ⅱa 类推荐：①发病 12~24 小时内具有临床和（或）心电图进行性缺血证据；②除心源性休克或梗死相关动脉 PCI 后仍有持续性缺血外，应仅对梗死相关动脉病变（infarct relative artery，IRA）行直接 PCI，而不应对非 IRA 行急诊 PCI。不推荐（Ⅲ类）：发病 >12 小时、无症状、血流动力学和心电稳定的患者不宜行直接 PCI。合并心源性休克和严重心衰的 STEMI 患者，应由经验丰富的医师完成 PCI。

（2）溶栓后 PCI：对于发病 12 小时以内，预期 FMC 至 PCI 时间延迟大于 120 分钟，无溶栓禁忌证的患者，应在 30 分钟内尽早启动溶栓治疗。对发病 3 小时内的患者，溶栓治疗的即刻疗效与直接 PCI 基本相似，有条件时可在救护车上开始溶栓治疗。早期荟萃分析、近期 FAST-MI 注册研究、FAST-PCI 研究、STREAM 研究以及 2 项基于中国人群的研究均显示，溶栓后早期实施 PCI 的患者 30 天病死率与直接 PCI 的患者无差异，溶栓后早期常规 PCI 的患者 1 年 MACE 发生率有优于直接 PCI 的趋势。因此，对 STEMI 患者尽早溶栓并进行早期 PCI 治疗是可行的，尤其适用于无直接 PCI 治疗条件的患者。溶栓后早期实施冠状动脉造影的时间宜在 3~24 小时，其最佳时间窗尚需进一步研究。

指南推荐：溶栓后尽早将患者转运到有 PCI 条件的医院，溶栓成功者于 3~24 小时进行冠状动脉造影和血运重建治疗；溶栓失败者（溶栓后 60 分钟 ST 段下降 <50% 或仍有胸痛）行急诊补救性 PCI。

（3）非 IRA 的 PCI：2015 年最新荟萃分析均显示，对部分 STEMI 合并多支血管病变的患者行急诊 PCI 或择期 PCI 时，干预非 IRA 可能有益且安全。美国 2015 年 STEMI 指南更新中，建议对 STEMI 合并多支病变、血流动力学稳定患者，可考虑干预非 IRA：可择期（Ⅱa 推荐）或与直接 PCI 同时（Ⅱb 推荐）完成。

（4）择期 PCI（>24 小时）：即早期（24 小时）未接受再灌注治疗 STEMI 患者的 PCI（症状发病 >24 小时）。指南推荐：①病变适宜 PCI 且有再发心肌梗死、自发或诱发心肌缺血、心源性休克或血流动力学不稳定、心力衰竭、严重室性心律失常情况之一的患者建议行 PCI 治疗；② STEMI 急性发作时有临床心力衰竭的证据，但发作后左心室功能尚可（LVEF>40%）的患者也应考虑行 PCI；③对无自发或诱发心肌缺血证据，但梗死相关动脉有严重狭窄者可于发病 24 小时后行 PCI（Ⅱb，C）；④对梗死相关动脉完全闭塞、无症状的 1~2 支血管病变，无心肌缺血表现，血流动力学和心电稳定患者，不推荐发病 24 小时后常规行 PCI。

8. CABG 的适应证

（1）慢性稳定性心绞痛（CSA）：Ⅰ类推荐：①严重左主干（>50%）或等同病变（即 LAD 和回旋支开口/近段严重狭窄）；② 3 支主要血管的近段严重狭窄，特别是有左室功能异常或功能检查提示广泛的可逆性缺血；③包括 LAD 近段高度狭窄的 1~2 支血管病变，且功能检查提示可逆性缺血者；Ⅱa 类推荐：糖尿病患者 3 支血管严重病变且功能检查提示可逆性缺血者。

由于对合并左主干、前降支近段病变及多支血管病变患者，是选择 CABG 还是 PCI 仍有争议，我国 PCI 指南建议对上述患者，根据 SYNTAX 评分（临床最常用）和 SYNTAX Ⅱ评分评估中、远期血运重建风险，选择合适的血运重建方式；对单支血管病变直径 ≥ 90% 时，可直接干预，<90% 时，建议仅对有相应缺血证据或 FFR ≤ 0.8 的病变进行干预。SYNTAX 评分是根据 11 项 CAG 病变的解剖特点定量评价病变的复杂程度，对于病变部位和狭窄程度既适于 PCI 又适于 CABG 且外科手术风险低的患者，病变的 SYNTAX 评分越高越推荐 CABG 方式，经选择的左主干病变或三支病变（SYNTAX 评分 ≤ 22 分）也可适合 PCI 干预。SYNTAX Ⅱ评分是在 SYNTAX 评分基础上新增了是否存在无保护左主干病变和 6 项临床因素，在预测左主干和复杂三支病变血运重建的远期死亡率（4 年的病死率）的价值优于 SYNTAX 评分。

（2）ACS：左主干或三支血管病变且左心室功能减低（LVEF<50%）的患者（尤其合并糖尿病时），CABG 后生存率优于 PCI（Ⅰ，A）。双支血管病变且累及前降支近段伴左心室功能减低（LVEF<50%）或无创性检查提示心肌缺血患者宜 CABG 或 PCI（Ⅰ，A），强化药物治疗下仍有心肌缺血而不能进行 PCI 时，可考虑 CABG（Ⅰ，B）。

急诊 CABG：CABG 不可避免地会导致血运重建延迟，手术中体外循环和心脏停搏也

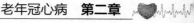

有不良反应。因此，NSTE-ACS 患者需立即进行心肌血运重建时，应首选 PCI。当病情严重（出现持续或反复缺血、心源性休克、严重心力衰竭），PCI 不成功或冠状动脉解剖特点不适合行 PCI，或出现心肌梗死机械并发症需外科手术修复时需急诊 CABG。

非急诊 CABG：稳定后的 ACS 患者进行非急诊 CABG 的时机应个体化。

（七）药物治疗策略

1. 改善缺血症状的药物

包括 β - 阻滞剂、硝酸酯类药物、钙拮抗剂、尼可地尔和改善心肌代谢的药物。单药抗心绞痛症状的效果欠佳时，增加剂量或联合用药往往可获得满意的疗效；老年人应当从小剂量开始，严密观察不良反应。

（1）β - 阻滞剂：除了抗心绞痛症状外，还可用于治疗高血压、心律失常及慢性心力衰竭等心血管疾患，是治疗慢性稳定性心绞痛（CSA）的首选用药。对劳力型及情感性心绞痛尤其有效，但不宜用于变异型心绞痛，因其可阻滞 β_2 受体的血管扩张作用，使 α 受体的血管收缩作用失去对抗力量而可能加重冠脉痉挛。

开始最好用小剂量短效制剂，逐渐加量或换用长效制剂，使目标静息心率降至 55~60 次 / 分；长期大量用药后若骤然停药可引起反跳现象，诱发 ACS 甚至猝死，必须逐渐减量。

心脏选择性 β_1 受体阻滞剂（比索洛尔、美托洛尔、阿替洛尔）较少引起支气管和周围血管收缩的不良反应，但剂量过大时仍可引起这些不良反应；除此以外，同时具有 α_1 和 β 受体阻滞的制剂（卡维地洛、阿罗洛尔、拉贝洛尔），治疗慢性稳定性心绞痛（CSA）也有效。

β - 阻滞剂治疗的禁忌证为：①心率 <60 次 / 分；②动脉收缩压 <100mmHg；③中、重度左心衰竭（≥ Killip Ⅲ级）；④二、三度房室传导阻滞或 PR 间期 >0.24 秒；⑤严重慢性阻塞性肺疾病（COPD）或哮喘；⑥末梢循环灌注不良。相对禁忌证为：①哮喘病史；②周围动脉病（peripheral arterial disease，PDA）；③胰岛素依赖性糖尿病。

ACS 患者若无禁忌，在最初的 24 小时内应给予口服 β - 阻滞剂（禁忌时可用非二氢吡啶类钙拮抗剂），可降低氧耗，对抗心肌缺血交感风暴，高危患者可先静脉给药再口服，如阿替洛尔 5mg 静推，或美托洛尔 5mg 每 5 分钟静推 1 次，共 3 次，或起效快半衰期仅 9.5 分钟的艾司洛尔，口服治疗目标心率应控制在 50~60 次 / 分。但怀疑冠状动脉痉挛或可卡因诱发的胸痛患者，应当避免使用。

老年人的注意事项：如有窦性心律过缓时，可用小剂量 β - 阻滞剂，使心率维持在 50 次 / 分以上，不宜低于 45 次 / 分；如有房室传导阻滞以不用为宜；合并糖尿病的患者应慎用，以免掩盖低血糖症状，加重心绞痛；合并 PDA 时可能加重病情，可试用小剂量心脏选择性制剂。

（2）硝酸酯类：NO 是重要的内皮源性血管扩张因子，冠心病时内皮功能受损，而硝酸酯类进入人体后可被分解而生成 NO（这一过程需有巯基 -SH 参与）；而 NO 在平滑肌细胞内与含巯基的化合物进一步反应生成 S- 亚硝基硫醇后才能激活 c-GMP 扩血管信号传导通路，发挥非内皮依赖性血管扩张作用。

硝酸甘油 1~2 片舌下含服后，多数患者在 2~5 分钟内即起效，每 5 分钟可重复给药，最多不超过 3 次，急救时还可喷雾、口颊给药；应注意的是，硝酸甘油易失效，尤其是曝光后，保存时间一般不超过半年。ACS 患者静脉微量泵硝酸甘油，每 3~5 分钟可增加 10μg/min，直至症状缓解或 SBP 低于 100mmHg，最大量不宜超过 200μg/min，血压维持在 130/85mmHg 为宜。症状控制后，则没有必要继续使用硝酸酯类药物，随机对照试验没有证实硝酸酯类可降低主要心血管事件。

硝酸酯的耐药机制主要考虑与巯基耗竭有关，具有剂量和时间依赖，以及短时间内易于恢复的特点；预防耐药性常采用偏心给药方法，每天提供 8~12 小时的无药期，如单硝酸异山梨酯口服平片，每天 2 次给药，每次间隔 7~8 小时，口服缓释片，每天 1 次给药，可有效预防耐药；另一潜在问题是反跳现象，当硝酸酯连续规律用药突然中断给药（未发生耐药时），血中硝酸酯浓度迅速降低，易出现心肌缺血现象，应采用逐渐停药的方法避免。

硝酸酯与磷酸二酯酶 5 阻断剂西地那非（又称万艾可、伟哥）的相互作用：两者合用可导致严重、持久及致命性低血压，互为合用的禁忌证，若已舌下含服硝酸甘油片，24 小时内禁用西地那非。

硝酸酯类禁用于青光眼未治、严重主动脉瓣狭窄或肥厚型心肌病引起的心绞痛，出现视力模糊应停药，硝酸甘油静脉使用须采用避光措施。量大易引起体位性低血压、头痛症状。

（3）钙拮抗剂：其抗心绞痛机制主要与降低外周血管阻力和一定的负性变力变时变导作用减少心肌耗氧量有关，与扩张冠状动脉，增加心肌供氧也有关系，后者在有显著血管痉挛或血管收缩的心绞痛患者（如变异型心绞痛）尤为重要。

钙拮抗剂有三大类，即①二氢吡啶类（代表药为硝苯地平）：短效硝苯地平片因其降压作用不平稳，易发生交感反射性心率增快，禁用于不稳定性心绞痛。临床研究显示长效二氢吡啶类药物可安全且有效地适用于有心绞痛的冠心病患者。②苯烷基胺类（代表药为维拉帕米）：维拉帕米的负性变力变时变导作用较强，尤其适合窦性心率较快，或合并房颤的心绞痛患者，但禁用于房室结、窦房结病变及心力衰竭的患者。③苯硫氮䓬类（代表药为地尔硫䓬）：地尔硫䓬（硫氮䓬酮）的作用介于硝苯地平和维拉帕米之间，其不良反应相对较轻。非二氢吡啶类钙拮抗剂可作为对 β-阻滞剂有禁忌证者的替代治疗。

（4）尼可地尔：以烟酰胺为基本骨架，同时具有硝酸基，赋予尼可地尔双重作用机制。①类硝酸酯类作用：非内皮依赖性生成 NO，激活血管平滑肌细胞鸟苷酸环化酶，促使钙离子外流，扩张大冠脉；② ATP 敏感的钾离子通道开放作用：使细胞膜超极化，抑制电位依赖的钙离子内流，可舒张小冠脉，与硝酸酯类比较，对冠脉微血管病变也有舒张作用。在 IONA 研究（尼可地尔在心绞痛治疗中的作用）中被证实可以显著减少全因死亡率，减少心血管事件，改善心绞痛患者的长期预后。推荐用于对硝酸酯类不能耐受的 NSTE-ACS 患者。青光眼、重症肝功能障碍患者慎用，老年人宜从小剂量开始，同样和西地那非合用为禁忌证。

（5）改善心肌代谢性药物：曲美他嗪通过抑制脂肪酸氧化，促进葡萄糖氧化，优化心肌能量代谢，减少钙超载，改善心肌缺血，可减少老年稳定型心绞痛患者发作次数及硝酸甘油用量，延长运动诱发心绞痛发作所需时间，耐受性好，不良反应少。雷诺嗪（ranolazine）为部分脂肪酸氧化酶抑制剂，同样与心肌能源底物调节有关，使心肌由利用脂肪酸代谢产能变为利用葡萄糖代谢产能，是 FDA 批准的治疗慢性稳定型心绞痛的新药，推荐用于其他类型抗心绞痛药物效果欠佳时的联合用药，对心率和血压无影响。研究表明，雷诺嗪对 65 岁以下和 65 岁以上的心绞痛病人疗效相当，但在老年组中恶心、眩晕、便秘等不良反应发生率要高一些。其他如辅酶 A、辅酶 Q10、二磷酸果糖等，可酌情选用。

（6）伊伐布雷定（ivabradine）：为选择性的窦房结 If 通道阻断剂，特异地作用于窦房结，减慢心率而无抗交感的心肌负性作用，可用于 β 阻滞剂和钙拮抗剂不能耐受时，研究证实能显著提高运动耐受力，降低心绞痛的发生频率。指南建议对于冠心病合并心力衰竭的患者，在服用 ACEI/ARB、β 受体阻滞剂及醛固酮受体拮抗剂的基础上，若仍有窦性心律、心率 >70 次 / 分且 LVEF<35% 时，给予伊伐布雷定。但近年来有研究发现，长期服用伊伐布雷定的患者房颤发生率较未服用者明显增高，其长期用药安全性仍需进一步评估。

（7）吗啡：可镇痛抗焦虑、扩张静脉减轻急性肺水肿，但有低血压、呼吸抑制的不良反应，如静推吗啡 3mg，必要时可重复，总量不宜超过 15mg，一旦出现呼吸抑制可予每 3 分钟静推纳洛酮 0.4mg 拮抗（观察效果，最多 3 次，过量可引起患者激动，血压升高，室性心动过速，肺水肿等），血压低或吗啡过敏时，可用哌替啶代替。

2. 改善预后的药物

包括抗血小板药物（阿司匹林、氯吡格雷、替格瑞洛等）、β - 阻滞剂、他汀类药物、肾素 - 血管紧张素 - 醛固酮系统（RAAS）抑制剂。有预防心肌梗死和猝死，改善预后的作用。

（1）抗血小板药物：详见本章"总论"的"（八）抗栓治疗"。

（2）β - 阻滞剂：心梗后长期接受 β - 阻滞剂二级预防，可降低相对死亡率 24%，但需指出的是，目前仍被广泛使用的 β 受体阻滞剂——阿替洛尔，尚无明确证据表明其能影响患者的死亡率。比索洛尔的心脏 β₁ 阻滞特异性最高；美托洛尔缓释片的谷峰比值最小，对心率的波动影响最少，安全性相对较高，与美托洛尔平片转换时可按 2：1 转换，即美托洛尔平片 12.5mg，2 次 / 天，转换为美托洛尔缓释片时用 47.5mg，1 次 / 天。

（3）他汀类调脂治疗：他汀类药物治疗还有延缓斑块进展、稳定斑块和抗炎等有益作用。近期的新指南均强调他汀类药物是唯一大规模 RCT 证据支持改善动脉粥样硬化性心血管疾病（ASCVD）预后终点的药物，新指南采取了更为积极的降脂目标。2013 年国际动脉粥样硬化学会（IAS）发布的《全球血脂异常诊治建议》推荐对 80 岁以内人群进行长期风险管理，建议一级预防 LDL-C 的理想目标为 <2.6mmol/L，二级预防的 LDL-C 目标为 <1.8mmol/L。2014 年中国胆固醇教育计划血脂异常防治专家建议，ASCVD 患者 LDL-C 的目标值应 <1.8mmol/L（70mg/dl）。如某些患者 LDL-C 水平能降至 1.4mmol/L（55mg/dl）以下，则不需减少药物剂量，认为 LDL-C 水平 <1.4mmol/L 可能对改善预后更加有益，因此可将其作为可选择的达标值，以适应血脂水平能被降至很低的患者。

需强调，目前缺乏老年人群他汀类药物治疗的 RCT 数据，没有证据支持年龄 >75 岁的 ASCVD 老年患者使用高强度他汀类药物治疗，推荐年龄 >75 岁的 ASCVD 老年患者使用中等强度（使 LDL-C 降低 30% ~40%）他汀类药物治疗。鉴于目前没有针对年龄 >75 岁老年患者的 ASCVD 一级预防研究，如已服用他汀类药物并耐受治疗者继续服用。

他汀类药物的安全性：使用他汀类调脂药物的老年患者应监测不良反应，关注有无肌痛、肌肉压痛、肌无力、乏力和消化道症状等。在服药前、服药后4周复查血脂、肝酶、肌酶及肾功能；3~6个月未达标者，应调整他汀类药物剂量或种类，达标后每6~12个月复查。血ALT、AST超过正常上限3倍或肌酸激酶升高超过正常上限5倍应停用他汀类药物并复查，直至恢复正常。他汀类药物使用注意如下：

1）我国是慢性乙型肝炎大国，慢性肝脏疾病并非他汀类药物使用的禁忌证，但禁用于活动性肝病、失代偿性肝硬化患者。对于高脂血症相关的非酒精性脂肪性肝病（NAFLD）患者，经生活方式治疗不理想者，需使用他汀类药物治疗。他汀类药物与抗肝炎病毒药物合用时可能增加不良反应，应选择不经肝脏细胞色素P450酶（CYP）3A4代谢的他汀类药物。

2）老年、瘦弱女性、肝肾功能异常、多种疾病并存、多种药物合用、围术期患者容易发生他汀类药物相关的肌病。同时还应除外其他原因所致的肌酶升高，如创伤、剧烈运动、甲状腺疾病、感染、原发性肌病等。由于老年人的肌无力、肌痛也可见于老年性骨关节病和肌肉疾病，需要根据肌酶和肌肉症状的变化特点进行鉴别诊断。

3）对于CKD患者，使用他汀类药物可以降低CKD（1~5期）非透析患者的心血管事件及死亡风险，但是相对获益随着肾功能下降而降低；对于透析（5D期）患者缺乏获益证据。由于肾功能不全患者容易发生他汀类药物相关的不良反应，因此对于肾功能受损CKD 3a~5期［eGFR<60ml/（min·1.73 m²]推荐使用目前（国外）临床试验已经证实安全有效的剂量（阿托伐他汀20mg，瑞舒伐他汀10mg，氟伐他汀80mg，普伐他汀40mg，辛伐他汀40mg，匹伐他汀2mg，辛伐他汀/依折麦布20/10mg），并监测肾功能、肝酶、肌酶的变化。由于老年人的肾功能随年龄增长而减退，老年人肌酐合成减少可能使部分肾功能不全的老年患者血肌酐水平正常，而误导临床医生认为患者肾功能正常。因此，老年人使用他汀类药物应同时认真评估肾功能（如血肌酐、eGFR），关注肾功能变化，及时调整药物剂量和种类。

4）他汀类相关的新发糖尿病与大剂量使用及年龄有关，他汀类治疗使心血管病高危患者明显获益，而新增糖尿病的风险远低于其心血管获益，如果在他汀类治疗过程中确诊糖尿病，强调减轻体重，必要时服用降糖药。匹伐他汀对代谢综合征的影响相对较小，已有代谢综合征的可优先选用。

5）他汀类药物相互作用：辛伐他汀、洛伐他汀、阿托伐他汀经肝脏CYP 3A4代谢；氟伐他汀主要经CYP 2C9代谢；瑞舒伐他汀90%以原形排泄，约10%经CYP 2C9代谢。普伐他汀、匹伐他汀不通过CYP 3A4代谢。经CYP 3A4代谢的他汀类药物，与CYP 3A4抑制剂联合应用时可增加不良反应发生的风险，甚至增加横纹肌溶解等严重不良反应的风险。与他汀类药物合用导致不良反应增加的CYP 3A4抑制剂有：大环内酯类抗生素（如红霉素类、克拉霉素）、吡咯类抗真菌药（如奈法唑酮、伊曲康唑）、利福平、贝特类（尤其是吉非贝齐）、环孢素、他莫昔芬、胺碘酮、华法林、硝苯地平、维拉帕米、地尔硫䓬、卡维地洛、西咪替丁、质子泵抑制剂、HIV蛋白酶抑制剂等。此外，大量饮用西柚汁、酗酒等也增加发生肌病的风险。环孢素、胆汁酸盐、硫酸盐、甲状腺素、甲氨蝶呤等影响有机阴离子转运多肽2（OATP2）介导的匹伐他汀转运，应避免与匹伐他汀合用。老年人常合并多种疾病并联合多种药物治疗，需注意药物相互作用的影响，密切监测药物不良反应。

　　他汀类药物的降脂特点：洛伐他汀、辛伐他汀、氟伐他汀、阿托伐他汀和匹伐他汀为亲脂性他汀类药物；普伐他汀、瑞舒伐他汀为亲水性他汀类药物。1.2g 的血脂康胶囊约含 10mg 洛伐他汀。洛伐他汀与食物同服更容易吸收，瑞舒伐他汀、辛伐他汀和匹伐他汀不受食物影响，阿托伐他汀、氟伐他汀和普伐他汀与食物同服会影响吸收。不同种类与剂量他汀类药物的降胆固醇幅度见表 2-1。高强度他汀降低 LDL-C ≥ 50%，中等强度他汀降低 LDL-C 30%~50%，低强度他汀降低 LDL-C<30%；血脂康 1.2g/d 可使 LDL-C 降低 28.5%。目前缺少硬终点高质量 RCT 证据支持在 PCI 术前早期使用负荷高剂量他汀，亚洲与我国的研究结果均显示，PCI 术前使用负荷剂量他汀不优于常规剂量，不建议 PCI 术前使用负荷剂量他汀。老年 ASCVD 患者使用他汀类药物应从小或中等剂量开始，以避免他汀类药物的不良反应。与 <65 岁患者相比，相同剂量的他汀类药物可使老年患者的 LDL-C 多降低 3%~4%，多数老年患者使用中、小剂量的他汀类药物血脂即可达标。对于 ACS 极高危患者可使用中等剂量他汀类药物，尽快使血脂达标。对使用中等剂量他汀类药物不能达标的老年患者，可与依折麦布联用。对具有多种心血管疾病危险的老年人，可考虑使用小剂量他汀类药物进行一级预防。

表 2-1　不同种类不同剂量的他汀类药物降 LDL-C 幅度

药物	阿托伐他汀	氟伐他汀	匹伐他汀	洛伐他汀	普伐他汀	瑞舒伐他汀	辛伐他汀	LDL-c 降幅（%）
剂量	–	40mg	1mg	20mg	20mg	–	10mg	30
	10mg	80mg	2mg	40 或 80mg	40mg	–	20mg	38
	20mg	–	4mg	80mg	80mg	5mg	40mg	41
	40mg	–	–	–	–	10mg	80mg	47
	80mg	–	–	–	–	20mg	–	55

　　注：摘自美国食品药品管理局网站（http：//www.fda.gov/Drugs/DrugSafety/ucm256581），基于单个他汀类药物、非老年人疗效数据，他汀类药物非直接疗效比较数据.

　　为达到更好的降脂效果，在他汀类药物治疗基础上，可加用胆固醇吸收抑制剂依折麦布（ezetimibe）10mg/d。最近在欧美上市的 PCSK9 抑制剂的应用可能在未来几年内使 LDL-C 降低的达标变得很容易。高甘油三酯血症的高危患者，推荐他汀类治疗基础上联用富含不饱和脂肪酸的深海鱼油，效果欠佳时可谨慎在他汀类基础上联用非诺贝特，监测肝功能及肌酶学；目前循证尚不支持纠正低 HDL-C 血症能改善冠心病预后。

　　年龄不应成为高龄老年人（>80 岁）使用他汀类药物的障碍，老年人使用他汀降脂治疗同年轻人一样获益，可改善预后，降低终点事件，应根据心血管疾病的危险分层，结合生理年龄、肝肾功能、伴随疾病、合并用药、预期寿命等，充分权衡调脂治疗的利弊，积极、稳妥地选择调脂药物。使用他汀类药物使血脂达标后，应坚持长期用药，如无特殊原因不应停药。停用他汀类药物后血脂升高甚至反跳，使心血管事件及死亡率明显增加。

（4）RAAS 拮抗剂：ACEI 是高血压、心肌梗死后、慢性心力衰竭、慢性肾病以及预防脑卒中复发的基础药物，荟萃分析显示，ACEI 对于冠心病无心功能不全的患者也能降低总死亡率及心血管事件，所有冠心病患者均能从 ACEI 治疗中获益。老年人多合并肾功能不全、肾动脉狭窄等病，应用 ACEI 时要注意对血电解质、肌酐的监测。ACEI 作用于 RAAS 和缓激肽系统（KKS）发挥双系统保护作用，缓激肽通过缓激肽 B2 受体发挥血管舒张作用，而 ARB 对缓激肽系统无作用，能耐受情况下首选 ACEI，若咳嗽不良反应重，不能耐受 ACEI 的患者可改用 ARB。由于可导致低血压或肾功能不全，因此急性心肌梗死前 24 小时内应谨慎使用 ACEI；对有可能出现这些不良事件的高风险患者，可使用卡托普利或依那普利类短效 ACEI。若无禁忌证的 STEMI 患者均应早期给予 ACEI 长期治疗，减轻心肌重构和慢性心力衰竭的发生，降低死亡率，但需警惕过度降低血压影响硝酸酯类用药。ACEI 禁忌证：① AMI 急性期动脉收缩压 <90mmHg；②临床出现严重肾衰竭（血肌酐 >265μmol/L）；③有双侧肾动脉狭窄病史者；④对 ACEI 过敏者；⑤妊娠期及哺乳期女性等。

ACEI 药物的特点：常用的第一代卡托普利和第二代福辛普利、贝那普利、依那普利为水溶性，第三代培哚普利和雷米普利为脂溶性，脂溶性药物组织亲和力较高，贝那普利的组织亲和力也高，与血清白蛋白结合率高（达 95%）缓慢释放有关，低蛋白血症时受影响明显。

ARB 药物中有研究表明氯沙坦有减少高尿酸血症的作用，缬沙坦对性功能的影响最小，替米沙坦兼具有部分过氧化物酶体增殖物活化受体 γ（PPAR-γ）激动剂的作用，有改善胰岛素抵抗的作用。

醛固酮受体拮抗剂：对 STEMI 后正在接受治疗剂量的 ACEI 和 β - 阻滞剂且合并左室射血分数（LVEF）≤ 40%、有心功能不全或糖尿病，无明显肾功能不全［血肌酐：男性 ≤ 221μmol/L（2.5mg/dl），女性 ≤ 177μmol/L（2.0mg/dl）、血钾 ≤ 5mmol/L］的患者，推荐给予醛固酮受体拮抗剂，不主张 ACEI、ARB、醛固酮受体拮抗剂三药同时联用。螺内酯是醛固酮类似物，为醛固酮的竞争性抑制剂，依普利酮是选择性醛固酮受体拮抗剂，只作用于盐皮质激素受体，不作用于雄激素和孕酮受体，无抗雄激素样作用，不会影响性功能，男性不会引起乳房发育，女性不会引起月经失调、乳房胀痛。两者都会引起高血钾，与 ACEI 合用时需注意定期监测血钾。

（八）抗栓治疗

1. 溶栓治疗

溶栓的获益大小取决于溶栓时间和达到的 TIMI 血流。在不具备 PCI 条件的医院或因各种原因使 FMC 至 PCI 时间明显延迟时，对有适应证、无禁忌证的 STEMI 患者，静脉内溶栓仍是较好的选择，院前溶栓效果优于入院后溶栓，对发病 3 小时内的患者，溶栓治疗的即刻疗效与直接 PCI 基本相似；有条件时可在救护车上开始溶栓治疗。决定是否溶栓治疗时，应综合分析预期风险 / 效益比、发病至就诊时间、就诊时临床及血流动力学特征、并发症、出血风险、禁忌证和预期 PCI 延误时间。左束支传导阻滞、大面积梗死（前壁心肌梗死、下壁心肌梗死合并右心室梗死）患者溶栓获益较大。

（1）适应证：无溶栓禁忌证的 STEMI 患者，①症状发病 3 小时内就诊的，若不能实施 90 分钟内的直接 PCI，建议 30 分钟内启动静脉溶栓治疗；理想的目标是在救护车到达的 30 分钟内开始溶栓。②症状发病 3~12 小时就诊或 12~24 小时仍有心肌缺血症状（仍有进行性缺血性胸痛和至少 2 个胸前导联或肢体导联 ST 段抬高 >0.1mV）或合并心源性休克 / 严重心力衰竭时无时间限制，应首选 90 分钟内的直接 PCI 或 120 分钟内的转运直接 PCI（首诊于非直接 PCI 的医院时，可转运病人到可行直接 PCI 的医院或请有资质的医生到有 PCI 设备但不能独立进行 PCI 的医院行直接 PCI），若不能实施时，选择 30 分钟内的静脉溶栓治疗是合理的（Ⅱa）；③拟直接 PCI 前不推荐溶栓治疗；④胸痛症状已缓解，或胸痛超过 24 小时，不应采取溶栓治疗。对于开展直接 PCI 的医院已很少静脉溶栓治疗，除非有碘造影剂过敏，或患者不同意 PCI。

（2）禁忌证：绝对禁忌证包括：①既往脑出血史或不明原因的卒中；②已知脑血管结构异常；③颅内恶性肿瘤；④ 3 个月内缺血性卒中（不包括 4.5 小时内急性缺血性卒中）；⑤可疑主动脉夹层；⑥活动性出血或出血素质（不包括月经来潮）；⑦ 3 个月内严重头部闭合伤或面部创伤；⑧ 2 个月内颅内或脊柱的内外科手术；⑨严重未控制的高血压［收缩压 >180 mmHg 和（或）舒张压 >110mmHg，对紧急降压治疗无反应］。

相对禁忌证包括：①年龄 ≥ 75 岁；② 3 个月前有缺血性卒中；③创伤（3 周内）或持续 >10 分钟心肺复苏；④ 3 周内接受过大手术；⑤ 4 周内有内脏出血；⑥近期（2 周内）不能压迫止血部位的大血管穿刺；⑦妊娠；⑧不符合绝对禁忌证的已知其他颅内病变；⑨活动性消化性溃疡；⑩正在使用抗凝药物［国际标准化比值（INR）水平越高，出血风险越大］。

严重肝肾疾病、恶病质、终末期肿瘤等患者，综合评价患者的风险 / 获益比后决定是否溶栓；高龄 >75 岁，首选 PCI 治疗，不得已选择溶栓治疗者，应减少溶栓药物剂量，以减少出血性卒中的发生。

（3）溶栓剂的选择：建议优先采用特异性纤溶酶原激活剂。重组组织型纤溶酶原激活剂阿替普酶（rt-PA）可选择性激活血栓中与纤维蛋白结合的纤溶酶原，对全身纤溶活性影响较小，无抗原性，是目前最常用的溶栓剂，但其半衰期短，其他特异性纤溶酶原激活剂还有兰替普酶、瑞替普酶和替奈普酶等，溶栓的选择性更高，半衰期延长，适合弹丸式静脉推注，药物剂量和不良反应均减少，使用方便；所有纤维蛋白特异性溶栓剂均需要联合肝素至少 48 小时，以防止梗死相关动脉再闭塞。非特异性纤溶酶原激活剂包括尿激酶和尿激酶原，可直接将循环血液中的纤溶酶原转变为有活性的纤溶酶，无抗原性和过敏反应。链激酶为异种蛋白，可引起过敏反应，2 年内应避免再次应用，现已基本未应用。

剂量和用法：①阿替普酶有 2 种 90 分钟给药方案：100mg 全量加速给药法：首先静推 15mg，随后 0.75mg/kg（最大剂量 50mg）在 30 分钟内滴入，继之 0.5mg/kg 于 60 分钟持续滴入（最大剂量 35mg）；半量给药法：50mg 溶于 50ml 专用溶剂，首先静推 8mg，之后 42mg 于 90 分钟内静滴完毕；因半量给药法血管开通率偏低，建议使用按体重计算的加速给药法，低体重（<70kg）患者的总量将少于 100mg，同时注意肝素的使用不可过量。②替奈普酶 30~50mg（体重 <60kg 的剂量为 30mg，每 10kg 增加剂量 5mg，最大剂量 50mg）溶入 10ml 生理盐水静脉推注。③瑞替普酶 18mg（1000 万 U）溶于 5~10ml 注射用水，

单独静脉通道静推 2 分钟以上，30 分钟后重复上述剂量。④尿激酶 150 万单位溶入 100ml 生理盐水，30 分钟内滴入，溶栓结束后 12 小时皮下注射低分子肝素（LMWH）或普通肝素（UFH）7500U 3~5 天。⑤重组人尿激酶原：20mg 溶于 10ml 生理盐水，3 分钟内静脉推注，继以 30mg 溶于 90ml 生理盐水，30 分钟内静脉滴完。⑥链激酶 150 万 U，60 分钟内静脉滴注完毕。

（4）静脉溶栓的抗凝剂使用：链激酶和尿激酶溶栓者，溶栓期间不需要充分抗凝治疗，溶栓 6h 后开始测定活化部分凝血酶原时间（APTT）或活化凝血时间（ACT），待恢复到正常值 2 倍以内时开始给予皮下肝素治疗，现多应用 LMWH 替代治疗；使用特异性纤溶酶原激活剂时，必须与充分抗凝治疗相结合，溶栓前① UFH：先静推 UFH 60U/kg（最大量 4000U），继以 12U/（kg·h）（最大 1000U/h）维持 APTT 1.5~2.0 倍（约 60~80 秒），至少应用 48 小时。使用 UFH 期间应检查血小板计数，以及时发现肝素诱导的血小板减少症。②依诺肝素：年龄 <75 岁，男性血肌酐 ≤ 221μmol/L（2.5mg/dl）或女性 ≤ 177μmol/L（2.0mg/dl）者，先静推 30mg（0.2ml/20mg），15 分钟后 1mg/kg 皮下注射，1 次/12 小时，前 2 次最大剂量 100mg；年龄 ≥ 75 岁，不给静脉负荷量，直接 0.75mg/kg 皮下注射，1 次/12 小时，前 2 次最大剂量 75mg；肌酐清除率 <30ml/min 者，不论年龄，给予 1mg/kg 皮下注射，1 次/24 小时。最长使用 8 天或至血运重建。③磺达肝癸钠：静脉推注磺达肝癸钠 2.5mg，之后每天皮下注射 2.5mg。如果 CrCl<20ml/min，则不用磺达肝癸钠。

溶栓成功的患者，建议 3~24 小时内行 CAG 和 PCI 治疗；溶栓后 60 分钟 ST 段下降 <50% 或仍有胸痛提示溶栓未成功者，应行急诊补救性 PCI；无 PCI 条件的医院，在溶栓治疗后应将患者转运至有 PCI 条件的医院。溶栓时用 UFH 的患者 PCI 时可继续静脉应用 UFH，根据 ACT 结果及是否使用 GP Ⅱ b/Ⅲ a 受体拮抗剂调整剂量。对已使用适当剂量依诺肝素而需 PCI 的患者，若最后一次皮下注射在 8 小时之内，PCI 前可不追加剂量，若最后一次皮下注射在 8~12 小时之间，则应静脉注射依诺肝素 0.3mg/kg（20mg/0.2ml），不建议 PCI 时换用其他类型抗凝药。对溶栓时使用磺达肝癸钠抗凝而需 PCI 的患者，PCI 术中不能继续使用，需换标准剂量的 UFH 或比伐卢定进行术中的抗凝治疗。

（5）溶栓效果的评价：血管再通的间接判定指标包括：① 60~90 分钟内抬高的 ST 段回落至少 50%；② cTns 峰值提前至发病 12 小时内，CK-MB 峰值提前至 14 小时内；③ 2 小时内胸痛明显缓解；④溶栓后 2~3 小时内出现再灌注心律失常，如出现加速性室性自主心律，房室传导阻滞或束支阻滞突然改善，下壁心梗患者出现一过性窦性心动过缓、窦房传导阻滞，伴或不伴低血压。直接判定指标为冠脉造影梗死相关动脉的 TIMI 3 血流提示溶栓完全开通。

（6）溶栓并发症的处理：最大的风险是颅内出血，发生概率为 0.9%~1.0%，多发生在溶栓 24 小时内，一旦出现意识改变、颅内压升高及神经定位体征，应当采取积极措施：①立即停止溶栓、抗血小板和抗凝治疗；急诊头颅 CT 明确颅内出血；动态监测血常规、凝血功能（凝血酶原、APTT、纤维蛋白原、D- 二聚体，或弹力血栓图），有活动性出血者交叉配血备血；②治疗措施包括降低颅内压（控制血压、甘露醇、气管插管、必要时外科减压）；必要时逆转溶栓、抗血小板和抗凝药物：给予输血或血浆（24 小时内每 6 小时给予新鲜冰冻血浆 2U），4 小时内使用过 UFH 的患者，推荐鱼精蛋白中和（1mg：100U 的 UFH）；出血时间异常，可输入 6~8U 血小板。

2. 抗血小板治疗

（1）药物

1）阿司匹林：环氧化酶 1（COX-1）抑制剂，阻断花生四烯酸代谢为血栓素 A2（TXA2），抑制 TXA2 途径诱导的血小板激活。小剂量即可完全不可逆的抑制 COX-1 达到抗栓效果，较大剂量时抑制 COX-2 有抗炎止痛作用，而高选择性非甾体类消炎镇痛药对 COX-2 的抑制有潜在促血栓风险。对阿司匹林过敏，或怀疑阿司匹林抵抗（可行弹力血栓图检查进行评估），改用氯吡格雷作为替代治疗；主要不良反应为胃肠出血，存在消化道出血危险因素的，需采取预防措施，如根除幽门螺旋杆菌感染、预防性应用质子泵抑制剂（PPI）、合理选择其他出血风险较小的抗栓药物。

荟萃分析显示，无论低危患者的一级预防研究还是高危患者的二级预防研究，低剂量阿司匹林治疗均存在年龄相关的获益。但在 75 岁以上人群中，从安全性考虑，不推荐阿司匹林作为冠心病的一级预防用药。

2）P2Y12 受体拮抗剂：抑制二磷酸腺苷（ADP）受体 P2Y12，阻断 ADP 诱导的血小板激活途径。包括噻吩并吡啶类的氯吡格雷、普拉格雷（均为前体类口服药物，需经肝脏 P450 代谢为活性底物，不可逆的抑制 P2Y12 受体）和环戊基三唑嘧啶类替格瑞洛（口服无需代谢直接有效、可逆地抑制 P2Y12 受体）。

氯吡格雷 75mg 1 天 1 次，2~4 小时起效（50% 血小板的抑制作用），5~6 天显著抑制血小板聚集，停药后 7 天血小板功能恢复，而首剂负荷量 300mg 可使其抗血小板作用在 90 分钟即起效，6 小时内达到稳态。氯吡格雷的生物活性受 CYP2C19 和药物转运体 ABCB1 基因多态性影响，我国两项针对 ACS 患者进行氯吡格雷代谢基因多态性的分析显示，ACS 人群 CYP2C19 功能缺失等位基因携带者比例为 56.4%，明显高于以西方人群为主的研究（CURE 研究 26.3%，PLATO 研究 27.0%），建议尽量减少同经 CYP2C19 代谢的奥美拉唑、埃索美拉唑合用，推荐使用与 CYP2C19 亲和力较低的 PPI，如泮托拉唑、雷贝拉唑等，也可改用同类型新药替格瑞洛或普拉格雷，但需注意出血并发症可能增多。常用负荷量 300~600mg，维持量 75mg/d。

普拉格雷与氯吡格雷相比对血小板的抑制作用更强，其出血并发症也显著增多。10mg 1 天 1 次，30 分钟更快起效，5~10 天达稳态显著抑制血小板聚集。普拉格雷需经肝 CYP3A4 代谢为活性底物，但其依赖程度不高，药效不受 CYP3A4 类药物干扰及 CYP2C19、ABCB1 基因多态性的影响，可用于氯吡格雷抵抗患者。常用负荷量 60mg，维持量 10mg/d。

替格瑞洛半衰期 12 小时，90mg 每天 2 次，用药 30 分钟起效，3~4 天达稳态，抗血小板作用比氯吡格雷更强更快，因其可逆性抑制方式，停药后血小板功能恢复比普拉格雷更快，且不增加严重出血风险。不受基因多态性影响，主要经 CYP3A4 代谢，原药及代谢产物通过肝代谢，经胆汁清除。ACS 患者 DAPT 治疗中替格瑞洛组缺血事件及全因死亡率较氯吡格雷组低，随年龄增加，相关严重出血事件的发生率无明显增加。老年肾功能不全患者使用替格瑞洛较氯吡格雷获益增加。替格瑞洛通过抑制红细胞膜上平衡型核苷转运体 -1 对腺苷的摄取，提高血浆腺苷浓度，增加呼吸困难和缓慢性心律失常发生的风险。因此，在窦房结功能不良且无起搏器保护患者中，替格瑞洛的应用需慎重。在有哮喘、慢性阻塞性肺病的患者中，亦应谨慎使用。已知 CYP2C19 慢代谢型不适合氯吡格雷及高残余血小板反应性者，如无出血高危因素，首选替格瑞洛。根据 PLATO 研究结果，对 ACS 合并复杂冠状动脉病变患者，首选替格瑞洛。常用负荷量 180mg，维持量 90mg，每天 2 次。

3）血小板糖蛋白（glycoprotein，GP）Ⅱb/Ⅲa 受体拮抗剂（GPI）：单克隆重组鼠-人嵌合抗体阿昔单抗（Abciximab）、合成肽类拮抗剂埃替非巴肽或依替巴肽（Eptifibatide）、合成非肽类拮抗剂替罗非班（Tirofiban），均为静脉制剂。我国临床常用替罗非班。通过拮抗血小板膜上纤维蛋白原的受体 GPⅡb/Ⅲa，抑制其与血小板的结合，阻断血小板聚集的最后阶段。替罗非班半衰期 2h，因其可逆性结合，停药后血小板功能恢复快（4~6 小时）。主要不良反应为 GPI 诱导的血小板减少症及明显增多的出血事件。重度肾功能不全（Cockcroft-Gault 公式估算肌酐清除率 CrCl<30ml/min）时替罗非班负荷量及维持量均减半。

（2）临床应用

1）阿司匹林是冠心病抗血小板治疗的基石，如无禁忌证，适用于：①所有类型冠心病患者均应以 75~100mg/d 的剂量长期服用，服药约 1 周后血液中血小板被完全抑制，停药 5 天可基本恢复；② STEMI 患者嚼服 300mg；③未服用过阿司匹林的 NSTE-ACS 患者无论采用何种治疗策略，所有患者均应口服阿司匹林首剂负荷量 150~300mg；④未服用过阿司匹林的患者拟 PCI 时术前口服 300mg，已长期服用阿司匹林治疗的患者在术前给予 100~300mg。

2）STEMI 的直接 PCI 患者（包括合并房颤需持续抗凝治疗者），建议应用氯吡格雷 600mg 负荷量，以后每天 75mg。

3）双联抗血小板治疗（DAPT）：ACS 除非有极高出血风险等禁忌证，无论接受药物保守治疗、置入裸金属支架（BMS）/药物涂层支架（DES）或 CABG 手术的患者，在阿司匹林基础上应联合应用 1 种 P2Y12 受体抑制剂治疗（替格瑞洛、氯吡格雷）应至少持续 12 个月，除非有极高出血风险等禁忌证；能耐受 DAPT、未发生出血并发症且无出血高风险的患者，DAPT 可维持 12 个月以上；DES 置入后接受 DAPT 且伴有出血高风险（如接受口服抗凝药物治疗）、严重出血并发症高风险（如重大颅内手术）或伴有明显出血的患者，P2Y12 受体抑制剂治疗 6 个月后停用是合理的。

4）需 CABG 的 ACS 患者围术期抗血小板治疗：建议心脏团队通过评估个体出血和缺血风险来指导 CABG 时机和双联抗血小板策略（Ⅰ，C）。建议对于血流动力学不稳定、持续性心肌缺血或极高危冠状动脉病变 PCI 不适合或不成功的患者，无论抗血小板治疗如何，不应推迟 CABG 时机（Ⅰ，C）。①在无持续出血事件的情况下，建议 CABG 后 6~24 小时使用阿司匹林（Ⅰ，A）。建议小剂量阿司匹林持续至 CABG 前，除非有高出血风险（Ⅰ，B）。②对正在接受 DAPT 并且明确需行 CABG 的患者，术前应停用替格瑞洛和氯吡格雷 5d（Ⅱa，B），并在 CABG 术后继续接受 DAPT 确保 ACS 发病后完成 12 个月的 DAPT（Ⅰ，C）。③停用 P2Y12 受体抑制剂后，可考虑血小板功能检测，缩短等待 CABG 时间窗（Ⅱb，B）。等待 CABG 期间如抗血小板治疗不充分，可能会增加缺血事件风险，因此需权衡抗血小板药物导致围术期出血并发症与缺血风险。对缺血事件复发风险高的患者，应尽快进行手术，不必等停止 DAPT 后血小板功能完全恢复。停用 DAPT 时缺血事件风险较高但病情稳定的 ACS 患者，可在停用 P2Y12 受体抑制剂后使用 GPⅡb/Ⅲa 拮抗剂（替罗非班）作为桥接治疗。④除非患者出血风险较高（例如再次 CABG 手术或手术操作复杂）或患者拒绝输血，手术期间应继续服用阿司匹林；出血风险较高的患者术前可停服阿司匹林 3~5 天。

5）在有效的双联抗血小板及抗凝治疗情况下，不推荐 ACS 或 PCI 患者造影前常规应用 GP Ⅱ b/ Ⅲ a 受体拮抗剂。高危患者常规三联抗栓（阿司匹林加 P2Y12 拮抗剂加抗凝）治疗基础上仍有活动性缺血、心衰、严重心律失常症状的，或造影提示血栓负荷重、未给予适当负荷量 P2Y12 受体抑制剂的患者可静脉使用替罗非班维持 24 小时能进一步获益，但高出血风险患者慎用。直接 PCI 时，冠状动脉脉内注射替罗非班有助于减少无复流、改善心肌微循环灌注。研究显示单用比伐卢定抗凝疗效不逊于 GP Ⅱ b/ Ⅲ a 受体拮抗剂联合普通肝素（UFH）或联合比伐卢定，且出血事件减少，故准备选用比伐卢定，则不用 GP Ⅱ b/ Ⅲ a 抑制剂。

6）对某些特殊 ACS 患者，如糖尿病、CKD、复杂冠状动脉病变、拟接受非心脏外科手术或正在口服抗凝药物的 ACS 患者，其血栓或出血风险相对增高，应用抗血栓药物时更应充分权衡其疗效与安全性。详见本章的"四、特殊人群及临床情况合并急性冠状动脉综合征"。

3. 抗凝治疗

主要用于静脉红色血栓栓塞性疾病的预防及治疗，ACS 狭窄病变可仅为局部强烈的痉挛，或血小板聚集为主的白色血栓，或进展为急性血栓严重阻塞管腔，高危 ACS 患者也需急性期（5~7 天或直至 PCI 术）积极抗凝治疗。凝血瀑布的各个环节均可作为靶点，但最重要的两个靶点是 Xa 因子和 Ⅱ a 因子。根据作用的特异性可分为选择性和非选择性抗凝剂。根据是否通过抗凝血酶Ⅲ（AT- Ⅲ）发挥抗凝作用可分为直接抗凝剂和间接抗凝剂。ACS 抗血小板联合抗凝治疗的常用抗凝药物有：低分子肝素（LMWH）、磺达肝癸钠、利伐沙班。PCI 术中常用抗凝药物（静脉或皮下剂型）有：普通肝素（UFH）、LMWH、比伐卢定（特定情况下可选择阿加曲班、华法林）。静脉溶栓联合抗凝药物有：UFH、依诺肝素、磺达肝癸钠。

（1）药物

1）肝素：包括 UFH 和 LMWH，间接的非选择性抑制剂，通过催化 AT- Ⅲ 灭活 Ⅱ a 和 Xa 因子，具备对接触性血栓（PCI 导管进入血管内通过活化Ⅻ因子启动的内源性凝血途径）、自身性血栓（血管内皮损伤后暴露Ⅲ因子启动的外源性凝血途径）的双重抗凝机制。其抗 Ⅱ a 因子活性与分子量直接相关，分子量越大抗 Ⅱ a 因子活性越强。通过抑制游离的 Ⅱ a 因子，还可以抑制 Ⅱ a 因子途径介导的血小板活化。

UFH 一种含有不同分子量（平均 15 000Da）的葡萄糖氨基聚糖类混合物，半衰期 2 小时，经网状内皮系统和肾脏清除。抗栓效应个体差异大，治疗窗窄，使用过程中需监测 APTT 或 ACT 调整剂量以达到需要的抗凝效果，UFH 至今仍是 PCI 术中抗凝的最主要药物（各大指南均 Ⅰ 类推荐），可用于严重肾功能不全患者，无需调整剂量。LMWH 分子量 2000~10000Da（平均 4000~6500Da），不同 LMWH 分子量、药代动力学和抗凝效果不同，临床上不能互换交替应用。其中有关依诺肝素的循证证据最多，半衰期 3~5 小时，对 Xa 因子的抑制作用是 Ⅱ a 因子的 2~4 倍，可皮下或静脉注射，经肾脏清除。目前认为大多数适用于 UFH 的临床情况均可以用 LMWH 替代。

肝素的共同特点包括：①激活血小板因子 4，引起自身免疫介导的肝素诱导性血小板减少症（HIT）。②不能灭活与血栓结合状态的 Xa 和 Ⅱ a 因子，一旦停用可能导致凝血活性反弹。③量效个体差异极大。④均需根据体重调节剂量。⑤抗凝效果可用鱼精蛋白中和。⑥长期用药易引起骨质疏松症。LMWH 的上述特点均没有 UFH 典型，HIT 发生率较少，鱼精蛋白只能部分中和 LMWH 抗凝效果。

常用剂量：① PCI 术前维持 APTT 50~70 秒（1.5~2.5 倍正常上限值），PCI 术中调整剂量使 ACT 维持在 250~350 秒，合用 GP Ⅱ b/ Ⅲ a 时 ACT 200~250 秒。以 UFH 负荷量 60~70U/kg 最大量 5 000U 静脉注射，未用过 UFH 的建议首剂静脉注射 70~100U/kg，合用 GP Ⅱ b/ Ⅲ a 时首剂静脉注射 50~70IU/kg，继而 12~15U/（kg·h）最大量 1 000U/h 维持的方案最可能达到上述目标值。ACT 降至 150~180 秒以下可拔除股动脉鞘管。②肾功能正常情况下常规剂量依诺肝素 1mg/kg 皮下注射，每日 2 次，无需监测抗 Xa 活性调整剂量，eGFR<30ml/（min·1.73 m²）减量为每日 1 次，eGFR<15ml/（min·1.73m²）禁用。PCI 前，若最后一次皮下注射距离 PCI 的时间 <8 小时，则不需要追加依诺肝素，若距离的时间为 8~12 小时，则需追加依诺肝素（0.3mg/kg）静脉注射，若超过 12 小时，则术前予 0.75mg/kg 追加。

2）间接选择性 Xa 因子抑制剂：磺达肝葵钠，一种合成戊糖，分子量 1 728 Da，半衰期 17 小时，2.5mg 皮下注射，1 天 1 次用药，主要经肾脏排泄，eGFR<20ml/（min·1.73 m²）禁用。可逆性结合 AT- Ⅲ，选择性增强（约 300 倍）AT- Ⅲ对因子 Xa 的抑制，对 Ⅱ a 因子没有作用。与 UFH/LMWH 比较，生物利用度高，不引起 HIT 和骨质疏松，无需监测 Xa 因子及抗凝活性，无需根据体重调整剂量，鱼精蛋白无中和拮抗作用。磺达肝葵钠出血的不良反应少，在高浓度时抗凝作用呈"饱和效应"，可能与体内 AT- Ⅲ得到充分利用有关。研究显示，磺达肝葵钠有效性并不亚于依诺肝素，严重出血发生率低于依诺肝素。由于它对 Ⅱ a 因子无抑制作用，不能预防接触性导管血栓，所以在 PCI 治疗时必须合用标准剂量的肝素或比伐卢定，不建议用于 STEMI 患者直接 PCI 术中抗凝。发病 12 小时内未行再灌注治疗或发病 >12 小时的患者，须尽快给予抗凝治疗，磺达肝葵钠有利于降低死亡和再梗死，而不增加出血并发症。

3）直接选择性 Ⅱ a 因子抑制剂：静脉剂型包括水蛭素及其衍生物，如比伐卢定、阿加曲班；口服剂型达比加群酯。不需要结合 AT- Ⅲ直接抑制 Ⅱ a，对游离态与血栓结合状态的 Ⅱ a 均有效，不仅有抗凝血功能，还能抑制 Ⅱ a 因子诱导的血小板活化。由于不与血浆蛋白结合，其抗凝效果的可预测性比普通肝素更好，无 HIT 风险，静脉制剂半衰期均很短，比伐卢定 25 分钟，阿加曲班 45 分钟，APTT 和 ACT 可反映其抗凝效果，但无需常规监测调整剂量，维持药效需持续静脉滴注，更有利于缩短鞘管撤除时间。水蛭素与 Ⅱ a 因子不可逆结合，出血风险较高，比伐卢定、阿加曲班均为可逆性抑制 Ⅱ a 因子。FDA 批准阿加曲班可用于有 HIT 风险的人群（包括 PCI 患者）的适应证。而比伐卢定作为此类抗凝剂的代表，抗凝效果好，出血风险较肝素类少，不仅可用于 HIT 人群，且被各大指南推荐用于各种类型的 PCI 患者，在 PCI 中取代肝素。比伐卢定通过肾脏代谢，阿加曲班通过肠道排泄，肾功能不全患者中使用较比伐卢定更安全。达比加群酯经肾脏代谢，需根据 CrCl 进行剂量调整，110mg 每天 2 次预防房颤栓塞风险的疗效与华法林相似，但大出血更少；150mg 每天 2 次预防效果优于华法林，出血风险与华法林相当；鉴于常规二联抗血小板基础上加用达比加群抗凝治疗可见剂量依赖性出血事件增多，尚没有在 ACS 患者中应用的推荐。

常用剂量：比伐卢定静脉推注负荷量 0.75mg/kg，然后以 1.75mg/（kg·h）维持至术后 3~4 小时；eGFR<30ml/（min·1.73m²）时负荷量不调整，维持量减为减量为 1mg/（kg·h），eGFR<15ml/（min·1.73m²）透析状态下，负荷量不调整，维持量减为 0.25mg/（kg·h）。

4）直接选择性 Xa 因子抑制剂：包括利伐沙班、阿哌沙班。我国临床常用利伐沙班，10mg 口服生物利用度高 80%~100%，不受进食影响，起效快，给药后 2~4 小时达到血药峰浓度，半衰期 7~11 小时，经 CYP3A4、CYP2J2 和不依赖 CYP 机制代谢，双通道清除，2/3 经肾脏清除，1/3 经肝脏清除，药物相互作用少，对 QT 间期没有影响。能选择性抑制游离态和血栓结合状态的 Xa 因子，对Ⅱa 诱导的血小板聚集没有抑制作用。与 Xa 因子可逆性结合，因而出血风险低。非瓣膜性房颤的推荐剂量为 20mg qd，eGFR 在 15%~50% 或 75 岁以上的房颤患者利伐沙班 15mg 每天 1 次。ATLAS ACS 2–TIMI 51 研究发现在常规阿司匹林或双联抗血小板治疗的 ACS 患者，用房颤常规剂量出血不良反应明显增加，而选择加用极小剂量利伐沙班（2.5mg，每天 2 次）能显著优化 ACS 的二级预防效果，该适应证在欧洲已批准，但中国尚未获批。

5）维生素 K 拮抗剂（VKA）华法林：间接非选择性抗凝剂，抑制肝细胞维生素 K 依赖的凝血因子Ⅱ、Ⅶ、Ⅸ、Ⅹ及蛋白 C 和 S 的合成，需要在已合成的凝血因子消耗后才能产生抗凝作用，可以减少Ⅱa 途径的血小板活化。起效慢，每天 1 片（2.5~3mg）2~4 天起效，5~7 天血浓度达峰，一般需与 LMWH 联用 3~5 天后才可单独使用华法林，停药后抗凝作用可维持 4~5 天。治疗窗口窄，必须常规监测 INR 调整剂量。由于药代动力学的不可预测性造成疗效的个体差异很大，受 CYP2C9 基因多态性、药物间相互作用和含有维生素 K 食物的影响。中国房颤指南建议房颤栓塞高危患者、机械瓣、深静脉血栓栓塞（VTE）患者 PCI 时不停用华法林（INR 目标值 2~3，75 岁以上 1.6~2.5）。

（2）临床应用

1）PCI 术中抗凝：拟行 PCI 且未接受任何抗凝治疗的患者使用普通肝素 70~100U/kg（如果联合应用 GPI，则给予 50~70U/kg 剂量）。初始普通肝素治疗后，PCI 术中可在 ACT 指导下追加普通肝素（ACT ≥ 225 秒）。术前用依诺肝素的患者，不建议普通肝素与低分子肝素交叉使用，PCI 时应考虑依诺肝素作为抗凝药，最后一次皮下注射距离 PCI 的时间 <8 小时，则不需要追加依诺肝素，反之，则需追加依诺肝素（0.3mg/kg）静脉注射（Ⅱa）。无论 PCI 术前是否用过肝素，都可以换用比伐卢定，PCI 时比伐卢定可作为普通肝素联合 GPI 的替代治疗，可减少出血风险，且不增加支架内血栓风险。术前用磺达肝癸钠的患者，PCI 时应用标准剂量的普通肝素或比伐卢定。PCI 术后停用抗凝药物，除非有其他治疗指征。

2）ACS 保守抗凝治疗：无论采用何种治疗策略，磺达肝癸钠的药效和安全性最好。如果磺达肝癸钠不可时，建议使用依诺肝素或普通肝素。

3）溶栓时联合抗凝治疗：详见本章的"一、总论"的"（八）抗栓治疗"。

4）需长期服用口服抗凝剂（OAC）和 75 岁以上高龄、肾功能不全患者的抗凝治疗，详见本章的"四、特殊人群及临床情况合并急性冠状动脉综合征"。

（九）其他介入相关辅助装置

1. 机械循环支持装置

对于强化药物治疗后仍有持续性或反复发作心肌缺血的患者，IABP 是目前 STEMI 合并心源性休克时最常用的辅助循环装置和 I 类指征，可为患者接受冠脉造影 / 有创性再灌注治疗（PCI 或 CABG）或机械性并发症的心外科手术治疗争取重要的时间过渡和机会，快速血运重建后有望改善其预后。但 IABP 对血压及冠脉血流的影响依赖于左心室功能状态，只能改善已存在的循环动力，对完全血流动力学"崩溃"的患者，仅能提供很小的循环支持。经皮左心室辅助装置，如体外膜肺氧合系统（ECMO），可部分或完全替代心脏的泵血功能，保证全身组织、器官的血液供应，其效能较 IABP 高 6~8 倍，可用于 IABP 无效的严重患者，但其治疗的有效性、安全性以及是否可以普遍推广等相关研究证据仍较少。少量国内外经验表明，ECMO 可降低危重复杂患者 PCI 病死率，有条件时可选用。

2. 植入式心脏除颤器（ICD）

STEMI 心脏性猝死的一级预防中，置入 ICD 的适应证为 STEMI 40 天后经最佳药物治疗仍存在心力衰竭症状（NYHA 心功能 II ～ III 级且 LVEF ≤ 35%）和预期寿命 1 年以上者，或者 STEMI 40 天后虽经最佳药物治疗仍存在轻度心力衰竭症状（NYHA 心功能 I 级）且 LVEF ≤ 30% 和预期寿命 1 年以上者。ICD 二级预防适应证为有明确的左心室功能不全、存在血流动力学不稳定的持续性室速或非急性期内发生室颤存活的患者，置入 ICD 可显著获益。

3. 起搏器（PM）

STEMI 急性期发生影响血流动力学的 AVB 时应立即行临时起搏术。STEMI 急性期后，永久性起搏器置入指征为：发生希氏 – 浦肯野纤维系统交替束支传导阻滞的持续二度 AVB，或希氏 – 浦肯野纤维系统内或之下发生的三度 AVB；一过性房室结下二度或三度 AVB 患者，合并相关的束支阻滞，如果阻滞部位不明确，应行电生理检查；持续性、症状性二度或三度 AVB 患者；没有症状的房室结水平的持续二度或三度 AVB 患者。下列情况不推荐起搏器治疗：无室内传导异常的一过性 AVB；仅左前分支阻滞的一过性 AVB；无 AVB 的新发束支传导阻滞或分支传导阻滞；合并束支传导阻滞或分支传导阻滞的无症状持续一度 AVB。

（十）随访与近远期预后评估

冠心病二级预防和管理有两个 ABCDE 概念：A：阿司匹林 ACEI（Aspirin ACEI），B：（β–blocker BP），C：（cholesterol cigarette），D：（diabetes diet），E：（education exercise），以及 A：（ARB），B：体质指数（BMI），C：中药（Chinese medicine），D：饮食（drink and food），E：情绪（emotion）。心功能正常的 ACS 患者，PCI 后应服用 β 受体阻滞剂至少 3 年，至最大可耐受剂量，以降低 PCI 后心肌梗死及心源性死亡发生率；控制血压（<140/90mmHg）、血糖（HbA1c<7%，并发症多的患者采用宽松目标值 <8%）、LDL-C（<2.07mmol/L，ACS 患者 <1.8mmol/L）达标。

以体力活动为基础的心脏康复可降低 STEMI 患者的全因死亡率和再梗死，有助于更好地控制危险因素、提高运动耐量和生活质量。STEMI 后早期行心肺运动试验具有良好的安全性与临床价值，如病情允许，建议患者出院前进行运动负荷试验，客观评估患者运动能力，为指导日常生活或制定运动康复计划提供依据。建议病情稳定的患者出院后每日进行 30~60 分钟中等强度有氧运动（如快步行走等），每周至少 5 天。阻力训练应在心肌梗死后至少 5 周，并在连续 4 周有医学监护的有氧训练后进行。体力运动应循序渐进，避免诱发心绞痛和心力衰竭。

对某些特定患者（从事危险行业，如飞行员、驾驶员或潜水员，以及竞技运动员；参与高耗氧量娱乐活动；猝死复苏；未完全血运重建；PCI 过程复杂；合并糖尿病；多支病变术后非靶血管仍有中等程度狭窄），建议早期复查冠状动脉造影或 CT 血管成像。PCI 术后 >2 年的患者应常规行负荷试验，负荷试验提示中高危（低负荷出现缺血、试验早期出现缺血发作、多区域的室壁运动异常或可逆的灌注缺损）的患者应复查冠状动脉造影。高危患者（如无保护左主干狭窄）PCI 后无论有无症状，术后 3~12 个月复查冠状动脉造影。

出院前完善冠脉造影、心脏超声、动态心电图监测，情况允许下负荷无创检查，根据患者临床情况选择费用较高的 PET-CT，评估冠状动脉病变严重性、左心室功能、心肌缺血、心肌存活性和心律失常，对 STEMI 患者发生再梗死、心力衰竭或猝死风险具有重要的预测价值。心脏电生理检查是评价心律失常较为可靠的方法。对心肌梗死后显著左心室功能不全伴宽 QRS 波心动过速诊断不明或反复发作的非持续性室速患者、急性心肌梗死 24~48 小时后出现的室颤、急性期发生严重血流动力学不稳定的持续性室速患者，建议行电生理检查，如能诱发出单形性室速则有明确的预后意义。LVEF<40%、非持续性室速、有症状的心力衰竭、电生理检查可诱发的持续性单形性室速是 STEMI 患者发生心脏性猝死的危险因素。T 波交替、心率变异性、QT 离散度、压力反射敏感性、信号叠加心电图等可用于评价 STEMI 后的心律失常，但预测心脏性猝死风险的价值有待证实。

二、老年慢性稳定性心绞痛

根据慢性稳定性心绞痛（CSA）症状进行加拿大心血管病学学会（CCS）的心绞痛分级，但老年人症状可不典型。

辅助检查中由于老年人常有多种并发症，负荷性无创检查常难以实施或不能达到目标心率，难以评估缺血范围，可首选冠脉 CTA 检查了解冠状动脉大血管病变严重性，筛选出缺血事件高危风险患者，强化药物治疗或有适应证时 PCI 治疗；但即使未见异常，也可能是微血管病变引起的心肌缺血症状，唯有联合负荷无创检查了解心肌缺血情况可明确诊断，条件允许下可行冠脉血管内超声 IVUS 测定冠脉血流储备（CFR）评估 <400μm 微血管缺血情况。

老年人稳定性心绞痛治疗有两大目的：一是预防 MI 和猝死；二是减少缺血发作症状，改善生活质量。治疗措施有药物疗法及冠脉血运重建术。改善缺血症状（心绞痛）药物中硝酸酯类起效快，迅速缓解症状，可短期应用，长期应用不能改善预后；β 阻滞剂为首选，可改善预后，老年人应当从小剂量开始，严密观察不良反应；尼可地尔既可舒张心外膜的冠脉，也可改善微血管病变，适合糖尿病、高血压、女性、急性心梗或再灌注后的冠脉慢血流综合征，长期应用可改善预后；曲美他嗪不良反应少，耐受性好，可减少心绞痛发作。改善预后的药物中抗血小板药物、他汀类降脂药、β 阻滞剂、ACEI/ARB 四类药物，如无禁忌，均应个体化，根据不同药物的特点，选择适合的药物及安全有效的剂量，使心率、血压、LDL-C 达标，并观察有无药物不良反应；高龄患者缺血及出血风险均增加，稳定性冠心病宜小剂量应用抗血小板药物，高出血风险者不推荐用普拉格雷或替格瑞洛，详见本章"一、总论"的"（七）药物治疗策略"和"（八）抗栓治疗"。对强化药物治疗下仍有 CCS 分级高危的缺血症状或存在较大范围心肌缺血证据（>10% 左室）且预判选择血运重建治疗潜在获益大于风险的患者，可根据病变特点选择相应的血运重建治疗策略，详见本章"一、总论"的"（六）血运重建策略"。

三、老年急性冠脉综合征

急性冠脉综合征（acute coronary syndrome，ACS）根据 ST 段是否抬高分为 ST 段抬高 ACS 和非 ST 段抬高 ACS（STE-ACS 及 NSTE-ACS），再按演变过程分为 Q 波 MI（QWMI）、非 Q 波 MI（NQWMI）和不稳定性心绞痛（UA）。一般 STE-ACS 主要为 ST 段抬高急性心梗（STEMI），仅很小部分为变异型心绞痛；STEMI 绝大部分发展为 QWMI，小部分为 NQWMI。NSTE-ACS 主要由 UA 和非 ST 段抬高急性心梗（NSTEMI）组成，NSTEMI 中绝大部分演变为 NQWMI，小部分可演变为 QWMI。

ACS 的临床特点包括：①长时间（>20 分钟）静息性心绞痛；②新发心绞痛，表现为自发性心绞痛或劳力型心绞痛（CCS Ⅱ 或Ⅲ级）；③过去稳定性心绞痛最近 1 个月内症状加重，且具有至少 CCS Ⅲ级的特点（恶化性心绞痛）；④心肌梗死后 1 个月内发作心绞痛，也称为梗死后心绞痛。

（一）ACS 的诊断标准及风险评估

1. 诊断标准

（1）STEMI：cTn 或 CK-MB 超过正常值，心电图表现为 ST 段弓背向上抬高，伴有下列情况之一或以上者：持续缺血性胸痛；超声心动图显示节段性室壁活动异常；冠状动脉造影异常。

STEMI 的心电图特点：①至少两个相邻导联 J 点后新出现 ST 段弓背向上抬高 [V_2~V_3 导联 ≥ 0.25mV（<40 岁男性）、≥ 0.2mV（≥ 40 岁男性）或 ≥ 0.15mV（女性），其他相邻胸导或肢体导联 ≥ 0.1mV] 伴或不伴病理性 Q 波、R 波减低；②新出现的完全左束支传导阻滞；③超急性期 T 波改变。当原有左束支阻滞患者发生心肌梗死或是心肌梗死出现左束支阻滞时，心电图诊断困难，需结合临床情况仔细判断。

持续性胸痛伴 ST 段抬高拟直接 PCI 的 STEMI 患者诊断无需等待生物标志物结果。超急性期高尖 T 波改变，尚未出现 ST 抬高时很难明确诊断，应动态观察心电图改变。另需注意，由于合并束支传导阻滞、电解质紊乱、陈旧性心梗基础上发生的相对心室壁的新发心梗等情况，即使是透壁心肌梗死，心电图的 ST-T 及 QRS 动态演变也很不典型，不能表现为 ST 段抬高，而归入 NSTEMI 诊断，错失了直接 PCI 的机会。

（2）NSTEMI：cTn 或 CK-MB 超过正常值，并同时伴有下列情况之一者：持续缺血性胸痛；心电图表现为新发的 ST 段压低或 T 波低平、倒置；超声心动图显示节段性室壁活动异常；冠状动脉造影异常。

（3）UA：cTn 阴性，缺血性胸痛，心电图表现为一过性 ST 段压低或 T 波低平、倒置，少见 ST 段抬高（变异性心绞痛）。

胸痛和心电图表现不典型的 NSTE-ACS 患者，动态 0 小时 /3 小时检测 hs-cTn，必要时 3~6 小时再复查，对早期诊断或排除 NSTEMI 和危险分层十分重要，可在第 3 天或第 4 天再检测 1 次 cTn，评估梗死面积和心肌坏死的动态变化，详见本章"一、总论"的"（四）辅助检查"。

2. 风险评估

（1）STEMI：风险评估是一个连续的过程，需根据临床情况不断更新最初的评估。高龄、女性、Killip Ⅱ～Ⅳ级、既往心肌梗死史、心房颤动、前壁心肌梗死、肺部啰音、收缩压 <100mmHg、心率 >100 次 / 分、糖尿病、肌酐增高、cTn 明显升高等都是 STEMI 患者死亡风险增加的独立危险因素。溶栓治疗失败、伴有右心室梗死和血流动力学异常的下壁 STEMI 患者病死率增高。合并机械性并发症的 STEMI 患者死亡风险增大。冠状动脉造影可为 STEMI 危险分层提供重要信息。

（2）NSTE-ACS：需结合患者病史、症状、生命体征和体检发现、心电图和实验室检测，给出最初的缺血性和出血性风险分层，以指导早期有创策略或早期保守药物治疗策略的选择。

缺血风险评估工具：① GRACE 风险评分：对入院和出院提供了最准确的风险评估。应用于此风险计算的参数包括年龄、收缩压、脉率、血清肌酐、就诊时的 Killip 分级、入院时心搏骤停、心脏生物标志物升高和 ST 段变化。在 GRACE 评分基础上，GRACE 2.0 风险计算器可直接估测住院、6 个月、1 年和 3 年的病死率，同时还能提供 1 年死亡或心肌梗死联合风险。GRACE 分级：低危 <109 分≤中危≤ 140 分 < 高危。②心电监测：恶性心律失常是导致 NSTE-ACS 患者早期死亡的重要原因。早期血运重建治疗以及使用抗栓药物和 β 阻滞剂，可明显降低恶性心律失常的发生率（<3%），而多数心律失常事件发生在症状发作 12 小时之内。建议持续心电监测，直到明确诊断或排除 NSTEMI，并酌情将 NSTEMI 患者收入监护病房。对心律失常风险低危的 NSTEMI 患者，心电监测 24 小时或直至 PCI；对心律失常风险中至高危的 NSTEMI 患者，心电监测 >24 小时。心律失常风险中至高危包括以下情况：血流动力学不稳定、严重心律失常、左心室射血分数（LVEF）<40%、再灌注治疗失败以及合并介入治疗并发症。

出血风险评估工具：CRUSADE 评分考虑患者基线特征（即女性、糖尿病史、周围血管疾病史或卒中）、入院时的临床参数（即心率、收缩压和心力衰竭体征）和入院时实验室检查（即血细胞比容、校正后的肌酐清除率），评估患者住院期间发生严重出血事件的可能性。CRUSADE 分级：低危≤ 30 分 < 中危≤ 40 分 < 高危。总体上，对接受 CAG 的 ACS 患者，CRUSADE 评分对严重出血具有合理的预测价值，但尚不明确药物治疗或口服抗凝药（OAC）治疗时上述评分方法的价值，正在 OAC 治疗的患者通常评定为高危出血患者。

拟诊为 NSTE-ACS 患者在急诊室首次医疗接触（FMC）时即应进行危险分层。

1）高危（至少具备下列中的 1 项）：①病史：48 小时内的持续进行性缺血性胸痛；②胸痛特征：静息性胸痛≥ 20 分钟；③临床征象：新发生的肺水肿或出现二尖瓣反流性杂音，低血压，心动过缓或过速，年龄 >75 岁；④ ECG：静息性心绞痛伴 ST 段改变≥ 0.05mV，可能新发生的束支传导阻滞（BBB），持续性室速；⑤心脏标志物：明显升高 cTns>0.1ng/ml。

2）中危（无高危征象，但有下列中的 1 项）：①病史：有 MI，脑血管或周围血管病史，曾做 CABG，曾用阿司匹林；②胸痛特征：持续性（>20 分钟）静息性胸痛现已缓解，或静息性心绞痛经休息或含服硝酸甘油在 20 分钟内已缓解，有冠心病可能；③临床征象：年龄 >70 岁；④ ECG：T 波倒置 ≥ 0.2mV，新发生病理性 Q 波或 T 波；⑤心脏标志物：轻度升高 cTnT>0.01ng/ml 但 <0.1ng/ml。

3）低危（无高危和中危征象，但有下列中的 1 项）：①胸痛特征：近 2 周有新发生或进行性 CCS Ⅲ 或Ⅳ级心绞痛，无持续性（>20 分钟）静息性胸痛；② ECG：在胸部不适发作时，心电图正常或无改变；③心脏标志物：正常。

处理：高危或中危，应尽快转运至有条件的医疗机构做冠脉造影，根据造影结果，进一步选择早期有创策略（PCI/CABG）或早期保守药物治疗策略，NSTE-ACS 的血运重建分为紧急（2 小时以内）、早期（24 小时以内）和延迟（72 小时以内）3 种策略，分别适用于 NSTE-ACS 极高危、高危和中危患者，详见总论 – 血运重建策略；低危，应考虑无创性负荷试验或冠脉 CTA 检查，根据结果再分为冠心病高危、非高危或阴性，做相应处理。

（二）ACS 诊治流程

1. 院前处理及治疗策略的选择　强化院前急救的目标是将患者的总缺血时间控制在 120 分钟内，在转运过程中，应尽快开始进行相应的辅助药物治疗。

（1）早期识别及呼救：教育冠心病或拟诊冠心病的患者识别其胸部不适可能是心肌缺血的表现，舌下含服硝酸甘油 5 分钟内症状无改善时，就应立即拨打急救电话。

（2）初期的救助：医疗急救人员的初期救助包括吸氧、硝酸甘油、阿司匹林及吗啡。检测血压、心率，询问阿司匹林过敏史及近期胃肠道出血病史，如无禁忌，每隔 5 分钟舌下反复硝酸甘油片 1 片直至 3 次，嚼服阿司匹林 160~320mg。若硝酸甘油的效果不明显时，必须在医师的授权下，可给予吗啡静推 2~4mg。

（3）院前 12 导联 ECG：如有条件应尽早做 12 导联 ECG，并根据 ECG 变化，将 ACS 进行分诊，采取不同的处理。

（4）急诊室流程：见图 2-2。

对于疑诊 ACS 的患者，争取在 10 分钟内完成临床问诊和体格检查、记录 18 导联（右胸及后壁导联）心电图并做出分析、送检血标本检测心肌损伤标志物，有条件的可在救护车上完成上述项目。①问诊应注意非典型疼痛部位、无痛性心梗和其他非典型表现，特别是老年、糖尿病、女性及高血压患者，针对性询问病史，包括：冠心病、高血压、糖尿病、外科手术或拔牙、出血性疾病（消化道、贫血等）、脑血管疾病及应用抗栓药物的使用情况；体格检查重点生命体征、心肺查体及主要神经体征，对心功能进行 Killip 分级，即Ⅰ级：无明显心力衰竭；Ⅱ级：有左心衰竭，肺部啰音 <50% 肺野，奔马律，窦性心动过速或其他心律失常，静脉压升高；Ⅲ级：肺部啰音 >50% 肺野，可出现急性肺水肿；Ⅳ级：心源性休克，有不同程度的血流动力学障碍。② 18 导联心电图，根据需要可 5~10 分钟重复 1 次观察动态变化，LBBB 患者发生 AMI 时，ECG 诊断困难，需结合临床仔细判读，为及时发现恶性心律失常并处理，建议尽早上心电监护。③心肌损伤标志物建议于入院即刻、2~4 小时、6~8 小时、12~24 小时检测 1 次，cTns 为首选标志物，由于首次 AMI 后 cTns 将持续升高 7~14 天，连续测定 CK-MB 适于诊断再发 MI。

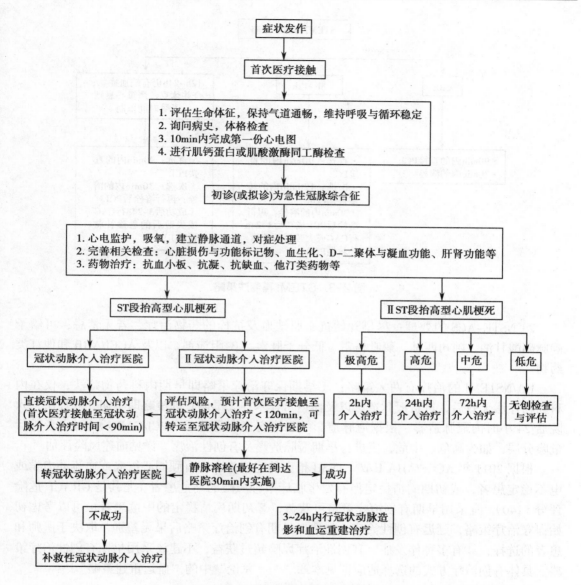

图2-2　急性冠脉综合征诊治流程

1）疑诊 STEMI 的处理：缺血性胸痛症状，并至少连续两个胸导或邻近肢导 ST 段抬高 >1mm（0.1mV），或 LBBB，即可疑诊 STEMI。对有适应证的 STEMI 或新发 LBBB 患者应在就诊后 30 分钟内开始溶栓治疗或 90 分钟内直接 PCI 治疗，提前电话通知医院启动绿色通道，或经远程无线传输系统将 12 导联 ECG 传输到医院内，在专科医生指导下提前启动 STEMI 治疗措施，如院前溶栓治疗。对疑诊 STEMI 的患者，不管是否接受 PCI 治疗，均建议院前给予抗栓治疗，包括强化抗血小板（阿司匹林 150~300mg 嚼服，氯吡格雷 300mg 口服，拟直接 PCI 者最好 600mg 氯吡格雷）和抗凝治疗（低分子肝素），对计划急诊 CABG 者，不用强化抗血小板药物。

STEMI 再灌注策略（溶栓 / 血运重建）的选择，见图 2-3。

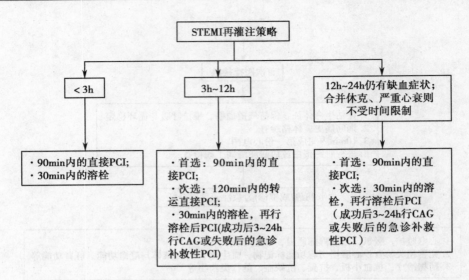

图 2-3　STEMI 再灌注策略

2）NSTE-ACS 的处理：尽早开始抗心肌缺血及抗栓的药物治疗，若无禁忌，可给予静脉硝酸甘油、阿司匹林、氯吡格雷、低分子肝素、β 阻滞剂，以及 ACEI/ARB 和他汀类药物。

UA/NSTEMI 的治疗有两大策略：①早期保守治疗策略即早期内科药物疗法，仅在内科药物疗法无效后，进行冠脉造影以及血运重建术；②早期有创策略即早期介入疗法，入院后 24 小时内冠脉造影，根据冠脉造影结果进行血运重建术（PCI/CABG）。对患者进行危险分层，如为高危、中危，应进行早期冠脉造影及有创性治疗。详见前述风险评估。

根据 2011 年 ACCF/AHA UA/NSTEMI 指南的建议为：①有顽固心绞痛或血流动力学或电不稳定患者，或初期病情稳定但有发生临床事件风险的高危患者（尤其是 GRACE 危险评分 >140），宜采用早期有创治疗策略可获益；②初期病情稳定的中危患者，可以考虑初始保守治疗策略，延迟有创性治疗，与选择早期有创治疗策略后果无差别，取决于医师和患者的选择；③有多种伴发症，有创性治疗风险超过获益，不建议采用早期有创性治疗策略。具体有创治疗方式的选择适应证见本章"一、总论"中的"血运重建策略"。

2. 治疗策略

ACS 的治疗目的是开通犯罪血管，治疗残存的心肌缺血，稳定急性冠脉病变，进行长期的二级预防，包括血运重建、溶栓及抗缺血症状、抗血栓、改善预后药物的选择，详见本章"总论"的"血运重建策略、药物治疗、抗栓治疗"。

（1）抗心肌缺血药物包括硝酸酯类、尼可地尔、β 阻滞剂、钙拮抗剂及吗啡、改善心肌代谢药物。注意用药不良反应及禁忌证。

（2）抗血栓药物包括抗血小板和抗凝药物：我国常用抗血小板药物包括阿司匹林、氯吡格雷、替格瑞洛及静脉用替罗非班；抗凝药物包括普通肝素、低分子肝素、间接 Xa 因子抑制剂磺达肝癸钠、直接 Xa 因子抑制剂利伐沙班、直接凝血酶（Ⅱ a）抑制剂比伐卢定。注意个体化用药，如体重、肾功能，对缺血与出血风险与抗栓用药获益的评估。围 PCI 及 CABG 相关抗栓用药，详见本章"一、总论"的"（六）血运重建策略"及"（八）抗栓治疗"。

（3）改善预后的药物包括 β 阻滞剂、他汀类降脂药、RAAS 抑制剂。

（4）STEMI 的入院常规处理：吸氧、生命体征监测；血流动力学稳定无并发症的患者根据病情卧床休息 1~3 天，病重者可适当延长；疼痛剧烈交感兴奋，心动过速，血压高时尽早吗啡镇痛；急性 STEMI 患者需禁食至胸痛消失，然后给予流质、半流质饮食，逐步过渡至普通饮食；可予缓泄剂预防用力排便。

（5）接受 PCI 的患者，新一代 DES 优先于 BMS（Ⅰ，B）。多支病变、手术风险可接受并且预期寿命 >1 年的患者，CABG 优先于 PCI（Ⅱ a，B）。多支病变、手术风险高或预期寿命 <1 年的患者，PCI 优先于 CABG（Ⅱ a，B）。

（三）AMI 严重并发症的处理

1. 心源性休克

STEMI 合并心源性休克时，溶栓治疗的血管开通率明显降低，因此推荐首选血运重建治疗，如直接 PCI 或急诊 CABG，直接 PCI 时可行多支血管介入干预，次选静脉溶栓。

心源性休克可因为大面积心肌缺血坏死引起的急性心力衰竭、恶性心律失常或机械性并发症所致，注意心脏压塞、右室心梗等其他原因，并纠正低血容量、药物性低血压等诱因。临床表现为低灌注状态，包括四肢湿冷、尿量减少和（或）精神状态改变；严重持续低血压（收缩压 <90mmHg 或平均动脉压较基础值下降 ≥ 30mmHg）伴左心室充盈压增高（肺毛细血管嵌入压 >18~20mmHg，右心室舒张末期压 >10mmHg），心脏指数明显降低 [无循环支持时 <1.8 L/m²，辅助循环支持时 <2.0~2.2L/（min·m²）]。

行血流动力学监测（漂浮导管或 PICCO），指导补液扩容及缩血管、强心药物的应用。静脉滴注正性肌力药物有助于稳定血流动力学。多巴胺 <3μg/（kg·min）可增加肾血流量。严重低血压时静脉滴注多巴胺的剂量为 5~15μg/（kg·min），必要时可同时静脉滴注多巴酚丁胺 [3~10μg/（kg·min）]。大剂量多巴胺无效时也可静脉滴注去甲肾上腺素 2~8μg/min。

对于强化药物治疗后仍有持续性或反复发作心肌缺血的患者，应用 IABP 辅助循环支持；对于完全循环动力衰竭，IABP 也不能维持全身血流灌注者，在有条件的医院可予经皮左心室辅助装置，如体外膜肺氧合系统（ECMO），进行部分或完全替代心脏泵血功能。详见本章"一、总论"的"（九）其他介入相关辅助装置"。

右心室梗死大多与下壁心肌梗死同时发生，也可单独出现。右胸前导联（尤为 V4R）ST 段抬高 ≥ 0.1mV 高度提示右心室梗死，所有下壁 STEMI 的患者均应记录右胸前导联心电图。超声心动图检查可能有助于诊断。右心室梗死易出现低血压，但很少伴发心源性休克。预防和治疗原则是维持有效的右心室前负荷，避免使用利尿剂和血管扩张剂。若补液 500~1000ml 后血压仍不回升，应静脉滴注血管活性药（例如多巴酚丁胺或多巴胺）。合并房颤及 AVB 时应尽早治疗，维持窦性心律和房室同步十分重要。右心室梗死患者应尽早施行再灌注治疗。

2. 急性心力衰竭

AMI 并发心力衰竭患者临床上常表现呼吸困难（严重时可端坐呼吸，咯粉红色泡沫痰）、窦性心动过速、肺底部或全肺野啰音及末梢灌注不良。X 线胸片可评估肺淤血情况。超声心动图除有助于诊断外，还可了解心肌损害的范围和可能存在的机械并发症（如二尖瓣反流或室间隔穿孔）。

轻度心力衰竭（Killip Ⅱ级）时，利尿剂治疗常反应迅速，如呋塞米 20~40mg 缓慢静脉注射，必要时 1~4 小时重复 1 次。合并肾功能衰竭或长期应用利尿剂者可能需加大剂量。无低血压患者可静脉应用硝酸酯类药物。无低血压、低血容量或明显肾功能衰竭的患者应在 24 小时内开始应用 ACEI，不能耐受时可改用 ARB。

严重心力衰竭（Killip Ⅲ级）或急性肺水肿患者应尽早使用机械辅助通气。适量应用利尿剂。无低血压者应给予静脉滴注硝酸酯类。急性肺水肿合并高血压者适宜硝普钠静脉滴注，常从小剂量（10μg/min）开始，并根据血压逐渐增加至合适剂量。当血压明显降低时，可静脉滴注多巴胺和（或）多巴酚丁胺。如存在肾灌注不良时，可使用小剂量多巴胺。该类型患者应考虑早期血运重建治疗。

AMI 发病 24 小时内不主张使用洋地黄制剂，以免增加室性心律失常危险。

3. 心律失常

STEMI 急性期恶性心律失常发生率高达 20%，对心律失常处理的紧急程度，取决于血流动力学状况，虽然预防性使用利多卡因可减少室颤发生，但也可能引起心动过缓和心脏停搏而使死亡率增加，因此，再灌注治疗时应避免预防性使用利多卡因。

（1）室性心律失常：对无症状的室性早搏，无需处理；室性逸搏心律在再灌注早期常见，除非心率过于缓慢，一般不需特殊处理；非持续性室速（持续时间 <30 秒）和加速性室性自主心律，通常不需要预防性使用抗心律失常药物；持续性或血流动力学不稳定的室速需及时抗心律失常药物治疗，必要时电除颤；再灌注治疗、早期应用 β 阻滞剂、纠正低血钾和低血镁可降低 STEMI 患者 48 小时内室颤发生率。

对于 QT 间期延长有关的尖端扭转性室速应静推 1~2g 镁剂（持续 >5 分钟），尤其怀疑低钾、低镁的患者，但镁剂并不能降低病死率，因此不支持 STEMI 患者常规补充镁剂。对于表现为电机械分离的室速和室颤，依据心肺复苏指南进行复苏，复苏成功后，要静脉胺碘酮联合 β 阻滞剂治疗防止室速和室颤复发。室性心律失常处理成功后不需长期应用抗心律失常药物（除了 β 阻滞剂）。

（2）房颤：STEMI 时房颤发生率为 10% ~20%，可诱发或加重心力衰竭，应尽快控制心室率或恢复窦性心律，处理期间应充分重视抗凝治疗。首次房颤 <48 小时（或者经食管超声心动检查无明确左心房附壁血栓），或接受抗凝治疗至少 3 周，在非紧急恢复窦性心律情况下，建议使用电复律或胺碘酮转复（Ⅰ，C）。不建议使用Ⅰ类抗心律失常药物。

永久房颤合并 cTn 升高的患者，应进一步检查，评估心肌缺血。房颤合并快速心室率时可表现为 cTn 水平升高和胸部不适，给诊断带来挑战，其 cTn 的动态变化类似于 1 型心肌梗死。当 cTn 水平很高时，1 型心肌梗死可能性大，需进行冠状动脉造影检查。

快速心室率的房颤，血流动力学稳定时，推荐静脉注射 β 阻滞剂来减慢快速的心室率（Ⅰ，C）。β 阻滞剂无效时，可静脉应用强心苷类药物控制心室率（Ⅱb，C）。未使用 β 受体阻滞剂并且没有心力衰竭体征时，可静脉应用非二氢吡啶类 CCB（维拉帕米、地尔硫䓬）控制快速心室率（Ⅱb，C）。不建议使用Ⅰ类抗心律失常药物。

（3）窦性心动过缓：STEMI（尤其是下壁心梗）发病 1 小时内常见窦性心动过缓，严重时使用氨茶碱、阿托品、异丙肾上腺素处理，必要时安装临时起搏器。

（4）房室传导阻滞 AVB 和室内传导阻滞（RBBB、LBBB）：STEMI 时 AVB 患者的病死率高于房室传导正常患者，病死率增加与广泛心肌坏死有关，而非 AVB 本身。下壁梗死的 AVB 发生率高于前壁梗死，但前壁梗死合并 AVB 或室内传导阻滞常提示室间隔坏死广泛而破坏了左右束支，产生双束支（右束支加左前或左后分支）或三束支病变，病死率为下壁梗死合并 AVB 的 1~3 倍。下壁心肌梗死引起的 AVB 通常为一过性，其逸搏位点较高，呈现窄 QRS 波逸搏心律，心室率的频率往往 >40 次 / 分。前壁心肌梗死引起的 AVB 通常逸搏位点较低，心电图上呈现较宽的 QRS 波群。

逸搏频率低且不稳定时临时起搏术并不改善远期存活率，但对于症状性心动过缓的 STEMI 患者仍建议临时起搏治疗，STEMI 急性期后，按适应证需要可置入永久性起搏器，详见本章"一、总论"的"（九）其他介入相关辅助装置"。

4. 机械性并发症

左心室游离壁破裂（心脏压塞表现）宜立即手术治疗；室间隔穿孔（胸前区收缩期杂音）、乳头肌功能不全或断裂（急性二尖瓣反流），超声明确诊断后，如无心源性休克，宜在血管扩张剂（如静脉硝酸甘油）联合 IABP 辅助循环下尽早外科手术治疗，某些选择性患者也可行经皮导管室间隔缺损封堵术。

四、特殊人群及临床情况合并急性冠状动脉综合征

（一）老年

老年患者的生理变化：①动脉粥样硬化、血管病理和凝血因子均随年龄增加而变化。高龄患者纤维蛋白原、凝血因子Ⅶ和凝血因子Ⅷ等水平均显著升高，同时血浆黏稠度增加，形成易栓基础。另外，血管壁淀粉样变是高龄患者出血风险增加的重要影响因素。②老年人肝血流减少、结构改变均会导致细胞色素 P450 酶的活性下降。高龄患者肾血流减少，肾小球滤过率下降，均会导致抗栓药物排出减少。高龄患者肾功能评估不能仅依靠血肌酐水平，而应计算肾小球滤过率；否则会高估肾功能，导致药物过量或蓄积。高龄患者脏器功能衰退，药物吸收、分布、代谢和排泄均出现相应变化。

肝肾功能减退导致药物经肝代谢能力下降、肾排泄减少，从而使药物半衰期延长，发生药物蓄积，是影响高龄患者药物应用的重要因素。同时，血浆蛋白水平明显降低，药物的蛋白结合率下降，游离药物浓度增加，也易导致药物蓄积。应调整 β 阻滞剂、ACEI、ARB 和他汀类药物剂量，减少不良反应（Ⅱa，C）。75 岁以上稳定冠心病置入 DES 患者 DAPT 治疗 6 个月，置入 BMS 患者 DAPT 治疗 1 个月；75 岁以上 ACS 患者接受 PCI，DAPT 至少 12 个月，如出血风险较高推荐应用氯吡格雷而非普拉格雷或替格瑞洛；75 岁以上 STEMI 接受溶栓治疗者不推荐负荷氯吡格雷。亚洲人群中应用氯吡格雷需注意基因多态性的影响，对高血栓风险或反复发作血栓事件的高龄患者，可考虑行氯吡格雷基因多态性检测；没有禁忌证（如活动性出血、既往颅内出血）情况下，可使用替格瑞洛；在心动过缓事件风险较高的 75 岁以上患者中，如患有病态窦房结综合征、二度Ⅱ型或三度房室阻滞或心动过缓相关晕厥但未置入起搏器，以及有哮喘、慢性阻塞性肺病的患者使用替格瑞洛时需谨慎。肾功能不全（CrCl<60ml/min）患者无需调整 P2Y12 受体抑制剂用量。

对于老年冠心病患者建议根据体重和肾功能定制抗凝治疗方案。在谨慎评估潜在风险和获益、预期寿命、合并疾病、生活质量、体质和患者的价值观与喜好后，可实施血运重建治疗。对适合的老年 ACS 患者，尤其是合并糖尿病或复杂三支血管病变（如 SYNTAX 评分 >22 分），无论是否涉及前降支近段病变，可首选 CABG，以降低心血管事件和再住院发生率，从而进一步改善存活率（Ⅱa，B）。老年 NSTE-ACS 患者，不管是起始治疗还是 PCI 中，都可单用比伐卢定，而不是 GPI 联合普通肝素，因为其有效性相似，但出血发生率较低（Ⅱa，B）。

75 岁以上或体重 <50kg 患者的抗凝治疗推荐：UFH 可作为口服抗凝药物（OAC）的替代或桥接选择。依诺肝素 75 岁以上患者不需采用负荷剂量，维持治疗剂量由 1mg/kg 减为 0.75mg/kg，接受溶栓治疗者必须遵守该原则；如果仅是在 PCI 术中接受静脉注射，则不需要调整剂量。在 NSTE-ACS 和未接受直接 PCI 的 STEMI 75 岁以上患者中，推荐使用磺达肝癸钠；在接受非急诊 PCI 治疗的 75 岁以上患者中已用磺达肝癸钠者，推荐 PCI 中应用 UFH 或比伐卢定；75 岁以上 NSTE-ACS 患者接受 PCI 术中推荐使用比伐卢定抗凝治疗，合并存在肝素诱导的血小板减少症（HIT）的患者，推荐应用比伐卢定替代 UFH 作为术中抗凝治疗药物。75 岁以上的房颤患者利伐沙班 15mg，1 天 1 次。

（二）慢性肾病

在慢性肾病患者中诊断 NSTE-ACS 更具挑战性，因为 cTn 水平轻微升高和心电图异常在肾病患者中很常见。因此，心电图变化需与基线异常进行区分，cTn 需要评价绝对变化值，目的是区分心肌梗死与慢性心肌损害。

建议所有患者通过 eGFR 评估肾功能（Ⅰ，C）。根据对肾功能不全的分级，建议调整肠外抗凝药为普通肝素，或调整依诺肝素、磺达肝癸钠或比伐卢定以及 GPI 替罗非班的剂量（Ⅰ，B）。严重肾功能不全时，建议将皮下注射或静脉注射抗凝药调整为持续静滴 UFH，UFH 初始剂量无调整，并且根据 APTT 调整（Ⅰ，C）。

肾功能不全患者的抗凝推荐：严重肾功能不全患者 UFH 可作为口服抗凝药物的替代或桥接选择。依诺肝素在 eGFR $\geq$ 30ml/（min·1.73m^2）时用常规剂量 1mg（0.01ml）/kg 皮下注射每日 2 次，eGFR 为 15~30ml/（min·1.73m^2）调整剂量为 1mg/kg 皮下注射每日 1 次，eGFR<15ml/（min·1.73m^2）禁用。磺达肝癸钠者在 eGFR<20ml/（min·1.73m^2）禁用，eGFR 为 20~50ml/（min·1.73m^2）调整剂量为 1.5mg，每日 1 次，eGFR>50ml/（min·1.73m^2）时用常规剂量 2.5mg 每日 1 次。比伐卢定抗凝治疗，eGFR $\geq$ 30ml/（min·1.73m^2）者，给予 0.75 mg/kg 负荷剂量，之后以 1.75mg/（kg·h）的维持剂量滴注，术后继续给予 1.75mg/（kg·h）维持滴注 3~4 小时；eGFR<30ml/（min·1.73m^2）者，首次负荷剂量不变，而后以 1mg/（kg·h）的维持剂量滴注，eGFR<15ml/（min·1.73m^2）的透析状态下，负荷剂量不调整，维持剂量再减为 0.25mg/（kg·h）。口服达比加群酯经肾脏代谢，需根据 CrCl 进行剂量调整，110 mg 每天 2 次预防房颤栓塞风险的疗效与华法林相似，但大出血更少；150 mg 每天 2 次预防效果优于华法林，出血风险与华法林相当。利伐沙班走肝（1/3）肾（2/3）双通道清除，房颤的推荐剂量为 20mg，每天 1 次，eGFR 在 15%~50% 或 75 岁以上的房颤患者利伐沙班 15mg 每天 1 次。

尽管多数抗凝药物在肾功能不全时可能需要剂量调整，但通常无需调整抗血小板药物剂量。在慢性肾病 5 期患者中 P2Y12 抑制剂的安全性和疗效的数据不太充分，在使用时需谨慎权衡出血风险。替格瑞洛受肾功能影响较小，因此，CKD 患者首选替格瑞洛，且无需调整剂量；在接受透析治疗的患者中使用替格瑞洛经验较少，可选择氯吡格雷。

采取有创策略的患者，建议用生理盐水水化并使用低渗或等渗对比剂（最小剂量）（Ⅰ，A）。如有指征，建议行冠状动脉造影与血运重建治疗，但应谨慎评估风险 - 获益比，尤其是应考虑肾功能不全严重程度（Ⅰ，B）。

（三）糖尿病

ACS 的糖尿病患者通常年龄偏大，更多存在心血管疾病史、高血压和肾功能衰竭，临床表现通常不典型。糖尿病患者在住院期间更容易发生 ACS 相关的并发症。合并基线肾功能损伤或正在使用二甲双胍的患者，建议在冠状动脉造影或 PCI 后，监测肾功能 2~3 天，积极水化治疗，预防造影剂肾损伤（Ⅰ，C）。

对糖尿病患者应采取何种程度的血糖控制尚存争议。已经认识到低血糖可造成不良的心血管后果。总体原则是，极晚期心血管疾病、高龄、糖尿病病史较长和并发症较多的患者，在急性期和随访期应进行较为宽松的血糖控制。

合并糖尿病患者，有创策略优先于无创治疗（Ⅰ，A）。所有糖尿病和复杂多支病变患者的血运重建策略均应由心脏团队讨论决定。接受 PCI 的患者，第二代 DES 极大程度降低了糖尿病患者再次血运重建的风险，建议作为首选（Ⅰ，A）。稳定的多支血管病变且 SYNTAX 评分 ≤ 22 的患者，PCI 可作为 CABG 替代措施（Ⅱa，B）。与非糖尿病患者比较，应降低糖尿病患者选择 CABG 的标准。多支血管病变冠心病患者如手术风险较低，则 CABG 优于 PCI，尤其是病变较为复杂时（Ⅰ，A）。

另外，对抗栓药物的选择，PLATO 研究发现，在糖尿病 ACS 患者中替格瑞洛优于氯吡格雷。与非糖尿病患者比较，糖尿病患者对常规剂量的氯吡格雷和阿司匹林反应迟钝。对糖尿病患者，抗血小板治疗首选含替格瑞洛的 DAPT。

（四）左心功能不全和心力衰竭

与心功能正常患者比较，心力衰竭合并 NSTE-ACS 患者更少接受有循证医学证据的药物及有创治疗，包括 β 阻滞剂、ACEI/ARB 以及冠状动脉造影和血运重建。

严重左心功能不全（LVEF ≤ 35%）、有左心室收缩不同步的证据，且在发生急性事件后予以药物治疗 >40 天但无法选择血运重建的有症状患者，建议用器械治疗［基于 QRS 时限的心脏再同步治疗除颤器（CRT-D）或植入式心脏复律除颤器（ICD）］。患者生存时间期望值应 >1 年，并且功能状态良好（Ⅰ，A）。

有冠状动脉疾病且 LVEF ≤ 35% 的患者，ICD/CRT-D 一级预防之前，应考虑残余心肌缺血的评估和随后的血运重建。血运重建后，实施 ICD/CRT-D 一级预防前，应连续 6 个月评估左心室重构逆转情况，以确定是否适合实施 ICD/CRT-D（Ⅱa，B）。

（五）变异性心绞痛

吸烟会加剧冠状动脉痉挛，应戒烟。CCB 是一线治疗药物，长效硝酸酯类联合 CCB 也有效。他汀可增加内皮相关的血管舒张，也可用于变异性心绞痛。

对发作性胸痛伴一过性 ST 段抬高的患者，建议行冠状动脉成像检查（有创或无创），排除严重阻塞性冠状动脉疾病（Ⅰ，C）

（六）贫血

贫血是出血性及缺血性事件风险的独立因素，建议危险分层时测定血红蛋白（Ⅰ，B）。选择抗栓治疗时需权衡缺血和出血风险，优先选择短效或可逆制剂。如果贫血原因不明或难以纠正，应限制使用第一代 DES，因为后者需延长 DAPT 的时间；但第二代 DES 在低危稳定性冠心病或支架置入患者中缩短 DAPT 疗程的获益研究，尚不能类推到 ACS 人群。

（七）血小板减少

在治疗时，若出现血小板减少到 $<100 \times 10^9/L$（或者较血小板计数基础值下降 $>50\%$），立刻停用 GPI（0.5%~5.6% 发生率，阿昔单抗更常见）和（或）肝素（UFH 15% 发生率）。由于比较不同抗血小板药物的随机对照研究一般会排除血小板减少患者，目前没有证据指导对这类患者应用优化的抗血小板治疗方案，可以实施阿司匹林联合氯吡格雷为基础的初始治疗，并监测血小板计数和出血倾向，若血小板计数持续减少，需立刻停抗血小板药物。

1. HIT

HIT 分为非免疫介导的血小板减少和免疫介导的血小板减少。前者比较轻微，即使继续用药，一般也能恢复正常；而后者有可能发生致死性血栓事件。当血小板计数下降至 $<100 \times 10^9/L$ 时（通常不会低于 $10 \times 10^9/L$~$20 \times 10^9/L$），需怀疑 HIT。典型的 HIT 发生在首次接触普通肝素后的 5~10 天或者更早。一旦怀疑 HIT，应立即停用普通肝素、低分子量肝素或其他肝素类制剂（包括冲洗和肝素涂层导管等），采用非肝素类抗凝药物（如比伐卢定、磺达肝癸钠）作为替代性抗栓药物。

2. GPI 相关的血小板减少

应用 GPI 治疗的患者应在初始给药的 8~12 小时接受血小板计数检查，一旦发生出血并发症，需在 24 小时复查。如果血小板计数下降至 $<100 \times 10^9/L$ 或较基线水平降低 $>50\%$，应停止输注 GPI。如果严重血小板减少造成活动性出血，建议输注血小板。如果循环血液中仍存在可逆性结合的抑制剂（如替罗非班），输血可能无效。当血小板计数 $<10 \times 10^9/L$ 时，可预防性输注血小板。对于应用 GPI 发生血小板减少的患者，应告知其以后避免使用此类药物。

（八）出血

抗栓治疗过程中的严重出血定义为：颅内、脊髓或腹膜后（密闭腔）出血，可直接导致死亡，需手术治疗或需输浓缩红细胞 $\geq 2U$ 或 Hb 下降 $\geq 50g/L$ 的出血。严重出血若局部处理无效需停用抗栓治疗，停药后的 4~5 天是发生急性血栓事件的高峰期，可持续至 30 天。确定出血已控制至少 24 小时以上，才考虑再次抗栓治疗。

1. 抗血小板药物引起的出血

目前尚无逆转抗血小板药物的拮抗剂，输注新鲜血小板是唯一有效的治疗，输注

2~5U 血小板可恢复受阿司匹林抑制的血小板聚集功能，但恢复 ADP 依赖的血小板功能较为困难；替罗非班主要经肾脏排泄，停药 4~8 小时可以恢复到基线的血小板功能。

2. 抗凝药物引起的出血

①鱼精蛋白可中和 UFH，部分中和依诺肝素；磺达肝素建议使用重组Ⅶa 因子，但可能会增加血栓事件；②比伐卢定的半衰期很短，不需要考虑进行中和；③房颤服用华法林的患者 INR>4.5 时出血风险显著增加，若发生华法林相关大出血事件时，应首选浓缩的Ⅸ因子凝血酶原复合物，并反复缓慢静注 10mg 维生素 K1，发生严重或危及生命的出血事件时，均可联合快速逆转剂（例如凝血酶原复合物浓缩剂、新鲜冷冻血浆或重组Ⅶa）；④对发生 NOAC（新型口服抗凝剂，如利伐沙班、达比加群）相关的致命出血事件，应考虑采用浓缩的凝血酶原复合物或有活性的凝血酶原复合物。目前还没有临床应用的 NOAC 特殊拮抗剂和针对其抗凝特性的快速（常规）定量监测手段。颅内出血或眼睛等重要器官出血时，需立即给予凝血酶原复合物浓缩剂或活性凝血酶原复合物浓缩剂。血浆仅限于稀释性凝血障碍发生严重或致命性出血时使用。维生素 K 和鱼精蛋白对 NOAC 相关的出血无效。

3. 消化道出血

消化道出血是 ACS 患者 DAPT 治疗的常见并发症，总的治疗原则是：多学科合作共同商讨，平衡获益与风险以决定是否停用抗血小板药物；大剂量静脉应用 PPI；必要时输血或内镜下止血。有胃肠道溃疡 / 出血史、在应用抗凝药治疗、长期服用非甾体类抗炎药 / 糖皮质激素或存在 2 种或以上下列情形的患者：年龄 ≥ 65 岁，消化不良，胃食管反流病，幽门螺旋杆菌感染和长期饮酒，需应用质子泵抑制剂。

4. 溶栓出血并发症的处理

详见本章"一、总论"的"（八）抗栓治疗"章节。

5. PCI 相关的出血处理

详见本章"一、总论"的"（六）血运重建策略"章节。

6. CABG 相关的出血

ACS 患者 CABG 术前停用 DAPT 的时机详见本章"一、总论"的"抗栓治疗 / 抗血小板治疗"。服用 DAPT 患者发生严重 CABG 相关出血时需输注浓缩血小板。使用重组Ⅶa 可能增加桥血管发生血栓的风险，应仅限于病因治疗（如低体温、凝血因子缺乏症和纤维蛋白原缺乏症）后出血仍不能控制时使用。

7. 输血治疗

对贫血或无证据的活动性失血患者，应在血液流力学不稳定或红细胞压积 <25％或血红蛋白水平 <70g/L 时输血治疗（Ⅱb，C）。输血可带来不良后果，输血使 ACS 患者早期死亡率增加 4 倍、死亡或心肌梗死增加 3 倍（与出血并发症无关）。输血后血小板反应性增加可能与缺血事件增加有关。失血性贫血患者需补铁治疗。ACS 患者不建议应用促红细胞生成素，以免增加深静脉血栓、卒中和急性冠脉事件。

（九）需长期服用口服抗凝剂（OAC）

CHA_2DS_2–VASc 评分 ≥ 2 的房颤患者（年龄 <75 岁，INR 2.0~3.0，年龄 ≥ 75 岁，INR 1.6~2.5）、心脏机械瓣膜置换术后或静脉血栓栓塞患者应给予华法林预防血栓栓塞治疗，

合并无症状左心室附壁血栓患者应用华法林抗凝治疗是合理的。

正在服用 OAC 行 PCI 手术的相关抗栓治疗：① PCI 术前 / 术中：接受直接或早期 PCI（急性期）治疗时不停用 VKA 或新型抗凝剂（NOAC），以减少停用后用依诺肝素或肝素桥接过程中抗凝重叠的出血风险增加。使用华法林的患者如 INR>2.5 时不追加肝素，INR ≤ 2.0 急需额外抗栓治疗时，应权衡大出血风险和血栓负荷，加用抗血小板和抗凝治疗，同时需加用 PPI 护胃治疗。中国房颤指南建议房颤栓塞高危患者、机械瓣、深静脉血栓栓塞（VTE）患者 PCI 时不停用华法林（INR 目标值为 2~3，75 岁以上为 1.6~2.5），避免桥接治疗过程中增加出血或缺血并发症，加用阿司匹林和氯吡格雷。三联抗栓治疗的 ACS 患者，PCI 术前应避免氯吡格雷负荷量预处理，术中避免应用 GPI，通常给予阿司匹林、氯吡格雷、肝素（UFH 或依诺肝素）或比伐卢定（出血风险相对低，可作为首选）。② PCI 术后的需长期 OAC 的患者均需短期三联抗栓治疗，可选用低出血风险的 NOAC，因三联抗栓治疗出血风险大，不宜选用替格瑞洛替代氯吡格雷，需用 PPI 保护胃黏膜。

1. 慢性稳定性冠心病（SCAD） 合并 CHA$_2$DS$_2$-VASc 评分 ≥ 2 分、HAS-BLED 出血评分 ≤ 2 分的房颤患者，建议置入 BMS 或第二代 DES 后，OAC 加含氯吡格雷的 DAPT（即三联抗栓治疗）至少 1 个月（不超过 6 个月），然后 OAC 加阿司匹林或氯吡格雷（即双联抗栓治疗）持续至 1 年，再换 OAC 单药长期二级预防。DES 后接受含华法林的三联抗栓治疗的患者应控制 INR 在 2.0~2.5。

2. 中、高风险 ACS 合并房颤患者，无论 PCI 治疗与否，均需短期三联抗栓治疗（1 个月）。PCI 患者如 HAS-BLED 出血评分 ≤ 2 分，建议不考虑支架类型，均三联抗栓治疗 6 个月，然后双联抗栓治疗持续至 1 年。对 HAS-BLED 出血评分 ≥ 3 分需口服抗凝药物的冠心病患者（包括 SCAD 和 ACS），尽量选用 BMS，DES 限于可能临床获益的情况，如糖尿病、长病变、微小血管等，并建议不考虑支架类型，口服三联抗栓治疗至少 1 个月，然后改为口服抗凝药物加阿司匹林 100mg/d 或氯吡格雷 75mg/d（持续时间根据临床具体情况而定）。若评估缺血风险低的 ACS 患者，可考虑含氯吡格雷的双联抗栓治疗替代三联抗栓治疗。

（十）非心脏外科手术

CABG 围术期相关抗血小板治疗详见本章"一、总论"的"（八）抗栓治疗 / 抗血小板治疗"章节。非心脏外科手术患者围术期心肌坏死的主要原因是 2 型心肌梗死（继发于氧供需失衡）。建议在高危患者外科手术后应常规监测 cTn 水平。对于非心脏手术后发生的 ACS 患者，除了病因学治疗（例如纠正贫血、低血容量和控制感染），如无禁忌证，应接受标准药物治疗。抗血小板和抗凝治疗可能受限于外科手术或合并疾病，因此应与外科团队协商并根据风险 . 获益评估进行个体化治疗。如怀疑患者的血流动力学不稳定是由心肌缺血所致，应立即进行冠状动脉造影检查，评价缺血风险、血运重建的最佳时机和血运重建方式。

1. ACS 拟非心脏外科手术的抗栓治疗及手术时机

需综合权衡评估心脏缺血风险、各种手术式的出血风险（见表 2-2）以及手术的紧迫性后决定。

表 2-2　手术风险对照表

低出血风险	高出血风险
出血风险极低	左心心律失常射频消融术
浅表手术（皮肤手术）	肝活检
牙龈手术	肾活检
眼睛（青光眼、白内障）	经尿道前列腺切除术
内窥镜检查	脊椎麻醉、穿刺
轻微出血风险	神经手术
内窥镜检查与活检	心血管、胸腔手术
膀胱、前列腺活检	腹部手术
心脏电生理检查、右心心律失常射频消融术	重大骨科手术
心导管冠状动脉检查	体外冲击波碎石
心脏起搏器、除颤器手术	
痔疮手术	
胆囊内窥镜手术	
腹部疝气手术	
关节镜检查	

　　（1）低危缺血风险（低危慢性稳定性冠心病）时，手术前可停用双联抗血小板治疗 7 天，术后 24 小时充分止血后可重新用药。

　　（2）高危缺血风险（ACS、PCI 术后 GRACE>140 分或至少有一项主要缺血高危风险指征：肌钙蛋白升高、动态 ST-T 演变）必须手术治疗时：①择期手术尽量延期，直至抗栓疗程终止或可减量时，即 DAPT 治疗 BMS 置入 30 天后，最好 DES 置入 6 个月后，非 ACS 患者（稳定性冠心病）置入第二代 DES 3 个月后。对围术期需要停止 DAPT 治疗的高出血风险手术，BMS 置入后 30 天内、第二代 DES 置入后 3 个月内不应进行择期非心脏手术。②若不能延迟的高出血风险非心脏手术或存在出血并发症的情况下，予置入 BMS 最短 1 个月后停用 P2Y12 受体抑制剂，或第二代 DES 最短 3 个月后停用（Ⅱ b），严重时应终止 DAPT 治疗，可尝试 LMWH 桥接，但尚缺乏证据。推荐在可能的情况下继续服用阿司匹林并在术后尽早恢复 P2Y12 受体抑制剂治疗。③拟紧急的、挽救生命的手术时，中低出血风险的手术可以在不停用双联抗血小板治疗或至少不停用阿司匹林的前提下实施，少量出血是可以接受的，除非活动性大出血需输血、密闭腔手术。

　　2. 术前停用抗栓药物的方案

　　在建议的治疗时间窗内提前停药，可能会增加心血管事件再发的风险。①抗血小板药物的停用：非心脏外科手术术前停用氯吡格雷 5 天，普拉格雷 7 天，替格瑞洛 5 天，若有高缺血风险，术前 3~5 天需采用静脉用 GPI 替罗非班桥接治疗者，术前 4 小时停用。②抗凝药物的停用：ACS 应用抗凝剂的在手术前需停用，12~24 小时停依诺肝素，24 小时停磺达肝葵钠，3 小时停比伐卢定。长期 OAC 治疗的房颤患者术前 5 天停华法林（可根据 INR 值来评估抗凝效果以及是否可行手术治疗，手术前 INR 应 <1.3）。对于 Ⅱ a 直接拮抗剂或 Xa 因子抑制剂，则需根据肾功能与手术出血风险决定术前停药时机。Ⅱ a 抑制剂（如达比加群）：肾功能尚可（CrCl>50ml/min），出血风险低者术前停 1 天，高风险者停 2 天；肾功能差（CrCl 30~50ml/min），出血风险低者术前停 2 天，风险高者停 3 天。Xa 因子抑制剂（如利伐沙班）在出血风险低者 1 天，高风险者停 2 天。机械瓣膜或非瓣膜性房颤高栓塞风险者手术前需给予肝素桥接治疗，术前 24 小时给予最后一次 LMWH，4 小时停 UFH，充分止血后 24 小时内（手术当晚或次晨）可恢复常规剂量华法林。

（十一）CABG 术后患者

既往接受 CABG 的 ACS 患者，通常冠状动脉疾病程度更重，且并发症较多，风险增高，应根据指南指导的药物治疗实施抗血小板治疗和抗凝治疗，并非常积极考虑早期有创策略（Ⅰ，B）。

由于心肌缺血复发常与某些解剖因素有关，因此需适当放宽 CABG 术后 ACS 患者行冠状动脉造影的限制。多发的大隐静脉桥狭窄，尤其是供血至前降支桥血管严重狭窄的 ACS 患者，再次行 CABG 是合理的。局灶性大隐静脉狭窄的 PCI 也是合理的。如果静脉桥供血于同一区域，在可能的情况下，优先行自体血管的 PCI。

参 考 文 献

［1］郭云庚.实用老年心血管病诊疗学［M］.北京：清华大学出版社，2004：5-6.

［2］王士雯，钱方毅，周玉杰.老年心脏病学［M］.北京：人民卫生出版社，2012：301-306.

［3］高润霖，胡大一.心血管病诊治新进展［M］.北京：人民军医出版社，2011：137-141.

［4］中华医学会心血管病学分会，中华医学会检验医学分会.高敏感方法检测心肌肌钙蛋白临床应用中国专家共识（2014）［J］.中华内科杂志，2015，54（10）：899-904.

［5］冠状动脉血流储备分数临床应用专家共识专家组.冠状动脉血流储备分数临床应用专家共识［J］.中华心血管病杂志，2016，44（4）：292-297.

［6］Greenland P, Bonow RO, Brundage BH, et al. ACCF/AHA 2007 clinical expert consensus document on coronary artery calcium scoring by computed tomography in global cardiovascular risk assessment and in evaluation of patients with chest pain: a report of the American College of Cardiology Foundation Clinical Expert Consensus Task Force［J］. J AM Coll Cardiol, 2007, 49（3）: 378-402.

［7］Tada T, Byrne RA, Simunovic I, et al. Risk of stent thrombosis among bare-metal stents, first-generation drug-eluting stents, and second-generation drug-eluting stents［J］. JACC Cardiovasc Interv, 2013, 6（12）: 1267-1274.

［8］Valgimigli M, Tebaldi M, Borghesi M, et al. Two-year outcomes after first- or second-generation drug-eluting or bare-metal stent implantation in all-comer patients undergoing percutaneous coronary intervention: a prespecified analysis from the prodigy study (prolonging dual antiplatelet treatment after grading stent-induced intimal hyperplasia study)［J］. JACC Cardiovasc Interv, 2014, 7（1）: 20-28.

［9］ Han Y,Xu B,Jing Q,et al.A randomized comparison of novel biodegradable polymer and durable polymer-coated cobalt-chromium sirolimuseluting stents［J］.JACC Cardiovasc Interv,2014,7(12):1352-1360.

［10］ 海峡两岸医药卫生交流协会老年医学专业委员会.75岁以上抗栓治疗专家共识［J］.中国循环杂志,2017,32(6):617-622.

［11］ 陈伟伟,高润霖,刘力生,等.中国心血管病报告2014［J］.中国循环杂志,2015,30(7):487-491.

［12］ 中国医师协会急诊医师分会,中华医学会心血管病学分会,中华医学会检验医学分会.急性冠脉综合征急诊快速诊疗指南［J］.中华危重症医学杂志(电子版),2016,9(2):73-80.

［13］ 中华医学会心血管病学分会,中华心血管病杂志编辑委员会.非ST段抬高急性冠状动脉综合征诊断和治疗指南(2016)［J］.中华心血管病杂志,2017,45(5):359-376.

［14］ 中华医学会心血管病学分会.急性ST段抬高型心肌梗死诊断和治疗指南［J］.中华心血管病杂志,2015,43(5):380-393.

［15］ 中华医学会心血管病学分会介入心脏病学组,中国医师协会心血管内科医师分会,血栓防治专业委员会,中华心血管病杂志编辑委员会.中国经皮冠状动脉介入治疗指南(2016)［J］.中华心血管病杂志,2016,44(5):382-400.

［16］ Rom M,Patrono C,Collet JP,et al.2015 ESC Guidelines for the management of acute coronary syndromes in patients presenting without persistent ST-segment elevation:Task Force for the Management of Acute Coronary Syndromes in Patients Presenting without Persistent ST-segment Elevation of the European Society of Cardiology(ESC)［J］.Eur Heart J,2016,37(3):267-315.

［17］ Windecker S,Kolh P,A1fonso F,et al.2014 ESC/EACTS Guidelines on myocardial revasculadzation:the Task Force on Myocardial Revaseularization of the European Society of Cardiology(ESC)and the European Association for Cardio-Thoracic Surgery(EACTS)developed with the special contribution of the European Association of Percutaneous Cardiovascular Interventions(EAPCI)［J］.Eur Heart J,2014,35(37):2541-2619.

［18］ Montalescot G,Sechtem U,Achenbach S,et al.2013 ESC guidelines on the management of stable coronary artery disease:the Task Force on the Management of Stable Coronary Artery Disease of the European Society of Cardiology［J］.Eur Heart J,2013,34(38):2949-3003.

［19］ Levine GN,Bates ER,Blankenship JC,et al.2015 ACC/AHA/SCAI focused update on primary percutaneous coronary intervention for patients with ST.elevation myocardial infaretion:an update of the 2011 ACCF/AHA/SCAI guideline for 2014 ercutaneous coronary intervention and the 2013 ACCF/AHA guideline for the management of ST.elevation myocardial infarction:a report of the American College of Cardiology/American Heart Association Task Force on Clinical Practice Guidelines and the Society for Cardiovascular Angiography and Interventions［J］.Circulation,2016,133(111):1135-1147.

［20］ O'Gara PT,Kushner FG,Ascheim DD,et al.2013 ACCF/AHA guideline for the management of ST-elevation myocardial infarction:a report of the American College of Cardiology Foundation/American Heart Association Task Force on Practice Guidelines［J］.Circulation,2013,127(4):529-555.

［21］ Fihn SD,Blankenship JC,Alexander KP,et al.2014 ACC/AHA/AATS/PCNA/SCAI/STS focused update of the guideline for the diagnosis and management of patients with stable ischemic heart disease:a report of the American College of Cardiology/American Hearl Association Task Force on Practice Guidelines,and the American Assoeiation for Thoracic Surgery,Preventive Cardiovascular Nurses Association,Society for

Cardiovascular Angiography and Interventions, and Society of Thoracic Surgeons [J].J Thorac Cardiovase Surg,2015,149(3):e5-e23.

[22] Amsterdam EA,Wenger NK,Brindis RG,et al.2014 AHA/ACC guideline for the management of patients with non-STelevation acute coronary syndromes:a report of the American College of Cardiology/American Hcart Association Task Force on Practice Guidelines [J].Circulation,2014,130(25):2354-2394.

[23] 2014年中国胆固醇教育计划血脂异常防治建议专家组,中华心血管病杂志编辑委员会,血脂与动脉粥样硬化循证工作组,等.2014年中国胆固醇教育计划血脂异常防治专家建议[J].中华心血管病杂志,2014,42(8):633-636.

[24] 中国成人血脂异常防治指南制定联合委员会.中国成人血脂异常防治指南[J].中华心血管病杂志,2007,35(5):390-419.

[25] 他汀类药物安全性评价工作组.他汀类药物安全性评价专家共识[J].中华心血管病杂志,2014,42(11):890-894.

[26] 陈伟伟,高润霖,刘力生,等.中国心血管病报告2013概要[J].中国循环杂志,2014,29(7):487-491.

[27] 胡大一,郭艺芳.心房颤动抗凝治疗中国专家共识[J].心脑血管病防治,2012,12(3):173-177.

[28] 抗血小板药物消化道损伤的预防和治疗中国专家共识组.抗血小板药物消化道损伤的预防和治疗中国专家共识(2012更新版)[J].中华内科杂志,2013,52(3):264-270.

[29] 中华医学会心血管病学分会,中华心血管病杂志编辑委员会.抗血小板治疗中国专家共识[J].中华心血管病杂志,2013,41(3):183-194.

[30] 他汀类药物安全性评价工作组.他汀类药物安全性评价专家共识[J].中华心血管病杂志,2014,42(11):890-894.

[31] 熊长明,胡恩慈.冠心病合并肺血栓栓塞症诊治策略[J].中华临床医师杂志(电子版),2013,7(15):6788-6791.

[32] 血脂异常老年人使用他汀类药物中国专家共识组.血脂异常老年人使用他汀类药物中国专家共识[J].中华内科杂志,2015,54(5):467-477.

[33] 中国胆固醇教育计划专家委员会,中国医师协会心血管内科医师分会,中国老年学学会心脑血管病专业委员会,等.选择性胆固醇吸收抑制剂临床应用中国专家共识(2015)[J].中华心血管病杂志,2015,43(5):394-398.

[34] 中国科协第242次青年科学家论坛专家组.冠心病患者多重危险因素的评估与控制专家共识[J].中华预防医学杂志,2011,45(12):1137-1138.

[35] 中华心血管病杂志编辑委员会,胸痛规范化评估与诊断共识专家组.胸痛规范化评估与诊断中国专家共识[J].中华心血管病杂志,2014,42(8):627-632.

[36] 中华医学会心血管病学分会,中国康复医学会心血管病专业委员会,中国老年学学会心脑血管病专业委员会.冠心病康复与二级预防中国专家共识[J].中华全科医师杂志,2014,13(5):340-348.

[37] 中华医学会心血管病学分会,中华心血管病杂志编辑委员会.中国心力衰竭诊断和治疗指南2014[J].中华心血管病杂志,2014,42(2):98-122.

[38] 中华医学会心血管病学分会,中华心血管病杂志编辑委员会.抗血小板药物治疗反应多样性临床检测和处理的中国专家建议[J].中华心血管病杂志,2014,42(12):986-991.

[39] 中华医学会心血管病学分会,中华心血管病杂志编辑委员会.硝酸酯在心血管疾病中规范化应用的专家共识[J].中华全科医师杂志,2012,11(10):725-728.

［40］ 中华医学会心血管病学分会,中华心血管病杂志编辑委员会.中国心血管病预防指南［J］.中华心血管病杂志,2011,39(1):3-22.

［41］ 国家卫生计生委合理用药专家委员会,中国药师协会.冠心病合理用药指南［J］.中国医学前沿杂志(电子版),2016,8(6):19-108.

［42］ 农京国,田进文,彭亮,等.冠状动脉内逆向精确溶栓术在急性ST段抬高型心肌梗死患者行直接经皮冠状动脉介入治疗中应用的研究［J］.中国循环杂志,2016,31(12):1160-1164.

［43］ 老年人心房颤动诊治中国专家建议写作组,中华医学会老年医学分会,中华老年医学杂志编辑委员会.老年人心房颤动诊治中国专家建议(2011)［J］.中华老年医学杂志,2011,30(11):894-908.

［44］ Martin RIR, Pogoryelova O, Koref MS, et al. Atrial Fibrillation Associated with Ivabradine Treatment: Meta-Analysis of Randomised Controlled Trials［J］. Heart, 2014, 100(19): 1506-1510.

［45］ Brar SS, Aharonian V, Mansukhani P, et al. Haemodynamic guided fluid administration for the prevention of contrast-induced acute kidney injury: The poseidon randomised controlled trial［J］. Lancet, 2014, 383 (9931): 1814-1823.

［46］ Briguori C, Visconti G, Focaccio A, et al. Renal insufficiency after contrast media administration trial ii (REMEDIAL ii): RenalGuard system in high-risk patients for contrast-induced acute kidney injury［J］. Circulation, 2011, 124 : 1260-1269.

（高照　吴智勇）

第三章

老年高血压

根据 1999 年世界卫生组织/国际高血压学会（WHO/ISH）高血压防治指南，年龄 ≥ 60 岁、持续或 3 次以上非同日坐位血压收缩压（SBP）≥ 140mmHg 和（或）舒张压（DBP）≥ 90mmHg，定义为老年高血压。若 SBP ≥ 140mmHg，DBP<90mmHg，则称为老年单纯收缩期高血压（isolated systolic hypertension，ISH）。

一、流行病学

Framingham 心脏研究显示，随着年龄增长，高血压（特别是 ISH）的患病率增加。在 80 岁左右的人群中，75% 患有高血压，其中 60% 为 2 级高血压。在年龄 >80 岁的人群中，高血压的患病率 >90%。2002 年国家卫生健康委员会（原卫生部）组织的全国居民 27 万人营养与健康状况调查资料显示，我国 ≥ 60 岁人群高血压的患病率为 49%。到目前为止，针对老年人尤其是高龄老年进行的降压研究屈指可数，循证医学证据也甚缺乏。现有循证医学显示，血压升高使高龄老年心脑血管疾病风险显著增加，降压治疗的获益也已十分明确。但是，由于老年人生理功能减退、并存疾病繁多，使得老年高血压具有与一般人群显著不同的特殊性。

二、诊断标准

《老年高血压诊断与治疗中国专家共识》强调：老年高血压的诊断应建立在至少两次以上就诊、测定 3 次以上血压的基础上，以排除血压的生理性变异及其他可能因素的影响；初次评估时应测定双上肢血压，并且以血压较高的一侧作为诊断和随访的重点；应测定患者起立后 1~3 分钟的血压情况，以了解是否合并体位性低血压或高血压。

三、临床特点

（一）收缩压增高为主

老年人收缩压水平随年龄增长升高，而舒张压水平在 60 岁后呈现降低的趋势。在老年人群中，收缩压增高更常见，ISH 成为老年高血压最为常见的类型，占 60 岁以上老年高血压的 65%。70 岁以上老年患者 90% 以上为 ISH。大量流行病学与临床研究显示，与舒张压相比，收缩压与心、脑、肾等靶器官损害的关系更为密切，收缩压水平是心血管事件更为重要的独立预测因素。

（二）脉压增大

脉压是反映动脉弹性功能的指标。老年人收缩压水平随年龄增长而升高，而舒张压趋于降低，脉压增大是老年高血压的重要特点。脉压 >40mmHg 视为脉压增大，老年人的脉压可达 50~100mmHg。大量研究表明，脉压增大是重要的心血管事件预测因子。Framingham 心脏研究表明，老年人脉压是比收缩压和舒张压更重要的危险因素。

（三）血压波动大

随着年龄增长，老年人压力感受器敏感性降低，而动脉壁僵硬度增加，血管顺应性降低，使老年高血压患者的血压更易随情绪、季节和体位的变化而出现明显波动。

（四）容易发生体位性低血压

体位性低血压是指从卧位改变为直立体位的 3 分钟内，收缩压下降 ≥ 20mmHg 或舒张压下降 ≥ 10mmHg，同时伴有低灌注的症状。由于老年人自主神经系统调节功能减退，尤其当高血压伴有糖尿病、低血容量，或应用利尿剂、扩血管药物及精神类药物时更容易发生体位性低血压。因此，在老年人高血压的诊断与疗效监测过程中需要注意测量立位血压。

（五）常见血压昼夜节律异常

健康成年人的血压表现为昼高夜低型，夜间血压水平较日间降低 10% ~20%（即杓型血压节律）。老年高血压患者常伴有血压昼夜节律的异常，表现为夜间血压下降幅度 <10%（非杓型）或 >20%（超杓型），甚至表现为夜间血压不降反较白天升高（反杓型），使心、脑、肾等靶器官损害的危险性显著增加。老年高血压患者昼夜血压异常发生率可高达 60% 以上。与年轻患者相比，老年人靶器官损害程度与血压的昼夜节律更为密切。

（六）并发症多

老年高血压常伴发动脉粥样硬化性疾病，如冠心病、脑血管病、外周血管病、缺血性肾病及血脂异常、糖尿病、老年痴呆等疾患。若血压长期控制不理想，更易发生或加重靶器官损害，显著增加心血管死亡率与全因死亡率。部分老年人的靶器官损害常缺乏明显的临床表现，容易漏诊，应进行综合评估并制订合理的治疗策略。在老年患者中脑血管病变较常见，应注意筛查评估，若患者存在 >70% 的双侧颈动脉狭窄，伴有严重颅内动脉狭窄，过度降压治疗可能会增加缺血性卒中的危险。

（七）诊室高血压

又称为白大衣高血压。与中青年患者相比，老年人诊室高血压更为多见，易导致过度降压治疗。因此，对于诊室血压增高者应加强监测血压，鼓励患者家庭自测血压，必要时行动态血压监测评估是否存在诊室高血压。

（八）容易漏诊的高血压

1. **继发性高血压**：在老年高血压患者中，继发性高血压较常见，如由动脉粥样硬化病变所致的肾血管性高血压、肾性高血压、嗜铬细胞瘤以及原发性醛固酮增多症。如果老年人血压在短时间内突然升高、原有高血压突然加重或应用多种降压药物治疗后血压仍难以控制，应注意除外继发性高血压。此外，呼吸睡眠暂停综合征（OSAS）可导致或加重老年人的高血压，表现为夜间睡眠及晨起血压升高，血压昼夜节律改变。老年人常因多种疾病服用多种药物治疗，还应注意由某些药物（如非甾体消炎药等）引起的高血压。

2. **隐匿性高血压**：是指患者在诊室内血压正常，而动态血压或家中自测血压升高，其心血管疾病和卒中的发病率和病死率与持续性高血压患者相近。其中，夜间高血压容易被漏诊并导致靶器官损害。

四、治疗

目前，老年高血压降压理念已由单纯降压转为降压达标。高血压治疗的主要目的是：最大程度地降低心血管病发病和死亡危险。至今，众多有关老年高血压的大规模临床试验，如老年收缩期高血压研究（SHEP），瑞典老年高血压研究（STOP-H），欧洲收缩期高血压试验（Syst-Eur），中国收缩期高血压试验（Syst-China），老年人认知功能和预后研究（SCOPE），日本老年高血压患者最佳收缩压研究（JATOS）等。这些研究有力地证实了在老年人群中积极控制血压的重要性

在 Syst-China 研究中，降压治疗使老年高血压患者的病死率降低 55%。对老年高血压荟萃分析表明，降压治疗可使老年脑卒中减少 40%，心血管事件减少 30%。多个大规模临床试验证实，老年患者无论是收缩 / 舒张期高血压，还是单纯收缩期高血压，降压治疗可降低心脑血管病的发生率及病死率。

降压治疗使老年人持久获益，收缩压平均降低 10mmHg 和舒张压平均降低 4mmHg，使治疗组脑卒中危险降低 30%、心血管事件和病死率降低 13%，≥ 70 岁的老年男性、脉压增大或存在心血管系统并发症者获益更多。而 JATOS、INVEST 研究显示，老年收缩压过度降低，未能给患者带来更多的临床获益，特别是对合并靶器官损害与高危患者进行严格降压治疗，并未带来降压治疗的进一步受益，提示并非血压越低越好。为此，中国、美国《老年高血压专家共识》提出，老年高血压患者治疗获益主要来自降压达标，而非某种降压药物，表明降压达标的临床意义远大于降压药物种类的选择。强调老年患者的降压治

疗更应个体化，降压目标更加复杂。首先是生活方式的改变，以控制收缩压为主，同时兼顾靶器官损害、药物不良反应、器官灌注等因素。对收缩压 140~149mmHg 的老年患者，推荐患者首先应积极改善生活方式，可考虑使用降压药物治疗，但治疗过程中，需密切监测血压变化及有无心、脑、肾血流灌注不足的临床表现。若患者血压≥150/90mmHg，应在指导患者改善生活方式的基础上，使用降压药物治疗。老年患者降压治疗，应强调收缩压达标，不应过分关注或强调舒张压变化的意义，同时应避免过快、过度降低血压，建议在患者能耐受降压治疗的前提下，逐步降压达标。

（一）老年高血压的非药物治疗

非药物疗法是降压治疗的基本措施，包括纠正不良生活方式和不利于身心健康的行为和习惯。

1. 减少钠盐的摄入

由于老年人群中盐敏感性高血压更为常见，限制食盐摄入更为重要。建议老年高血压患者的摄盐量应更低，最好 <5g/d。同时，也应警惕过度严格限盐导致低钠对老年人的不利影响。

2. 调整膳食结构

鼓励老年人摄入多种新鲜蔬菜、水果、鱼类、豆制品、粗粮、脱脂奶等食物。

3. 控制总热量

摄入并减少膳食脂肪及饱和脂肪酸摄入，饮食中脂肪含量应控制在总热量的 25% 以下，饱和脂肪酸的量应 <7%。

4. 戒烟、避免吸二手烟

吸烟及二手烟增加发生高血压的危险，降低老年高血压患者的血管弹性，促进动脉粥样硬化斑块的进展，增加心脑血管事件发生率及病死率。

5. 限制饮酒

老年人应限制乙醇摄入，小至中等量饮酒不影响甚至降低血压，每日摄入酒精量 >30g 者，随饮酒量增加血压升高、降压药物疗效降低。

6. 适当减轻体重

建议将体质指数（BMI）控制在 25kg/m^2 以下。高血压患者 BMI 降低可改善胰岛素抵抗、糖尿病、血脂异常和左心室肥厚。

7. 规律适度的运动

运动有助于减轻体重和改善胰岛素抵抗，提高心血管系统调节能力，有助于降低血压。老年高血压患者可根据个人爱好和身体状况选择适合并容易坚持的运动方式，如快步行走，一般每周 3~5 次，每次 30~60 分钟。

8. 减轻精神压力

避免情绪波动，保持精神愉快、心理平衡和生活规律。

（二）老年高血压的药物治疗

1. 起始药物治疗原则

非药物治疗是所有老年高血压患者的基础治疗，而对于中、高危高血压患者应强调加用药物治疗。常用的心血管风险评估模型和方法将年龄作为一个重要的危险因素，通常 70 岁或 75 岁以上老年高血压患者被评定为高危患者（10 年 CVD 风险 >10%），主张立即开始药物治疗。

起始药物治疗的原则如下：

（1）起始降压治疗，应从小剂量开始依据血压降低情况逐渐加量，直至最大可耐受剂量。

（2）若达到初始药物的最大耐受量，降压效果不理想，应加用第二种其他种类降压药。若患者对初始药物无治疗反应或有严重不良反应发生，可考虑用其他种类降压药物代替。若初始治疗药物非利尿药，则通常选用利尿剂作为第二种药物。

（3）2 种药物达到靶剂量后血压降低不理想，可考虑加用第三种药物。若治疗前血压大于靶目标值 20/10mmHg 以上，往往需两种药物联合使用作为起始治疗，且其中一种应为噻嗪类利尿剂。

（4）需注意老年人起始降压药物的选择应用必须遵循个体化的原则，而且多药合用必须注意药物间相互作用。

2. 治疗要点

（1）多数老年高血压患者需要联合应用 2 种或 2 种以上降压药物才能达到降压目标，联合应用降压药物时需从小剂量开始，逐渐增加药物种类及剂量。

（2）根据老年患者的个体特征、并存的临床及合并用药情况选择降压药物有助于获得更好的降压效果，在降压治疗的同时还应积极评估并干预患者的其他心血管危险因素。

（3）老年高血压患者降压治疗时降压速度不宜过快，治疗过程中需密切观察有无脑循环低灌注及心肌缺血相关症状、药物不良反应等，对于高龄、体质较弱、多种疾病并存者更应加强监测。

（4）老年高血压患者常同时存在多种心血管疾病的危险因素和（或）靶器官损害，应认真选择降压药物，避免因药物选择不当或矫枉过正对患者产生不利影响。

（5）在药物治疗初期以及调整治疗方案过程中应注意监测立位血压，避免因体位性低血压或过度降压给患者带来的伤害。对于体位效应明显者应根据其坐、立位血压判断血压是否达标。

（6）加强血压的自我管理，动态血压监测有助于了解血压波动情况，条件允许时可作为老年高血压患者诊断及疗效监测的常规检查项目。家庭自测血压对于老年高血压患者监测血压及疗效评估有重要价值，应鼓励老年高血压患者选择使用合适的袖带式电子血压计并掌握基本测量方法。

3. 降压药物的选择

合理选择降压药物不仅有利于提高老年高血压患者血压达标率，同时降低患者心血管疾病的发病率及病死率，预防靶器官损害（卒中、冠心病、心力衰竭和肾功能不全）。治疗老年高血压的理想降压药物应符合以下条件：①平稳、有效；②安全性好，不良反应少；③服用简便，依从性好。

（1）常用降压药物及其作用特点：临床常用的 5 类降压药物钙通道阻滞剂（CCB）、利尿剂、血管紧张素转换酶抑制剂（ACEI）、血管紧张素受体阻滞剂（ARB）及 β 受体阻滞剂均可用于老年高血压的治疗。

①CCB：长效二氢吡啶类CCB是老年高血压患者降压治疗的基本药物。此类药物降压疗效好，作用平稳，无绝对禁忌证，与其他4类基本降压药物均可联合使用。长效CCB的不良反应较少，主要不良反应包括外周水肿、头痛、面色潮红、便秘等。

②利尿剂：利尿剂应作为老年人高血压联合用药时的基本药物，可用于治疗老年单纯收缩期高血压，尤其适用于合并心力衰竭、水肿的老年高血压患者。由于长期应用利尿剂增加电解质紊乱、糖脂代谢异常的风险并可能影响肾脏血流灌注，需监测肾功能的变化及电解质水平、预防发生低钾血症和高尿酸血症。用药应从小剂量开始。

③ACEI与ARB：ACEI对于高肾素活性的高血压患者具有良好的降压疗效及具有明确肾脏保护作用，适用于伴有冠状动脉疾病、心肌梗死、心绞痛、左心功能不全、糖尿病、慢性肾脏疾病或蛋白尿的老年高血压患者。主要不良反应包括咳嗽、皮疹，少部分患者可出现味觉异常、肾功能恶化。ARB类药物的降压及肾脏保护作用与ACEI相似，咳嗽等副作用较少，尤其适用于不能耐受ACEI咳嗽等副作用的患者。老年患者常存在动脉粥样硬化性肾血管疾病或其他肾脏病变，需要使用ACEI或ARB治疗的老年患者，需除外双侧重度肾动脉狭窄。在用药过程中需要密切监测血钾及血肌酐水平的变化。

④β受体阻滞剂：高血压合并冠心病、慢性心力衰竭老年患者首选药物。β受体阻滞剂禁用于病窦综合征、Ⅱ度及Ⅱ度以上房室传导阻滞等患者。老年人常存在心动过缓、窦房结功能异常，应根据适应证决定是否使用β受体阻滞剂及确定用量。

⑤α受体阻滞剂：一般不作为老年高血压患者的一线用药。有症状的前列腺增生的老年高血压病患者可选用α受体阻滞剂。最主要的不良反应是体位性低血压，治疗时应从小剂量开始、睡前服用，并监测立位血压以避免发生体位性低血压，根据患者对治疗的反应逐渐增加剂量。

直立性低血压是导致老年人晕厥、跌倒、骨折和死亡增加的原因，降压药物诱发的直立性低血压发生率也较高。因此，应测量老年人的立位血压评估降压治疗的体位效应，避免直立性低血压及过度降低血压。

（2）无并发症老年高血压患者的药物选择：

①起始治疗可单用噻嗪类利尿剂、钙拮抗剂、血管紧张素转换酶抑制剂（ACEI）、血管紧张素受体拮抗剂（ARB）或β受体阻滞剂。

②但若血压高于目标值>20/10mmHg，可考虑给予两药联合治疗作为初始用药方案。

（3）有并发症老年高血压患者的药物选择：

老年高血压患者常并发冠心病、心力衰竭、脑血管疾病、肾功能不全、糖尿病等，选择降压药物时应充分考虑到这些特殊情况并确定个体化的治疗方案。

①合并冠心病：对于合并稳定性心绞痛或心梗后的老年高血压患者，首选治疗药物是β受体阻滞剂。若用药后血压降低不理想或心绞痛仍然发作，应加用长效二氢吡啶类钙拮抗剂。也可考虑加用ACEI类药物，尤其是对于左心室射血分数（LVEF）低下或合并心衰者。对于合并心衰者，若无高钾血症和严重肾功能异常，还应考虑加用醛固酮受体拮抗剂。对于合并急性冠脉综合征的老年高血压患者，应给予β受体阻滞剂和ACEI作为基本降压治疗，若血压控制不好可考虑加用其他降压药物。若合并严重的左室收缩功能不全，不应使用维拉帕米和地尔硫草。心梗后患者禁用有内在拟交感活性的β受体阻滞剂（如普拉洛尔、氧烯洛尔、吲哚洛尔等）。

②合并左室肥厚：合并左室肥厚的高血压人群是冠脉事件、卒中、周围动脉疾病（PAD）和心衰的高危人群。通过降低血压（除应用直接的血管扩张剂如肼屈嗪和米诺地尔外）可减轻左室肥厚的程度。ACEI 减轻左室肥厚的效应优于其他降压药物，合并左室肥厚的老年单纯收缩期高血压（ISH）患者中氯沙坦在降低主要心血管事件方面优于阿替洛尔。因此，ACEI/ARB 应常规应用于合并左室肥厚的老年高血压患者。但需明确，除直接血管扩张剂外的所有降压药物，若能理想控制血压，均可减轻左室肥厚的程度。

③合并心力衰竭：合并收缩性心衰的老年高血压患者应给予利尿剂、β 受体阻滞剂、ACEI 进行治疗，必要时加用醛固酮受体拮抗剂。若患者由于出现干咳、皮疹和血管性水肿等不良反应而无法耐受 ACEI，可换用 ARB。对于合并无症状左室收缩功能不全的老年高血压患者，应给予 ACEI 和 β 受体阻滞剂。在合并难治性心衰或心衰复发的老年高血压患者中，应注意筛查患者是否合并肾动脉狭窄，如合并，对其肾动脉进行再血管化治疗，可显著改善心衰的严重程度。舒张性心衰在老年人中尤为常见，对于这类高血压患者，应给予利尿剂减轻体液潴留，使用其他降压药物有效控制血压，一旦出现并发症应积极处理。

④合并脑血管疾病：合并脑卒中或短暂脑缺血发作（TIA）的老年高血压患者，降压药物可选择联用利尿剂和 ACEI。降低高血压患者脑卒中的风险，关键在于有效的降低血压，而不在于选择何种降压药物。高血压患者有效降压，可使缺血性卒中的发生风险降低37%，出血性卒中的发生风险降低 54%。

⑤合并主动脉疾病及外周动脉疾病：合并主动脉瘤的降压原则是尽快将血压降至患者可耐受的最低水平，治疗药物应包括 ACEI/ARB 和 β 受体阻滞剂。这是因为除了降低血压外，β 受体阻滞剂还可降低左室收缩力。合并急性主动脉夹层（又称急性主动脉综合征）的患者，使用包括 β 受体阻滞剂在内的多种药物控制血压，是治疗的关键。对于 A 型主动脉夹层（累及升主动脉），应尽快行手术治疗，老年患者手术风险较大者可采用血管内治疗。对于合并 PAD 的老年高血压患者，应进行生活方式干预，如戒烟、减重、适度步行锻炼，其他危险因素的控制（控制血压、血糖，调节血脂），以及对可能合并的冠心病和心力衰竭的治疗，都是必需的治疗内容。ACEI/ARB 以及抗血小板药物是必要的治疗药物。对于严重下肢缺血的患者（合并缺血性静息痛），肢体溃疡形成或坏疽者，应及时考虑再血管化治疗。

⑥合并糖尿病：常常需要多种药物治疗血压才能达标。大血管和微血管并发症的减少更多地取决于血压降低，而不是所用的药物类型。药物选择取决于并发症，有糖尿病和肾功不全的老年高血压患者，起始治疗应当用 ACEI 或 ARB 治疗，ACEI 与氨氯地平联用治疗合并糖尿病患者疗效优于与噻嗪类利尿剂联用。噻嗪类利尿剂会升高血糖，增加新发糖尿病的风险，高龄高血压患者一旦合并糖尿病，其心衰住院率及其他心血管不良事件的发生率将大大增加。

⑦合并慢性肾病（CKD）：降压药物治疗方案中，应包括 ACEI/ARB 类药物，因为这些药物与其他降压药物相比，能更好延缓伴蛋白尿（尿蛋白 >300mg/d）的非糖尿病性CKD 的恶化。ACEI 同样适用于非糖尿病肾病患者。合并 CKD 的心梗后老年患者，联用ACEI、β 受体阻滞剂和阿司匹林可使其获益。合并重度 CKD 和急性收缩性心力衰竭的住院老年患者，使用 ACEI 可使其死亡率降低。对于合并肾动脉狭窄患者，可选择外科再血

管化（主动脉 – 肾动脉旁路移植术和主动脉、肾动脉内膜切除术等）或经皮肾动脉支架植入术（PRAS）治疗，对于开口处肾动脉狭窄的老年患者，PRAS 在开放肾动脉方面更加有效，但对血压的和肾功能的长期效果还不肯定。

⑧合并骨质疏松：噻嗪类利尿剂具有升高血钙的作用，可在一定程度上防止老年高血压患者骨密度减低，因此合并骨质疏松的老年高血压患者应该给予噻嗪类利尿剂。袢利尿剂可导致血钙降低。阿米洛利可减少尿液中排泄钙离子的浓度，适用于合并草酸钙肾结石的患者。

⑨合并心律失常：对于合并房颤等室上性快速型心律失常的老年高血压患者，可考虑给予 β 受体阻滞剂、维拉帕米或地尔硫草等药物控制心室率。合并复杂室性心律失常的老年高血压患者，可考虑给予 β 受体阻滞剂。对于合并甲亢、围术期高血压、偏头痛和原发性震颤的患者，也可给予 β 受体阻滞剂。对合并雷诺病、哮喘以及慢性阻塞性肺疾病（COPD）等 β 受体阻滞剂相对禁忌证的患者，可给予钙拮抗剂。

（4）降压药物联合治疗：

降压药物联合治疗是利用多种不同机制降压，降压效果好，不良反应少，更有利于对靶器官的保护，同时具有提高患者用药依从性的优点。当使用单药常规剂量不能降压达标时，应采用多种药物联合治疗。通常老年高血压患者常需服用 2 种或 2 种以上的降压药物才能使血压达标。可根据老年个体特点选择不同作用机制的降压药物，以达到协同增效、减少不良反应的目的。确定联合治疗方案时应考虑到患者的基础血压水平，并存的其他心血管危险因素以及靶器官损害情况。

（5）高龄老年高血压患者的降压治疗：

由于 80 岁以上高龄老年高血压患者常伴心、脑、肾疾病、糖尿病、血脂代谢异常及联合使用多种药物，其临床特征更为复杂，治疗更困难，更容易发生药物不良反应。在强调降压达标的同时，需要注意伴随疾病的影响并加强靶器官的保护，避免过度降低血压。高龄老年高血压患者的降压药物选择应更谨慎，从小剂量开始，遵循平稳缓慢适度的原则，尽量避免血压波动，根据患者对降压药的反应情况调整剂量或治疗药物种类。在患者能耐受降压治疗的前提下，在数周甚至数月内逐渐使血压达标。若治疗过程中出现头晕、体位性低血压、心绞痛等心、脑血管灌注不足症状时应减少降压药物剂量。

（6）难治性高血压指在合理进行生活方式干预并足量联合应用 3 种机制互补的降压药物（包括利尿剂）后，血压仍不能降到靶目标值的情况。对于难治性高血压患者，应首先强化生活方式干预，限制钠盐摄入，减少乙醇摄入，合理优化膳食结构等。大多数患者可考虑给予 ACEI/ARB+ 钙拮抗剂 + 合适剂量的利尿剂作为降压治疗方案。此外，足量用药，并且优化给药时间也是成功降压的关键。

难治性高血压的治疗在近几年取得了巨大进步，去肾动脉交感神经术（RDN）是目前治疗难治性高血压的一大突破，射频消融术通过导管头端温度及阻抗传感监测射频能量释放，透过肾动脉的内、中膜选择性破坏外膜的肾动脉交感神经纤维来降低肾动脉交感神经活性，从而抑制交感神经过度兴奋达到降压目的，但在老年人群中缺乏大规模的研究。因此对老年人的难治性高血压需要更全面的评估。

五、降压目标

老年高血压患者常并发冠心病、心力衰竭、脑血管疾病、肾功能不全、糖尿病等，选择降压药物时应充分考虑到这些特殊情况并确定个体化的治疗方案。合并不同疾病的老年高血压患者降压目标值与药物选择见表 3-1。

表 3-1 老年高血压合并其他疾病时的降压目标

合并疾病种类	血压控制目标
卒中	1. 急性缺血性卒中发病 24 小时内降压治疗应谨慎，一般先处理焦虑、疼痛、恶心、呕吐和颅压增高等情况。若血压持续升高 ≥ 200/110mmHg，可选择静脉降压药物缓慢降压（24 小时降压幅度 <15%），并严密观察血压变化
	2. 准备溶栓治疗者，血压应控制在 180/100mmHg 以下
	3. 急性脑出血患者血压 ≥ 180/100mmHg 时应给予降压治疗，目标血压为 160/90mmHg
	4. 有高血压病史且正在服用降压药者，如病情平稳，可于卒中发病 24 小时后开始恢复使用降压药物
	5. 缺血性卒中和短暂性脑缺血发作（TIA）患者应评估脑血管病变情况，血压控制目标为 <140/90mmHg
	6. 双侧颈动脉狭窄 ≥ 70% 或存在严重颅内动脉狭窄时降压治疗应谨慎，收缩压一般不应 <150mmHg
冠心病	血压控制目标为 <140/90mmHg
慢性心力衰竭	血压控制目标为 <130/80mmHg，80 岁以上高龄老年患者 <140/90mmHg
糖尿病	血压控制目标为 <140/90mmHg，若能耐受可进一步降低
肾功能不全	血压控制目标为 <130/80mmHg，80 岁以上高龄老年患者 <140/90mmHg

六、高龄老人的血压管理策略

到目前为止，针对高龄老年进行的降压研究屈指可数，循证医学证据也甚缺乏。2008 年 Beckett 等对年龄 >80 岁的高血压患者进行研究证实，若能将患者的血压控制在 150/80mmHg 左右，其全因死亡率及心血管疾病死亡率均明显下降，且骨折和痴呆的发生率也有所降低，但进一步降低血压并不会获得更多的益处。

2015 年高龄老年人血压管理中国专家共识指出，应重视以综合评估和综合治疗为核心的高龄老年人血压管理策略，降压治疗应区别于年龄 <80 岁普通年龄人群。未合并其他疾病（如慢性脑血管疾病、冠心病、心力衰竭、糖尿病和慢性肾功能不全等）时，降压治疗血压目标值为 <145~150/90mmHg。合并心、脑、肾等疾病的高龄老年高血压患者，应首先将血压降低至 <150/90mmHg，若耐受性良好则可进一步将血压降低至 <140/90mmHg，但

高龄老年高血压患者血压不宜 <130/60mmHg。

　　高龄老年由于血压节律变化明显，如晨峰高血压、餐后低血压、体位性低血压等，选药时应尽量用平稳、长效的降压药物，辅以配合小剂量短效药物，并根据个体血压波动情况调整用药时间。高龄老年高血压的治疗，是一个长期、持久的治疗过程，其间容易受到各种因素的影响，降压治疗一定要持续动态观察血压变化，有必要定期进行动态血压监测，做到有的放矢。

　　高龄老年高血压在控制血压的同时，需要注意合并疾病及靶器官的保护，避免使用加重或诱发心血管并发症的药物，逐步降低血压，避免血压波动，在患者能耐受降压治疗的前提下，在数周内逐渐使血压达标。

　　总之，所有指南都不能完全解决老年人的问题，个体化选择、改善患者生活质量、减少心血管事件才是降压治疗的最终目标。由于老年高血压的特点，在选择降压治疗方案时，一定要对患者进行综合评估，选择相对平稳、安全有效、不良反应少、服药简单、依从性好的降压药物。注意同时服用药物之间的相互影响，防止出现心、脑、肝、肾功能等不良反应。提倡采用作用机制不同的药物进行小剂量联合，避免单药剂量应用过大。

　　高血压对于老年人的危害更大，老年高血压患者发生靶器官损害以及死亡的危险显著增高。积极控制老年患者血压可获得与中青年患者相似甚至更大的益处。目前，我国老年高血压患者的治疗率、控制率和达标率均很低，防治工作任重道远，亟待加强。

参 考 文 献

［1］Listed N. 1999 World Health Organization–International Society of Hypertension Guidelines for the Management of Hypertension. Guidelines Subcommittee［J］. Journal of Hypertension, 1999, 21(5–6): 1009–1060.

［2］Franklin SS, Th GW, Wong ND, et al. Hemodynamic patterns of age–related changes in blood pressure. The Framingham Heart Study［J］. Circulation, 1997, 96(1):308–331.

［3］Burt VL, Whelton P, Roccella EJ, et al. Prevalence of Hypertension in the US Adult Population［J］. Hypertension, 1995, 25(3):305–313.

［4］Franklin SS, Larson MG, Khan SA, et al. Does the Relation of Blood Pressure to Coronary Heart Disease Risk Change With Aging［J］. Circulation, 2001, 103(9):1245–1249.

［5］中国高血压防治指南修订委员会. 中国高血压防治指南 2010［J］. 中华高血压杂志, 2011, 39(8): 701–708.

［6］Aronow WS, Fleg JL, Pepine CJ, et al. ACCF/AHA 2011 Expert Consensus Document on Hypertension in the Elderly：A Report of the American College of Cardiology Foundation Task Force on Clinical Expert Consensus Documents Developed in Collaboration With the American Academy of Neurology［J］. Journal of the American College of Cardiology, 2011, 5(4):259–352.

［7］中华医学会心血管病学分会. 老年高血压的诊断与治疗中国专家共识(2011 版)［J］. 中华内科杂志, 2012, 51(1):31–39.

［8］Bejan–Angoulvant T, Saadatian–Elahi M, Wright JM, et al. Bejan–Angoulvant, T. et al. Treatment of hypertension in patients 80 years and older：the lower the better？ A meta–analysis of randomized controlled trials [J]. Journal of Hypertension, 2010, 28(7):1366-1372.

[9] Fields LE, Burt VL, Cutler JA, et al. The Burden of Adult Hypertension in the United States 1999 to 2000 A Rising Tide [J]. Hypertension, 2004, 44(4):398-404.

[10] Wassertheilsmoller S, Anderson G, Psaty BM, et al. Hypertension and its treatment in postmenopausal women: baseline data from the Women's Health Initiative [J]. Hypertension, 2000, 36(5):780-789.

[11] Hansson L, Zanchetti A, Carruthers SG, et al. Effects of intensive blood-pressure lowering and low-dose aspirin in patients with hypertension: principal results of the Hypertension Optimal Treatment(HOT) randomized trial. HOT Study Group [J]. Lancet, 1998, 351(9118):1755-1762.

[12] 李小鹰. 老年高血压的药物治疗更要强调个体化——2011年 ACCF/AHA 老年高血压专家共识解读 [J]. 中国循环杂志, 2012, 27(s1):66-69.

[13] Beckett NS, Peters R, Fletcher AE, et al. Treatment of hypertension in patients 80 years of age or older [J]. N Engl Med, 2008, 358(18):1887-1898.

[14] 华琦, 范利, 李静, 等. 高龄老年人血压管理中国专家共识[J]. 中国心血管杂志, 2015, 21(6):1127-1134.

[15] Whelton PK, Carey RM, Aronow WS, et al. 2017 ACC/AHA/AAPA/ABC/ACPM/AGS/APhA/ASH/ASPC/NMA/PCNA Guideline for the Prevention, Detection, Evaluation, and Management of High Blood Pressure in Adults: Executive Summary: A Report of the American College of Cardiology/American Heart Association Task Force on Clinical Practice Guidelines[J]. Journal of the American College of Cardiology, 2018, 71(19):2273-2275.

（林莉）

第四章

老年钙化性心脏瓣膜病

老年钙化性心脏瓣膜病，又称老年退行性心脏瓣膜病（Senile degenerative heart valvular disease，SDHVD），指心脏瓣膜结缔组织发生退行性变、纤维化、钙化所引起瓣膜和（或）其支架的功能异常，主要累及主动脉瓣及二尖瓣，引起瓣膜狭窄及关闭不全，是一种与增龄相关的退行性变。自1901年Dewitek首先报告36例非炎症性二尖瓣环钙化以来，人们逐步对此病有了认识，SDHVD已成为影响老年人身体健康甚至威胁其生命的一种重要的心血管疾病。

一、流行病学

随着人口预期寿命的延长和急性风湿热的发病率大大降低，老年钙化性心脏瓣膜病的发病率及其在疾病谱中所占比例明显增高。在老年人的心脏瓣膜病中，此病因占首位，65岁以上者的主动脉瓣狭窄的发病率为2%~3%，其中90%是由老年钙化性退行性所致；主动脉瓣返流中52%是由于主动脉瓣钙化所致。国外报道老年人尸检该病检出率为60%~80%，超声检测检出率为74%；国内资料显示该病老年人尸检检出率为46.1%。在美国，钙化性主动脉瓣狭窄已经成为心血管疾病的第三位病因。

二、病因和发病机制

（一）病因

老年钙化性心脏瓣膜病的病因尚不明确。综合各文献报道，推测其危险因素为：（1）年龄：年龄与发病率关系最为密切。有数据显示，60岁以上老年人主动脉瓣钙化或硬化的占67%以上，是30岁以下组的5倍，而90岁以上者近100%，而且瓣膜钙化的程度随着增龄而加重，多瓣膜受累的发生率也明显增高。有研究发现年龄≥55岁是该病的独立危险因素，也有研究将年龄定在60或50岁以上，且随着年龄的增加，此病的发病率大大增高，这已经得到了共识。（2）高血压：有研究发现血压升高是该病的危险因素。这与瓣膜受力增加和高速的血流冲击易造成瓣环的损伤，引起组织变性、加速钙化的过程有关。（3）高脂血症：尤其是高胆固醇血症，经对照研究发现主动脉瓣狭窄组比对照组胆固醇要高出 0.79mmol/L，并证实这一差值与是否有冠心病无关。但也有报道认为血脂与 SDHVD 无关。（4）吸烟、性别、糖尿病等：是否为危险因素，目前看法不一致。（5）其他：有一些新近发现的因素，如甲状腺功能异常、肺炎衣原体感染、钙磷代谢异常、apoE4 等位基因、内皮功能障碍、肾功能不全、消瘦等因素在该病发生发展中的作用还未得到公认；另外，安勇等研究发现 SDHVD 发病与性别及种族相关，研究显示男性患病率高于女性，维吾尔族患病率远低于汉族及哈萨克族，具体原因尚不清楚；近期有文献报道钙化瓣膜病还与遗传因素有关，也有报道研究指出钙化狭窄的瓣膜病还与遗传性脂蛋白异常、跨膜受体蛋白 1 受体突变、维生素 D 受体的等位基因 B、白细胞介素 10 的基因多形性有关；雌激素受体 α 基因可能与绝经后妇女瓣膜钙化有关。

（二）发病机制

老年钙化性心脏瓣膜病发病的确切机制尚未完全阐明，也未达成完全共识，传统观念认为是"退行性"改变，是机体老化的一种体现，是退行性钙磷沉积的不可修复过程，其瓣膜的破坏是机械性磨损所致，而现在研究观点认为钙化性瓣膜病并非年龄增大而导致的不可避免的退行性结果，可能存在一个复杂的内在机制发挥作用，并提出以下几个学说。

1. 慢性炎症学说

多数学者认为心脏瓣膜发生炎症的机制为：瓣膜长期经受血流的冲击、摩擦力及机械应力的作用而导致内皮损伤。本病主动脉瓣内膜开始逐渐增厚，一般左侧重于右侧。早期的病理表现包括：基膜断裂、炎性细胞（巨噬细胞和 T 淋巴细胞）移行、散在 T 淋巴细胞及少量的平滑肌细胞组成的炎性浸润。Helske 等研究表明，瓣膜钙化与动脉粥样硬化的病理改变是十分相似的一种炎症过程，还观察到大量的被激活的肥大细胞通过释放炎性介质、细胞趋化因子、生长因子和水解酶等发挥活性作用，而这些被激活的肥大细胞聚集于狭窄的主动脉瓣。在 Fox 等的研究中也显示，瓣膜钙化患者的炎性标志物水平升高。Coté 等选取 285 个经过主动脉瓣膜置换术的钙化主动脉瓣疾病的患者的瓣膜，其中 81 例瓣膜有慢性炎症的浸润，研究证实慢性炎症与钙化瓣膜病发生、发展相关，且白细胞的浓度与瓣膜狭窄程度相关。Edvinsson 等研究 76 例经过外科主瓣膜置换患者的瓣膜的肺炎衣原体检测，发现肺炎衣原体参与主动脉瓣膜狭窄的发展机制，表明慢性炎症与钙化瓣膜病发生、发展相关。目前已证实，肥大细胞来源的多种介质如肿瘤坏死因子 α、转化生长因子 β₁、血管内皮生长因子、白细胞介素 1β 及基质金属蛋白酶（matrix metalloproteinase，MMPs）参与瓣膜钙化与狭窄的发生过程。但是，哪种因素参与了炎症的启动，目前还不清楚。

2. 骨相似形成学说

主动脉瓣膜钙化是一个与骨质形成相似的过程。Steiner 等研究了 1177 例行外科瓣膜切除患者的瓣膜，发现 128 例患者的瓣膜有骨和软骨形成（骨上皮化生和异位骨化），其中 119 例为主动脉瓣瓣膜，余下的 9 例为二尖瓣瓣膜。Kaden 等研究发现，破骨细胞分化因子在钙化的主动脉瓣瓣膜中表达增强，而骨保护素在钙化的主动脉瓣中表达降低。破骨细胞分化因子促进主动脉瓣中基质钙化，并且诱导成骨细胞相关基因的表达。同时增强基质金属蛋白酶 MMP1、MMP-2 及碱性磷酸酶的活性可以促进骨钙素的表达和基质钙化。碱性磷酸酶是骨和软骨形成过程中的重要物质。此实验表明，破骨细胞分化因子升高、碱性磷酸酶活性增高、骨保护素降低可促进主动脉瓣钙化。王从容等观察 18 例死亡 24 小时以内的心脏瓣膜，发现碱性磷酸酶阳性物表达在钙化的瓣膜病中较高。以上研究均表明主动脉瓣膜钙化过程是一个骨相似形成过程。

3. 细胞外基质重构学说

Fondard 等对钙化的瓣膜进行实验时发现细胞外基质重构会导致成纤维细胞大量增殖，胶原纤维发生增生、融合、交联、弹性纤维断裂分层，心脏瓣膜纤维层增厚，瓣膜失去弹性继而使瓣膜发生退行性改变。MMPs 在细胞外基质重构中有重要作用，其中 MMP-1、MMP-2、MMP-3、MMP-9、MMP-12 均在主动脉瓣钙化中发挥作用。正常组织 MMPs 的活性被相应的抑制剂所抑制，MMPs 与其相应的抑制剂保持平衡使细胞外基质保持完整，而狭窄的瓣膜 MMPs 与其相应的抑制剂之间的平衡被打破，继而发生瓣膜钙化。体外培养细胞的实验进一步证实炎性细胞因子（肿瘤坏死因子 α、白细胞介素 1β 等）影响了 MMP-2 的活性，由此推测炎性介质调控了细胞外基质的重构。

4. 脂质异常沉积学说

老年钙化瓣膜病在高脂血症患者中更容易发生，病变早期及持续进展中的组织学检查发现脂质及吞噬了脂质的泡沫细胞大量聚集在钙化瓣膜中。Olsson 等研究发现，在病变的瓣膜细胞外的脂质与氧化性低密度脂蛋白聚集在钙盐沉积区域、内皮下及深层纤维组织，这种脂质进入瓣膜间质被氧化，具有高度的细胞毒性，作用于内皮细胞及瓣膜成纤维细胞，同时激活炎性细胞并启动钙化过程。Rajamannan 研究证实，人类主动脉瓣狭窄时低密度脂蛋白受体相关蛋白 5 受体上调，引起胆固醇水平增加，诱发瓣膜间质细胞向骨形成细胞转化。有研究结果显示，主动脉瓣膜钙化并狭窄的患者体内胆固醇浓度明显高于心脏瓣膜无钙化患者，并证实降低低密度脂蛋白浓度可以阻止甚至逆转心脏瓣膜发生钙化，提示心脏瓣膜及血管钙化与脂质代谢密切相关。

5. 血管形成学说

Rajamannan 等的组织分析学研究发现，血管内皮生长因子、骨桥蛋白和骨钙素等骨基质蛋白在钙化的主动脉瓣狭窄患者中表达，并且有多支血管长入瓣膜。Chalajour 等研究报道，在老年钙化性瓣膜中新生的毛细血管组织内层细胞表达 CD31、CD34、血管假性血友病因子等内皮源性标志物，内皮生长因子Ⅱ型受体、血管生成素酪氨酸激酶受体等血管生成标志物，并且平滑肌肌动蛋白染色阳性，提示可能是间质细胞形成钙化瓣膜病的血管。在血管生成因子的作用下迁移聚集参与新生血管形成。血管发生及血管生长因子存在是骨骼生长发育及骨折愈合的必备条件，这为成骨及软骨内骨化创造了有利条件，并且也为炎性介质及脂质沉积创造有利条件。

6. 肾素－血管紧张素系统学说

Helske 等研究发现，在瓣膜钙化狭窄发展过程中，促纤维系统（血管紧张素转化酶、糜蛋白酶和组织蛋白酶 G）激活，狭窄的钙化瓣膜中降解缓激肽的中性内肽酶被激活，而缓激肽为抗纤维系统效应分子。另有研究提示，在钙化瓣膜病患者的病损处，血管紧张肽

Ⅰ转化酶、血管紧张素Ⅱ及其Ⅰ型受体与载脂蛋白 B 共同表达，由此 O'Brien 等认为是低密度脂蛋白携带血管紧张肽Ⅰ转化酶进入瓣膜病损处。由此推测肾素 - 血管紧张素系统在瓣膜钙化狭窄过程中起推动作用。

7. 凋亡微环境学说

Matsumoto 等发现，在钙化瓣膜组织中内皮功能受损胱天蛋白酶 3 活性显著增高，而胱天蛋白酶 3 在引起细胞凋亡的级联反应中具有重要意义。由此推测，可能为受损的内皮细胞内钙离子升高，触发了凋亡级联反应导致内皮细胞凋亡，从而破坏内皮的完整性，形成凋亡微环境。同时成纤维细胞完整性的破坏也是细胞凋亡的结果之一，其形成的细胞碎片为心脏瓣膜提供大量钙结合物质。Proudfoot 等在体外培养中发现，凋亡小体在其膜保持完整性的情况下有聚集钙离子的作用。由此推测，细胞凋亡微环境破坏了内皮的完整性，增加了钙沉积到瓣膜组织的机会，推进心脏瓣膜钙化进程。

三、病理

（一）病变部位

该病好发生在主动脉瓣、二尖瓣或是两者同时受累，肺动脉瓣最后受累。其中主动脉瓣更易受累，我国的调查研究发现主动脉瓣受累概率为 68.3%~81.0%，二尖瓣受累概率为 12.1%~44.8%，这与国外的数据相似。而在主动脉瓣病变中主动脉瓣叶较瓣环更易受累，三个瓣叶中无冠瓣较右冠瓣、左冠瓣更易受累，二叶瓣比三叶瓣更易发生钙化而且程度更重、发生的时间更早，而且钙化的瓣口狭窄程度更重，这种情况单叶瓣更甚于二叶瓣，二尖瓣病变中好发部位依次为二尖瓣后叶瓣下、二尖瓣叶和二尖瓣前叶瓣下，但瓣叶边缘一般不受累。在钙化性心脏瓣膜病中以轻度钙化为多见，而重度钙化为少见，而且随着年龄的增长钙化的程度越重。除了瓣膜的钙化外，可同时有冠状动脉外膜、内膜的钙化，甚至乳头肌、腱索的钙化。

（二）镜下表现

显微镜下可见病变处瓣膜增厚、变硬，甚至变形，可见纤维组织增生、变性、钙盐沉积、脂质浸润，也可见内皮细胞排列紊乱、中性粒细胞浸润以及基底膜断裂等，与一般的炎症后改变以及粥样硬化病变相比无特征性病理变化。

（三）病理生理

由于瓣膜纤维层退行性变、钙盐沉积致使瓣环钙化僵硬、失去括约肌功能，也由于瓣叶的变形、腱索的松弛而出现瓣膜关闭不全，或者出现瓣膜狭窄，但是瓣膜狭窄少见且程度一般较轻，同时由于可能并存的心肌硬化引起顺应性降低，心室压力、容量负荷增加而导致心室、心房扩大，尤其是左房、左室扩大，左房、左室压力升高，继而可引起肺静脉高压和肺动脉高压，最终可累及右心，导致血流动力学改变。但是由于心室的代偿，可以使左室收缩末期容量与舒张末期容量长期保持在正常范围。这种机制决定了老年钙化性心脏瓣膜病无症状期可长达数十年之久。

四、临床表现

（一）症状

老年钙化性心脏瓣膜病起病较隐匿，病程进展缓慢，早期瓣膜狭窄及关闭不全多不严重，多数患者无临床表现。常以心律失常、心功能不全、胸闷、胸痛、或者其他并发症等为首发症状就诊，然而老年人常合并冠心病、高血压病、高脂血症、慢性呼吸系统疾病等，因此钙化性心脏瓣膜病的症状常被并存疾病的症状如心绞痛、呼吸困难等掩盖，容易漏诊或者误诊，而一旦出现症状则预后很差。常见的症状有胸痛、晕厥、呼吸困难等，出现上述症状后的平均生存期限分别是 5 年、3 年和 2 年。

由于对心脏传导系统和心房肌、心室肌的侵犯，也可出现各种类型的心律失常，以室上性心律失常占首位，约占 52.4%，尤其是房颤，另外房室传导阻滞、室性期前收缩也不少见。此类心律失常不易纠正，也不宜强行纠正。

（二）体征

老年钙化性心脏瓣膜病的患者可以无异常体征，有的病人（约 35%）在心尖区或二尖瓣听诊区可闻及 Ⅱ/6 级以上收缩期吹风样杂音，也可有心尖区舒张早中期杂音、主动脉瓣听诊区收缩期杂音等。这与瓣膜的狭窄或者关闭不全有关，单从体征上不能区分瓣膜病的病因。

五、检查

目前超声心动图是诊断该病最灵敏、可靠、简易的无创手段和主要方法，随着影像诊断技术的进步，普通 X 线、X 线心导管、多排螺旋 CT、心脏磁共振也为该病的诊断提供了帮助。除少数病人可在外科手术时得到病理诊断外，绝大多数病人主要由无创检查手段确诊。

X 线检查包括影像增强透视、高压摄片或心血管造影等有时可见到瓣膜或瓣环的钙化阴影，虽然具有一定的特异性，但是敏感性差，通常不能对该病做出早期诊断。心血管 CT 和 MRI 检查与 X 线检查相比有较好的敏感性，甚至比超声心动图的敏感性更好，可提高早期诊断率，但是检查费用较高，并未成为常规检查。与之相比，超声心动图诊断该病同时具有较高的敏感性和特异性，超声诊断可以清晰地反映患者老年钙化性心脏瓣膜病特征，是一种高效的诊断方式，故超声心动图已经成为该病的首选检查方法。超声心动图该病的表现为在不同切面上瓣膜和（或）瓣环有致密回声增强、增厚或团块状回声，瓣膜活动度降低，多伴瓣口关闭不全或狭窄，一般瓣尖、瓣膜闭合缘不受累或者最后受累。

六、诊断标准

本病尚缺乏统一的诊断标准，综合文献的报道可参考如下诊断标准：①年龄 >60 岁。

②超声心动图可见典型的瓣膜钙化或瓣环钙化，病变主要累及瓣环、瓣膜基底部和瓣体，而瓣尖和瓣叶交界处甚少波及；在超声心动图的具体所见为：主动脉瓣钙化指的是主动脉瓣增厚≥3.0mm，回声增强，瓣叶僵硬，活动受限，主动脉瓣环处局限性斑块状反射增强≥主动脉根部回声反射，包括钙化性主动脉瓣狭窄；二尖瓣钙化指的是在房室交界处、二尖瓣和左室后壁之间、二尖瓣前叶钙化或呈斑块状反射增强回声，M型超声显示二尖瓣后叶与左室后壁之间出现回声增强之亮带；三尖瓣和肺动脉瓣钙化包括三尖瓣的瓣叶或瓣环、肺动脉瓣明显增厚、回声增强或有钙化斑点；同时可见到由于瓣膜形态的改变所导致的血流动力学和心脏结构的变化，如瓣膜的反流、狭窄、收缩功能或舒张功能减退、左房和（或）左室扩大，其中最常见的是主动脉瓣关闭不全，其次是主动脉瓣狭窄，最低为二尖瓣狭窄伴关闭不全。本病的超声检查所见主要与风湿性心脏瓣膜病相鉴别，风湿性心脏病的特征性改变为瓣尖的增厚粘连，开启受限，病变由瓣尖闭锁缘向瓣体发展且瓣膜功能损害以瓣膜狭窄多见，同时风湿性心脏病二尖瓣受累发病率明显高于主动脉瓣。③X线检查包括影像增强透视、高压摄片或心血管造影有瓣膜或瓣环的钙化阴影。④具有瓣膜功能障碍的临床或其他检查证据。⑤除外其他原因所致的瓣膜病变，如风湿性、梅毒性、乳头肌功能不全、腱索断裂以及感染性心内膜炎等，无先天性结缔组织异常和钙磷代谢异常的疾病或病史。本病一般不发生瓣膜的粘连和瓣叶边缘变形，但有的老年风湿性心脏瓣膜病者的瓣叶体部也有钙化发生，应注意鉴别。

七、治疗

（一）一般治疗及防治

1. 对于心功能正常，无临床症状的病人应随访，一般不必治疗；（2）积极防治各种并发症如心衰、心律失常、感染性心内膜炎、栓塞等。

（二）药物治疗

目前尚无显效治疗的药物，以下几类有一定疗效：

1. 抗骨质疏松药物治疗 Skolnick 等报道，抗骨质疏松药物可延缓主动脉瓣狭窄的进展。Sterbakova 等在一项回顾性分析中，发现抗骨质疏松药物二膦酸盐可延缓轻度主动脉瓣狭窄的进展。

2. 他汀类药物治疗 RAAVE 研究结果显示，他汀类药物能减缓钙化瓣膜病的进展，但是新近的大规模前瞻性 SAL-TIRE 和 SEAS 研究显示，他汀类药物不能阻止钙化瓣膜病的进展，这可能与试验对象不同有关，RAAVE 研究的对象通常都合并有使用他汀类药物指征，如冠状动脉粥样硬化性心脏病、高脂血症患者，而 SALTIRE 和 SEAS 研究的对象大都为钙化瓣膜病晚期的患者。近期的一项随机双盲对照研究发现，他汀类药物可延缓先天性主动脉瓣狭窄的发展。由此推测，可能在钙化瓣膜病早期应用他汀类药物效果较好，钙化瓣膜病较重的患者应用他汀类药物无显著获益。

3. 肾素-血管紧张素药物治疗 Elder 等、Nadir 等研究发现，肾素-血管紧张素系统抑制剂药物可显著降低主动脉瓣狭窄患者的全因病死率及心血管事件的发生风险。

（三）介入、外科手术治疗及进展

一旦出现症状，则多需外科手术或者介入治疗。

1. 对于已经发生并发症如房室传导阻滞、病态窦房结综合征等应及时评估，必要时安装起搏器，对症状期患者应定期随访，以免发生意外。

2. 经皮球囊二尖瓣成形术：由于其费用低、手术风险相对小、恢复快等特点，在有些选择性病例可考虑经皮球囊主动脉瓣成形术，如严重左室功能不全（EF<25%）；低压力阶差、低输出量状态；心源性休克；非心脏手术的术前缓解症状及外科主动脉瓣置换术的过渡治疗方法。

经皮主动脉瓣球囊成形术尽管在许多病例中已经成为外科瓣膜分离术的替代治疗选择，但其远期效果差，尚未能取代外科主动脉瓣置换术。

3. 主动脉瓣置换术治疗：由于其治疗能将血流动力学甚至解剖形态上的明显改善、症状改善、生存率提高等优点，主动脉瓣置换术仍是老年症状性钙化性主动脉瓣狭窄的标准治疗，高龄并不是该手术的禁忌。

4. 经皮瓣膜置换术治疗：钙化性瓣膜病最常受累瓣膜为主动脉瓣及二尖瓣。近年来，经皮瓣膜置换术在治疗上获得重大进展，尤其是经皮主动脉瓣置换术进展较大，经皮二尖瓣置换术目前人体试验尚无开展。自 2000 年 Bonhoeffer 等实施首例经皮肺动脉瓣置换术后，经皮瓣膜置换术发展迅速；2002 年，Cribier 等实施首例经导管主动脉瓣膜置换术（transcatheter aortic valve implantation，TAVI），截至目前全球 TAVI 术已超过 35000 例。

新近报道的病例数也越来越多。TAVI 所用的带瓣膜支架已经历三代，目前第三代的主要产品为两种：一种是仅能逆行操作的 Core Valve 瓣膜支架；另一种是既可以顺行又可以逆行操作的 Edwars Sapien 瓣膜支架。置入的途径主要经过心尖部、股动脉、锁骨下及主动脉。TAVI 入选的标准参照国际指南：老年患者合并严重的主动脉狭窄（瓣口面积<1cm^2），预期手术病死率较高（欧洲心脏手术风险评估系统评分 ≥ 20%，或胸外科医师协会评分 ≥ 10%），解剖上适合 TAVI 的患者（主要为瓣环的内径、外周径在合适范围）。其次对那些曾经行外科主动脉瓣置换、目前主动脉瓣已经退化且再次行外科手术风险较大的老年患者，许多心脏中心已经开展瓣中瓣技术。TAVI 的主要并发症为需要置入起搏器的房室传导阻滞、脑卒中及局部血管并发症。TAVI 成功率很高（93.3%~98.4%），30d 病死率为 8.5%~12.7%，1 年生存率为 76.1% ~ 84.2%。考虑 TAVI 入选患者均为高危人群，故这样的病死率尚可以接受。我国于 2010 年由葛均波教授完成首例 TAVI，国内还有阜外医院、解放军总医院及第二军医大学附属长海医院也相继成功开展了 TAVI。随着技术的进步及国产化器械的研发，相信 TAVI 在未来几年将在我国蓬勃发展。

参 考 文 献

[1] 陶此玲,李兴德.老年退行性心脏瓣膜病研究进展[J].实用老年医学,2013,27(3):247-249.

[2] 吴树燕.老年退行性心脏瓣膜病[J].中国医刊,2002,37:15-16.

[3] 冯明.老年退行性心脏瓣膜病[J].中国老年医学杂志,2003,23(7):401-402.

[4] Freeman RV,Crittenden G,Otto C. Acquired aortic stenosis [J].Expert Rev Cardiovasc Ther,2004,2(1):107-116.

［5］ Rajamannan NM,Subramanian M,Rickard D,et al. Human aotic valve calcification is associated with an osteo-blast phenotype［J］. Circulation,2003,107(17):2181-2184.

［6］ Podolec P,Kopec G,Rubis P, et al. Calcific and degenerative aortic stenosis-pathogenesis and new possibilities of treatment［J］. Przegl Lek,2004,61(6): 604-608.

［7］ Novaro GM,Sachar R,Pearce GL,et al. Association between apolipoprotein E alleles and calcific valvular heart disease［J］. Circulation,2003,108(15):1804-1808.

［8］ 王细川,吴荣. 老年退行性心脏瓣膜病与并存临床改变的观察［J］. 临床医学,2004,24(8):24-25.

［9］ Kaden JJ,Bickelhaupt S,Grobholz R,et al. Pathogenetic role of Chlamydia pneumoniae in calcific aortic stenosis: immunohistochemistry study and review of the literature［J］. J Heart Valve Dis,2003,12(4):447-453.

［10］ Leask RL,Jain N,Butany J. Endothelium and valvular disease of the heart［J］.Microsc Res Tech,2003, 60:129-137.

［11］ 安勇,黄莺,马翔,等. 新疆地区不同民族老年人群退行性心脏瓣膜病患病率及相关因素的横断面调查［J］. 中华流行病学杂志,2011,32(1):99-101.

［12］ Probst V,Le Scouarnec S,Legendre A,et al. Familial aggregation of calcific aortic valve stenosis in the western part of France［J］.Circulation,2006,113(6): 856-860.

［13］ Garg V,Muth AN,Ransom JF,et al.Mutationsin NOTCH1 causeaortic valve disease［J］.Nature,2005,437 (7056):270-274.

［14］ Rajamannan NM. Calcific aotric stenosis: lessons learned from experimental and clinical studies［J］. Arterioscler Thromb VascBiol,2009,29(2):162-168.

［15］ Otto CM,Kuusisto J, R eichenbach DD. Characterization of the earlylesion of degenerative valvular aortic stenosis Histological and immunohistoehemical studies［J］.Circulation,1994,90(2):844-853.

［16］ Helske S,Lindstedt KA,Laine M,et al. Induction of local angioten-sin Ⅱ -producing systems in stenotic aortic valves［J］.JAm CollCardiol,2004,44(9):1859-1866.

［17］ Aikawa E,Aikawa M,Libby P,et al.Arterial and aortic valve calcificationabolished by elastolytic cathepsin Sdeficiency in chronic renal disease［J］. Circulation,2009,119(13):1785-1794.

［18］ Fox CS,Guo CY,Larson MG,et al. R elations of inflammation and novel risk factors to valular calcification ［J］. Am J Cardiol,2006,97(10): 1502-1505.

［19］ Coté N,Mahmut A,Bosee Y,et al.Inflammation is associated with the remodeling of calcific aortic valve disease［J］.Inflammation,2013,36(3): 573-581.

［20］ Edvinsson M,Hjelm E,Thelin S,et al. Presence of Chlamydophilapneumoniae DNA but not mRNA in stenotic aortic heart valves［J］. Int J Cardiol,2010,143(1): 57-62.

［21］ Yetkin E,Waltenberger J. Molecular and cellular mechanisms of aorticstenosis［J］. Int J Cardiol,2009,135 (1): 4-13.

［22］ Steiner I,Kasparova P,Kohout A,et al. Bone formation in cardiac valves: a histopathological study of 128 cases［J］. Virchows Arch,2007,450(6): 653-657.

［23］ Kaden JJ,Bickelhaupt S,Grobholz R,et al. Receptor activator of nuclear factor kappa B ligand and osteoproteger in regular aortic valve calcification ［J］.J Mol Cell Cardiol,2004,36(1):57-66.

［24］ 王从容,王士雯,张爱群. 碱性磷酸酶活性与退行性心瓣膜钙化机制的研究［J］. 中华医学杂志,1999, 79(11): 833-834.

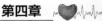
［25］ Fondard O,Detaint D,Iung B,et al.Extracellular matrix remodel—ling in human aortic valve disease：the role of matrix metalloprotei—nases and their tissue inhibitors ［J］. Eur Heart J,2005,26(13):1333–1341.

［26］ Edep ME,Shirani J,Wolf P. Matrix metalloproteinase expression innonrheumatic aortic stenosis ［J］. Cardiovasc Pathol,2000,9(5):281–286.

［27］ Edep ME,Shirani J,Wolf P,et al. Matrix metalloproteinase expres—sion in nonrheumatic aortic stenosis ［J］. Cardiovasc Pathol,2000,9(5): 281–286.

［28］ Olsson M,Thyberg J,Nilsson J. Presence of oxidized low density lipoprotein in nonrheumatic stenotic aortic valves ［J］. Arterioscler Thromb Vasc Biol,1999,19(5): 1218–1222.

［29］ Rajamannan NM. Calcific aortic ste—nosis: a disease ready for prime time ［J］. Circulation,2006,114(19): 2007–2009.

［30］ Weiss RM,Ohashi M,Miller JD,et al. Calcific aortic value stenosis inold hypercholesterolemic mice ［J］. Circulation, 2006,114(19):2065–2069.

［31］ Parolari A,Loardi C,Mus Soni L,et al. Nonrheunmatic calcific aortic ste—nosis: an overview from basic science to phamacological prevention［J］.Eur J Cardiothorac Surg,2009,35(3):493–504.

［32］ Rajamannan NM,Nealis TB,Subramaniam M,et al. Calcified rheu—matic valve neoangiogenesis is associated with vascular endothelial growth factor expression and osteoblast—like bone formation ［J］.Circulation,2005, 111(24): 3296–3301.

［33］ Chalajour F,Treede H,Gehling UM,et al. Identification and char—acterization of cells with high angiogenic potential and transitionalphenotype in calcific aortic valve ［J］. Exp Cell R es,2007,313(11): 2326–2335.

［34］ Helske S,Laine M,Kupari M,et al. Increased expression of profibrotic neutral endopeptidase and bradykinin type 1 receptors instenotic aortic valves ［J］. Eur Heart J,2007,28(15):1894–1903.

［35］ O'Brien KD,Shavelle DM,Caulfield MT. Association of angiotc—nsinconverting enzyme with low—density lipoprotein in aortic valvu—lar lesions and in human plasma ［J］.Circulation,2002,106(17):2224–2230.

［36］ Matsumoto Y,Adams V,Walther C,et al.Reduced number and function of endothelial progenitor cells in patients with aortic valves enosis; a novel concept for valvular endothelial cell repair ［J］.Eur Heart J,2009, 30(3):346–355.

［37］ Proudfoot D,Skepper JN,Hegyi L,et al. Apoptosis regulates human vascular calcification in vitro: evidence for initiation of vascular calcification by apoptotic bodies ［J］.Cire R es,2000,87(11):1055–1062.

［38］ 徐乃昌,郎黎燕. 退行性心瓣膜钙化病变143例临床分析［J］.临床心血管病杂志,1993,9(4):226–227.

［39］ 姜宏宇,林光柱,王桂珍,等. 老年退行性心脏瓣膜病与心律失常的临床分析［J］.中国老年学杂志,1999,19(4):207–208.

［40］ Ionescu SD,Sandru V,Artenie R, et al. Analysis of some clinical aspects of degenerative valvular heart disease in medical practice ［J］.Rev Med Chir Soc Med NatIasi,2003,107(1):98–101.

［41］ Sawada H,Takeuchi N,Takata H, et al. Influence of systolic left ventricular blood flow direction on genesis of senile calcification of the aortic valve ［J］.J Cardiol,1992,22 :457–465.

［42］ 张玉珍,王士雯,韦立新. 老年钙化性心脏瓣膜病的病理［J］.中华心血管病杂志,1991,19(6):372–374.

［43］ Otto CM,Kuusisto J,Reichenbach DD, et al. Character—ization of the early lesion of'degenerative'valvular aortic stenosis:Histological and immunohistochemical studies ［J］.Circulation,1994(90):844–853.

［44］ Safian RD，Freed MS.The manual of interventional car-diology.3rd.Michigan USA：Physician's Press，2004.841-863.

［45］ 魏红梅.老年钙化性心脏瓣膜病的超声诊断价值分析［J］.中国现代药物应用.2017,11（4）:15-17.

［46］ Skolnick AH，Osranek M，Formica P，et al.Osteoporosis treatment and progression of aortic stenosis［J］.Am J Cardiol,2009,104（1）: 122-124.

［47］ Sterbakova G，Vyskocil V，Linhartova K. Bisphosphonates in calcificaortic stenosis：association with slower progression in mild disease-apilot retrospective study［J］.Cardiology,2010,117（3）:184-189.

［48］ Moura LM，Ramos SF，Zamorano JL，et al.Rosuvastatin affectingaortic valve endothelium to slow the progression of aortic stenosis［J］. J Am Coll Cardiol,2007,49（5）: 554-561.

［49］ Cowell SJ，Newby DE，Prescott RJ，et al. A randomized trial ofintensive lipid lowering therapy in calcific aortic stenosis［J］.N Engl J Med,2005,352（23）: 2389-2397.

［50］ Rosseb φ AB，Pedersen TR，Boman K，et al.Intensive lipid lowering with simvastatin and ezetimibe in aortic stenosis［J］.N Engl JMed,2008,359（13）:1343-1356.

［51］ Van der Linde D，Yap SC，van Dijk AP，et al.Effects of rosuvastatinon progression of stenosis in adult patients with congenital aortic ste-nosis（PROCAS Trial）［J］.Am J Cardiol,2011,108（2）:265-271.

［52］ Elder DH，Mc Alpine-Scott V，Choy AM，et al.Aortic valvular heart disease：Is there a place for angiotensin-converting-enzyme inhibi-tors［J］.Expert Rev Cardiovasc Ther,2013,11（1）:107-114.

［53］ Nadir MA，Wei L，Elder DH，et al.Impact of renin-angiotensin sys-tem blockade therapy on outcome in aortic stenosis［J］.J Am CollCardiol,2011,58（6）:570-576.

［54］ Yabe A，Ohkawa S，Watanabe C，et al.Clinicopathologicstudy of calcified aortic valve stenosis in the aged，and revaluation of the indications for percutaneous aorticballoon valvuloplasty［J］.J Cardiol,2000,36（5）: 311-319.

［55］ Bonhoeffer P，Boudjemline Y，Saliba Z，et al. Percutaneous replace-ment of pulmonary valve in a right-ventricle to pulmonary-arteryprosthetic conduit with valve dysfunction［J］.Lancet,2000,356（9239）:1403-1405.

［56］ Cribier A，Eltchaninoff H，Bash A，et al.percutaneous transcatheterimplantation of an aortic valve prosthesis for calcific aorticstenosis：first human case description［J］.Circulation,2002,106（24）:3006-3008.

［57］ Vahanian A，Alfieri O，Al-Attar N，et al. Transcatheter valveimplantation for patients with aortic stenosis：a position statement from the European association of cardio-thoracic surgery（EACTS）and the European Society of Cardiology（ESC），in collaboration with the European Association of Percutaneous CardiovascularInterventions（EAPCI）［J］. Euro Intervention,2008,4（2）: 193-199.

［58］ Walther T，Kempfert J，Borger MA，et al. Human minimally inva-sive off-pump valve-in-a-valve implantation［J］.Ann Thorac Surg,2008,85（3）:1072-1073.

［59］ 潘志文，葛均波.经皮导管主动脉瓣置入术的最新进展［J/CD］.中国医学前沿杂志：电子版,2011,3（2）: 30-34.

［60］ 葛均波,周达新,潘文志等.经皮主动脉瓣植入术一例报道附操作要［J］.中国介入心脏病学杂志,2010,18（5）: 243-246.

［61］ 许梦.老年钙化瓣膜病的研究新进展［J］.医学综述,2014,20（12）:2202-2204.

（梁莉萍）

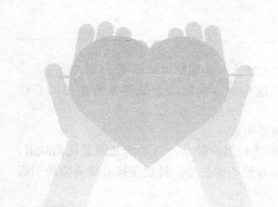

第五章

老年心律失常

心律失常属于临床常见病和多发病，是指心脏激动起源异常、传导异常或者两者均异常，而表现出心跳节律不齐为特征的疾病，典型的临床表现包括心悸、头晕和胸闷等，甚至出现晕厥，其发病率与年龄有很大的关系。衰老是多种心血管疾病发生发展的独立危险因素。随着老年化的进展，心律失常如病态窦房结综合征、心房颤动、室性心律失常等的发病率和病死率显著增加。

一、流行病学

在我国，将老年性心律失常定义为：60 岁以上人群发生的心律失常。它可以是一种独立的疾病，也可以是其他疾病的表现。随着人口老龄化日益加剧，老年发病率较高的疾病，如高血压、糖尿病等发生率升高，而上述疾病常常会合并心律失常。同时，老年心血管疾病的发生率增高导致心律失常，特别是致命性心律失常的发生率升高。Manyari 等报道无心脏疾病的 60 岁以上老年人中，74% 有房性心律失常，64% 有室性心律失常。动态心电图监测大于 60 岁的老年人，房性期前收缩检出率高达 96%，室性期前收缩为 67.1%，窦性心动过速为 19.7%，室上性心动过速为 15%、房颤为 8.5%、窦性心动过缓及窦性静止占 6.5%。由于老年人多有不同程度的心、脑、肾功能衰退，任何类型的心律失常都有可能引发心、脑严重症状群。因此，积极防治老年心律失常是提高老年人生活质量及减少死亡率的有效措施，必须引起足够的重视。

二、病因

老年人心律失常的病因复杂，致病因素众多，临床上要予以全面考虑，仔细鉴别。主要为以下几点：

（1）各种器质性心脏病，以冠心病最常见，如心梗早期并发室性心动过速，另外，高血压性心脏病、心瓣膜病、心肌炎及心肌病也很常见。

（2）肺部疾病，如慢性肺源性心脏病造成右心增大、心肌缺血缺氧等。

（3）老年人所特有的退行性心脏改变可引起房颤、病窦综合征等各种类型的心律失常。

（4）电解质紊乱如低血钾、低血镁等及酸碱平衡紊乱。

（5）药物影响，老年人一般患多种疾病，用药较多、较杂，肾功能又因老化而减退，影响了药物的排泄，药物的蓄积与相互作用，易导致心律失常，特别是抗心律失常药引起的药物性心律失常最常见。

（6）中枢神经系统疾病，脑卒中、脑肿瘤引起颅内压增高，自主神经功能紊乱可导致心律失常。

（7）老年人心理状态会发生很大变化，焦虑、抑郁逐渐增多，此种变化也可诱发心律失常。

（8）手术、麻醉过程中老年人容易发生心律失常。

三、临床特点

由于老年人多不能细诉病史、病程长，记忆力减退且多合并其他疾病，因此临床症状多不易辨认，如仔细询问病史特别着重过去有无心律失常发作史，结合细致体格检查及常规 24 小时动态心电图有助于心律失常的诊断。

老年心律失常患者的临床表现轻重不一，往往与心律失常类型、个体差异、是否合并其他疾病、合并疾病的类型有关。根据心律失常严重程度不同，可有心悸、胸闷、心前区不适、胸痛、甚至黑矇、晕厥、Adam－stroke 综合征、休克等临床表现，老年人突发心律失常时，心脏的血排出量减少，血压下降，加之老年人原有的血管舒缩功能减退，调节血压能力差，此时可出现头晕、晕厥、抽搐，有的甚至出现口眼歪斜、肢体无力等脑血管意外的表现。并且老年患者多有心脏基础疾病，且代偿能力低，往往症状较重，较易发生血流动力学变化。

四、治疗

1. **病因治疗**　心律失常患者应尽量弄清其病因，针对病因或其基础疾病进行治疗。如心功能不全引起的期前收缩，在心功能纠正后，期前收缩可能消失；慢性阻塞性肺疾病引起的室上性心律失常，在疾病得到控制后，室上性心律失常也可缓解。如心肌缺血者应改善缺血，高血压者应予降压治疗后，心律失常可能消失。故病因治疗很重要。

2. **药物治疗**　老年人常患有多种慢性疾病，心肌代偿能力差，传导系统有不同程度的退化；对药物副作用更敏感，且副作用常常更为严重；体内水分减少，肝肾功能有不同程度的减退，易致血药浓度升高、药物在体内消除时间延长；对许多药物的作用更为敏感，使用抗心律失常药物时容易出现不良反应，如窦房阻滞，房室传导阻滞、室性心动过速、室颤等。故对老年人使用抗心律失常药物治疗时，往往需更谨慎。

3. **介入治疗**　对部分室性心动过速、心房扑动、心房颤动等可行介入治疗。老年患者因有心脏肥大、心腔扩大等心脏解剖学的改变，会给导管的操作带来困难；另外，大部分老年患者动脉有不同程度的硬化，少数患者有动脉瘤形成，导管在血管内易扭曲，甚至打结，造成血管夹层、血管炎症、血管破裂等血管损伤，以及由此引起的一系列的并发症；部分老年患者主动脉瓣钙化，导管在进入左心室时会造成主动脉瓣损伤或不易进入左心室；导管在心腔内幅度过大易引起传导系统或心脏内结构损伤；导管在血管内幅度过大易引起血管损伤和迷走神经反射过强，出现心率缓慢、血压下降。这些均要求操作人员在术前充分准备，操作时倍加细心，以减少或避免并发症的发生。

下面，就老年人常见的几种心律失常的类型展开详细论述。

（一）窦性心动过速

1. **病因和发病机制**　窦性心动过速的机制是迷走神经张力降低或交感神经兴奋增强。引起窦性心动过速的因素包括窦房结以外因素和窦房结本身病变，前者包括：①生理性因素：情绪激动、运动、进食、饮酒、喝茶或咖啡等。②病理性因素：贫血、发热、血容量不足、缺氧、感染、休克、甲状腺功能亢进、心功能不全、心肌炎等。③另外麻黄素、肾上腺素、异丙肾上腺素、阿托品等药物也可引起窦性心动过速。窦房结本身结构或电活动异常所致的窦速有：不适当窦速；窦房结折返性心动过速。

2. **症状和体征**　窦性心动过速心率一般在 100~150 次 / 分之间，最多每分钟不超过 180 次。其特点是常逐渐发生和终止，可无症状，或病人自觉心悸、乏力或胸闷。查体可有心尖部搏动和颈部血管搏动增强，心音响亮，或在心尖部听到收缩期杂音。

3. **心电图表现**　心电图符合窦性心律特征，频率较快时 P 波可与前面的 T 波重叠，可继发性 ST 段轻度下移和 T 波倒置。P 波形态正常，可因振幅增加而变得高尖。

4. **治疗**　①对于窦房结外原因引起的窦速，应寻找并去除原发因素：低血压引起心动过速者，应补充血容量，贫血者应纠正贫血；心力衰竭引起者，则应改善心功能；甲状腺功能亢进也是窦性心动过速的常见病因，普萘洛尔有一定疗效，但应该从根本上治疗甲亢。②对于窦房结本身结构或电活动异常所致的窦速，可选用 β 受体阻滞剂或非二氢吡啶类钙通道阻滞剂（如地尔硫䓬）可用于减慢心率。

（二）期前收缩

1. **病因和发病机制**　老年人常见于各种器质性心脏病。功能性期前收缩见于情绪激动、精神紧张、过度疲劳，或吸烟、饮酒、茶、咖啡等情况。期前收缩的产生机制可以归纳为 4 种：①异位起搏点自律性增强。②折返现象。③并行心律。④触发激动。

2. **症状和体征**　偶发者可无症状或自觉心跳不规则；频发者有心悸、胸闷，严重者可有心绞痛发作。可听到提前发生的期前收缩和其后较长时间的间歇，期前收缩的第一心音常增强，第二心音减弱或消失。

3. **心电图表现**　①房性期前收缩有提早出现的 P 波，形态与窦性心律不同。常重叠于 T 波上，P—R 间期 >0.12 秒，提早出现的 QRS 波群形态大多与窦性心律者相同，代偿间歇不完全。②结性期前收缩 QRS 波群形态与窦性者相同，逆行 P 波可出现于 QRS 之前，P'–R 间期 <0.12 秒，或出现 QRS 之后，R—P' 间期 <0.12 秒，或埋藏于 QRS 之中。③室性期前收缩有过早出现的 QRS 波群，形态异常，时限大于 0.12 秒，T 波与 QRS 波主

波方向相反，ST 段随 T 波方向移位，其前无相关的 P 波。期前收缩之后多有完全性代偿性间歇。

4. 治疗 ①房性期前收缩：80%~90% 的老年人可出现房性期前收缩，这是由于老年人心房肌退行性纤维性变，心房顺应性减低，心房组织自律性异常增高所致。对于无器质性心脏病且单纯房性期前收缩者，主要是去除诱因。伴有缺血或心力衰竭的房性期前收缩，控制原发因素病情往往能够好转，不主张用抗心律失常药物治疗。期前收缩发作频繁，如二联律、三联律、连发、多源等，患者有明显症状，影响生活质量，此时可考虑治疗。对于可诱发室上速、房颤的房性期前收缩也可选用药物治疗。治疗药物包括普罗帕酮、莫雷西嗪或 β 受体阻滞剂。②室性期前收缩：其预后因不同情况有很大差异，应进行危险分层而施治。不伴有器质性心脏病的室性期前收缩，预后一般良好，其治疗终点是缓解症状，应积极去除诱发因素，不使用常规抗心律失常药物治疗。伴有器质性心脏病患者的室性期前收缩，特别是复杂（多形、成对、成串）室性期前收缩伴有心功能不全者预后较差，应该根据病史、室性期前收缩的复杂程度、左室射血分数，并参考心电图和心律变异分析进行危险分层，越是高危的患者越要加强治疗。急性心肌梗死或心脏缺血事件中室早首选利多卡因，如无效可用胺碘酮或美西律，心梗后的恶性顽固室早可选用胺碘酮；急性心肌炎中室早可合用美西律和 β 阻滞剂；扩张型及肥厚型心脏病的室早往往不主张使用抗心律失常药物；宜选 ACEI 类药物，改善心功能后往往室早减少。

（三）房性心动过速

1. 病因和发病机制 房性心动过速简称房速，它起源于房室结以上的组织，无房室结和心室的参与。按发生机制分为自律性房速、折返性房速、触发活动引起的房速。多数由于器质性心脏病引起。一些药物也可引起房速，最常见的是洋地黄，这种房速的特点是房速发作时常伴有房室传导阻滞，因此心室率并不太快。可以通过测定血清地高辛的水平进一步诊断。

2. 症状和体征 主要是心悸不适和相应的心脏病症状，可呈阵发性或持续性发作，甚至无休止发作，可引起心动过速性心肌病，此时很难与原发性扩张型心肌病鉴别。

3. 心电图表现 心房率为 100~250 次 / 分，房率≥室率，房室阻滞或束支阻滞不影响心动过速；P'波电轴和形态与窦性 P 波明显不同；P'R ≥ 0.12 秒，且随心率增加而延长；呈窄 QRS 形态，一般 P'R<R P'；房性心动过速时在同一导联心电图上，P'波形态一致被认为是单源性的；≥ 3 种以上形态则认为是多源性房性心动过速。后者常发生于慢性阻塞性肺部疾病与充血性心力衰竭的老年病人，亦可见于洋地黄中毒、低钾血症的病人。

4. 治疗 短阵房性心动过速在病人有不能耐受的症状时才需治疗。应让病人了解这是一种良性心律失常，着重在病因治疗，如改善慢性阻塞性肺病病人的肺部通气，可取得较好疗效。

房性心动过速合并房室传导阻滞时，心室率通常不太快，不会招致严重的血流动力学障碍，因而无需紧急处理。假如心室率达 140 次 / 分以上、由洋地黄中毒所致，或临床上有严重充血性心力衰竭或休克征象，应进行紧急治疗。其处理方法如下：

（1）洋地黄引起者：①立即停用洋地黄；②如血清钾不升高，首选氯化钾口服（半小时内服用完 5g，如仍未恢复窦性心律，2 小时后再口服 2.5g）或静脉滴注氯化钾（每小时

10~20mmol，总量不超过 40mmol），同时进行心电图监测，以避免出现高血钾（T 波高尖）；③已有高血钾或不能应用氯化钾者，可选用利多卡因、β 受体阻滞剂。心室率不快者，仅需停用洋地黄。

（2）非洋地黄引起者：①积极寻找病因，针对病因治疗；②洋地黄、β 受体阻滞剂、非二氢吡啶类钙通道阻滞剂可用于减慢心室率；③如未能转复窦性心律，可加用 I A、I C 或 III 类抗心律失常药，心律平由于不良反应较大，不作为老年人首选药物；④少数持续快速自律性房速药物治疗无效时，亦可考虑做射频消融。

五、心房颤动

（一）病因和发病机制

心房颤动是老年人群中发病率最高的一类心律失常，年龄 >80 岁的老年人发病率超过 9%。房颤是老年人最常见的心律失常之一。年龄增长是房颤发生的重要易发因素。房颤发生率随增龄而升高。老年人易患房颤是因衰老导致窦房结退行性改变，使窦性心律不易保持，从而产生房颤。此外，与年龄增加有关的心房肌萎缩性改变，使心房内的激动被分离成多处微折返，对房颤的发生与维持也起到了一定的作用。据研究报道，欧美国家年龄 65 岁及以上人群患病率约为 7.2%，80 岁及以上者达到 5.0%~15.0%，而在 40~50 岁人群只有 0.5%。男性患病率高于女性。老年人房颤多发生于器质性心脏病患者。房颤的病因和危险因素有增龄、高血压、冠心病、瓣膜病、心肌病、缩窄性心包炎、肺源性心脏病、心力衰竭、肥胖、糖尿病等。此外，饮酒、电击、外科手术、急性心肌梗死、肺栓塞及电解质紊乱等亦可引发一过性房颤。老年人房颤可造成患者不适及血流动力学障碍，尤其伴有明显器质性心脏病时可使心脏功能恶化，出现低血压、休克或心衰加重。

（二）症状和体征

房颤发作时患者可心悸、胸闷，严重者可出现晕厥、心绞痛或心力衰竭。持久性房颤，心房内常有血栓形成，血栓脱落可造成栓塞。心脏听诊第一心音强度变化不定，心律极不规则。当心室率快时可发生脉短绌，原因是许多心室搏动过弱以致未能开启主动脉瓣，或因动脉血压波太小，未能传导至外周动脉。颈静脉搏动 a 波消失。

（三）心电图表现

心房颤动时 P 波消失，代之以形态不一、宽窄不整的颤动波（f）波，频率 350~600 次 / 分，心室率绝对不规则，房颤未接受药物治疗、房室传导正常者，心室率通常在 100~160 次 / 分之间，QRS 波群大致与窦性相同。当心室率过快，发生室内差异性传导，QRS 波群增宽变形。

（四）治疗

房颤的治疗目标是缓解症状、保护心功能和预防栓塞，治疗主要包括心室率与节律控制（药物和非药物）及抗栓治疗。其中心室率控制和抗栓治疗贯穿房颤治疗的全程。

1. 控制心率和节律的药物治疗

（1）慢心室率（心室率<60次/分）房颤：房颤合并慢心室率并有症状时，非紧急情况可口服茶碱缓释片。紧急情况下可给阿托品0.5~1.0mg静脉注射；或异丙肾上腺素（急性冠状动脉综合征患者禁用）1mg溶于5%葡萄糖溶液500ml缓慢静脉滴注，同时准备安装临时起搏器。

（2）快心室率（心室率>100次/分）房颤：除血流动力学不稳定的快速房颤建议尽快行电转复外，其他快速房颤患者的心室率与节律控制药物治疗如下。①控制心率：症状轻微的老年房颤患者首选控制心室率，常用的控制心室率药物有β受体阻滞剂、非二氢吡啶类钙离子拮抗剂（NDHP-CCB）、洋地黄类及胺碘酮等。β受体阻滞剂是无禁忌证患者的首选药物；NDHP-CCB是慢性阻塞型肺部疾病、哮喘患者的首选；洋地黄类适用于心衰或低血压的患者；胺碘酮可用于严重左心功能不全患者的心室率控制，长期维持仅用于其他药物禁忌或治疗无效。预激综合征并房颤患者控制心室率首选胺碘酮或普罗帕酮，禁用洋地黄类、NDHP-CCB和β受体阻滞剂。静脉给药用于急性期心室率控制，口服药则用于长期维持治疗，用药剂量建议个体化，避免发生心动过缓。部分老年房颤患者，可能同时伴有房室结病变，房室传导变慢，所以心室率常可维持在合理水平，此类患者无需用药物控制心室率。②快速房颤的药物复律：对心室率过快致心衰加重、心绞痛加重或血流动力学不稳定的患者需尽快电复律。持续性房颤患者在心室率控制后仍有症状或患者期望转复窦性心律可考虑复律治疗。由于房颤易复发，因此在复律治疗前应评估转复窦性心律和长期服用抗心律失常药物对患者的获益风险比。药物复律的成功率低于电复律。常用的房颤复律药物有胺碘酮、普罗帕酮和伊布列特，复律时应充分控制心室率。在转复窦性心律期间需要选择合适的抗凝治疗方案，房颤持续不超过2天，复律前无需做抗凝治疗。否则应在复律前接受3周华法林治疗，待心律转复后继续治疗3~4周。紧急复律治疗可选用静注肝素或皮下注射低分子量肝素抗凝。③维持窦性心律的长期治疗：维持窦性心律是为了缓解房颤相关症状，减缓病程进展。常用的维持窦性心律药物有β受体阻滞剂、胺碘酮、普罗帕酮及索他洛尔。老年人中特别要注意胺碘酮导致的甲状腺功能异常。由于老年人甲状腺功能减退的发生比较隐匿，其症状和体征易误诊为其他原因所致，故应加强监测。

另外，还可以应用一些非药物方式控制心率和节律。房颤发作频繁、心室率很快、药物治疗无效者，可施行房室结阻断消融术，并同时安置起搏器。其他治疗方法包括射频消融、外科手术、植入式心房除颤器等。近年来有关房颤消融的方法，标测定位技术及相关器械的性能均有了较大的进展。房颤消融的适应证有扩大趋势，但其成功率仍不理想，复发率也偏高。目前国际权威指南中仍将消融疗法列为房颤的二线治疗，不推荐作为首选治疗方法。房颤时心室率较慢，患者耐受良好者，除预防栓塞并发症外，通常无需特殊治疗。

2. 老年房颤患者的抗栓治疗

缺血性脑卒中作为房颤最主要的并发症之一，对于老年患者的危害极为显著。多项研究证实华法林可使房颤患者脑卒中的相对危险度降低33%~78%。但是华法林的治疗窗非常狭窄，致使出血倾向增加，这给老年患者的临床治疗带来一定程度的风险。

老年房颤患者应根据脑卒中风险分层和出血风险分层权衡利弊选择抗栓治疗方案，根据ACC/AHA/ESC制定的"非瓣膜性房颤抗凝治疗指南（2006）"建议多数<75岁房颤患者

血栓栓塞事件的预防，INR 在 2.5（2.0~3.0），>75 岁 INR 在 2.0（1.6~2.5）是合理的。所以对于出血风险较大的老年人群，可以选择 INR 1.6~2.5 强度的华法林治疗。

六、室性心动过速

室性心动过速（ventricular tachycardia，VT；简称室速）是指发生于希氏束分叉以下的束支、浦肯野纤维、心室肌的快速连续性室性异位激动。连续 3 个或更多的室性早搏称为室速（VT），如果其持续时间 ≥ 30 秒，称为持续性室速，<30 秒为非持续性室速。

1. 病因和发病机制　室速 90% 伴发于器质性心脏病，尤其见于冠心病，特别是曾有心肌梗死的患者，其次是心肌病、心力衰竭、二尖瓣脱垂、心瓣膜病等，其他病因包括代谢障碍、电解质紊乱、长 QT 综合征等。10% 左右无器质性心脏病的证据称为特发性室性心动过速。

2. 症状和体征

大多数为阵发性，发病突然，经治疗或自限性突然消失。发作时的临床表现随室性心动过速的起源部位、频率、持续时间，是否合并器质性心脏病，以及心功能的状况等因素变化而不同。非持续性室速的患者通常无症状或症状轻微。持续性室速多数突发心慌、胸闷、恐惧等症状，严重者可出现休克、呼吸困难、肺水肿、晕厥，甚至导致心室扑动、心室颤动而猝死。

心率波动在 150~220 次 / 分，节律多较规整。颈静脉搏动强弱不等，间歇出现较强的颈静脉搏动。第一心音强弱不等，有时可闻及与房室分离有关的大炮音，可出现低血压。

3. 心电图表现

（1）宽而畸形的 QRS 波连续出现 ≥ 3 次，节律基本规则，频率 ≥ 100 次 / 分，ST-T 与主波方向相反。

（2）P 波与 QRS 波无关系，形成房室分离；室率 > 房率，但因 P 波常融于 QRS 波中，难以辨认。

（3）完全性或部分性心室夺获；窦性激动可完全夺获心脏，表现窄 ORS 波，其前有 P 波 P-R>0.12 秒；窦性冲动与异位激动同时兴奋心脏时表现为部分夺获，图形介于室性与窦性之间，称室性融合波。心室夺获与室性融合波的存在对确立室性心动过速诊断提供重要依据。按室速发作时 QRS 波群的形态，可将室速区分为单形性室速和多形性室速。QRS 波群方向呈交替变换者称双向性室速。

4. 治疗

首先应决定哪些患者应给予治疗。老年人发生持续性室速，无论有否器质性心脏病、有否心脏结构与功能异常都要进行紧急处理。老年人非持续性室速的发生与有无基础心脏病变有关。在无心脏疾病的老人中，非持续性室速并不增加原发性室颤或猝死的发生。况且，抗心律失常药物本身亦会导致或加重原有的心律失常。因此，在无心脏病证据的老年人中，非持续性室速并不需要用药物治疗，处理的原则与室性期前收缩相同。对于有器质性心脏病或有明确诱因应首先给以针对性治疗。

（1）终止室速发作：室速患者如无显著的血流动力学障碍，首先给予静脉注射利多卡因或普鲁卡因胺，同时静脉持续滴注。静脉注射普罗帕酮亦十分有效，但不宜用于心肌梗死或心力衰竭的患者，其他药物治疗无效时，可选用胺碘酮静脉注射或改用直流电复律。如患者已发生低血压、休克、心绞痛、充血性心力衰竭或脑血流灌注不足等症状，应迅速施行电复律。洋地黄中毒引起的室速，不宜用电复律，应给予药物治疗。

持续性室速患者，如病情稳定，可经静脉插入电极导管至右室，应用超速起搏终止心动过速，但应注意有时会使心率加快，室速恶化转变为心室扑动或颤动。

（2）预防复发：应努力寻找和治疗诱发及使室速持续的可逆性病变，例如缺血、低血压及低血钾等。治疗充血性心力衰竭有助于减少室速发作。窦性心动过缓或房室传导阻滞时，心室率过于缓慢，亦有利于室性心律失常的发生，可给予阿托品治疗或应用人工心脏起搏。

在药物预防效果大致相同的情况下，应选择其潜在毒副反应较少者。例如，长期应用普鲁卡因胺会引起药物性红斑狼疮。已有左室功能不全者，避免应用氟卡尼与丙吡胺。心肌梗死后患者不宜用氟卡尼、恩卡尼和莫雷西嗪（moricizine，乙吗噻嗪）。普罗帕酮增加心脏骤停存活者的死亡率。QT 间期延长的患者优先选用 I B 类药物如美西律（慢心律），β 受体阻滞剂也可考虑。β 受体阻滞剂能降低心肌梗死后猝死发生率，其作用可能主要通过降低交感神经活性与改善心肌缺血实现。单一药物治疗无效时，可联合应用作用机制不同的药物，各自药量均可减少。不应使用单一药物大剂量治疗，以免增加药物的不良反应。

抗心律失常药物亦可与埋藏式心室起搏装置合用，治疗复发性室性心动过速。植入式心脏复律除颤器、外科手术亦已成功应用于选择性病例。对于无器质性心脏病的特发性单源性室速导管射频消融根除发作疗效甚佳。

需要注意的是，有心脏疾病的老年人的室速会增加新的冠脉事件。对这些患者，除了要使用抗心律失常药物外，还需要使用阿司匹林、β 受体阻滞剂、ACEI 和他汀类药物。

七、病态窦房结综合征

病态窦房结综合征（sick sinus syndrome，SSS；简称病窦综合征）是心血管疾病中的常见病，多见于老年人，主要由于窦房结本身或周围组织器质性病变或功能性障碍造成窦房结起搏和传导功能失常以致产生各种心律失常及由此引发的血流动力学障碍及心功能受损，严重者可发生心脏性猝死的一类综合征。患者可在不同时间出现一种以上的心律失常。

1. 病因和发病机制 据统计，在人群中每 100 例年龄 > 65 岁的患者中就有一个患者患有该病，该病的平均发病年龄为 73~76 岁。窦房结增龄性病变是主要原因。其他如淀粉样变性、甲状腺功能减退、纤维化与脂肪浸润、硬化与退行性变等，均可损害窦房结，导致窦房结起搏与窦房传导功能障碍；窦房结周围神经和心房肌的病变，窦房结动脉供血减少亦是 SSS 的病因。迷走神经张力增高，某些抗心律失常药物抑制窦房结功能，亦可导致窦房结功能障碍，应注意鉴别。

2. 症状和体征 其临床表现是以缓慢性窦性心律失常为基础（如窦性心动过缓、窦性停搏、窦房阻滞）而产生的心、脑等脏器供血不足的症状，如胸闷、头晕、黑矇、晕厥、乏力、甚至猝死等症状，易被误诊为神经症，老年人还易被误诊为脑血管意外或衰老综合征。也可表现有多种快速性心律失常（如阵发性室上性心动过速、房性心动过速、心房颤动、心房扑动），则可出现心悸、心绞痛等症状。

3. 心电图表现　①持续而显著的窦性心动过缓（50 次 / 分以下），且并非由于药物引起。②窦性停搏与窦房传导阻滞。③窦房传导阻滞与房室传导阻滞同时并存。④心动过缓－心动过速综合征（bradycardia-tachycardia syndrome），这是指心动过缓与房性快速性心律失常（心房扑动、心房颤动或房性心动过速）交替发作。

根据心电图的典型表现，以及临床症状与心电图改变存在明确的相关性，便可确定诊断。为确定症状与心电图改变的关系，可作单次或多次动态心电图或事件记录器检查，如在晕厥等症状发作的同时记录到显著的心动过缓，即可提供有力佐证。

4. 其他检查　窦房结功能评定包括窦房结自律性（固有节律测试、激发试验、窦房结恢复时间测试）及窦房传导时间异常。

5. 治疗　老年人病窦的病因如果是药物、高血钾、缺氧等，那有可能是可逆的，祛除这些因素，心率可以恢复。对于轻度窦性心动过缓或窦房结功能障碍而次级起搏点的逸搏功能良好、无明显症状者，可定期随访，密切观察病情。对于有症状的患者，如心率<40 次 / 分，可试用增快心率的药物以改善症状和维持心脑的供血功能。茶碱类、异丙肾上腺素等可考虑使用，但疗效不确切或不能持久。阿托品类对老年人易引起尿潴留，不宜使用。如药物治疗的疗效不佳，则应植入心脏起搏器治疗。

心动过缓—心动过速综合征患者发作心动过速，单独应用抗心律失常药物治疗，可能加重心动过缓。应在应用起搏治疗后，同时应用抗心律失常药物。也可以先行选择导管消融治疗，消融后再植入心脏起搏器。

SSS 患者的预后，大多取决于其是否患有基础心脏疾病，与是否植入起搏器进行治疗无明显相关。而老年 SSS 患者常常合并有多种心脏基础疾病，给 SSS 的诊断和治疗提出了新的挑战。

八、房室传导阻滞

房室传导阻滞（atrioventricular block）又称房室阻滞，是指房室交界区脱离了生理不应期后，心房冲动传导延迟或不能传导至心室。按照传导阻滞的严重程度，通常可将其分为三度。第一度传导阻滞的传导时间延长，全部冲动仍能传导。第二度传导阻滞，分为两型：莫氏（Mobitz）Ⅰ型和Ⅱ型。Ⅰ型阻滞表现为传导时间进行性延长，直至一次冲动不能传导；Ⅱ型阻滞表现为间歇出现的传导阻滞。第三度又称完全性传导阻滞，此时全部冲动不能被传导。

1. 病因和发病机制　正常人或运动员可发生文氏型房室阻滞（莫氏Ⅰ型），与迷走神经张力增高有关，常发生于夜间。其他导致房室阻滞的病变有：急性心肌梗死、冠状动脉痉挛、病毒性心肌炎、心内膜炎、急性风湿热、钙化性主动脉瓣狭窄、心脏肿瘤（特别是心包间皮瘤）、电解质紊乱、药物中毒等。

2. 症状和体征　第一度房室阻滞患者通常无症状。第二度房室阻滞可引起心搏脱漏，可有心悸症状，也可无症状。第三度房室阻滞的症状取决于心室率的快慢与伴随病变，症状包括疲倦、乏力、头晕、晕厥、心绞痛、心力衰竭。如合并室性心律失常、患者可感到心悸不适。当第一、二度房室阻滞突然进展为完全性房室阻滞，因心室率过慢导致脑缺血，患者可出现暂时性意识丧失，甚至抽搐，称为 Adams-STrokes 综合征，严重者可致猝死。

第一度房室阻滞听诊时，因 PR 间期延长，第一心音强度减弱。第二度 I 型房室阻滞的第一心音强度逐渐减弱并有心搏脱漏。第二度 II 型房室阻滞亦有间歇性心搏脱漏，但第一心音强度恒定。第三度房室阻滞的第一心音强度经常变化。第二心音可呈正常或反常分裂。间或听到响亮亢进的第一心音。凡遇心房与心室收缩同时发生，颈静脉出现巨大的 a 波（大炮波）。

3. 心电图表现

（1）第一度房室阻滞：①P-R 间期 >0.20 秒，②每个 P 波后，均有 QRS 波群。

（2）第二度房室阻滞：二度房室传导阻滞：部分心房激动不能传至心室，一些 P 波后没有 QRS 波群，房室传导比例可能是 2:1，3:2，4:3……。第二度房室传导阻滞可分为两型。I 型又称文氏现象，或称莫氏 I 型，II 型又称莫氏 II 型。

二度 I 型传导阻滞 – 文氏现象：①P-R 间期逐渐延长，直至 P 波受阻与心室脱漏，②R-R 间期逐渐缩短，直至 P 波受阻；③包含受阻 P 波的 R-R 间期比两个 P-P 间期之和为短。

二度 II 型房室传导阻滞莫氏 II 型：①P-R 间期固定，可正常或延长。②QRS 波群有间期性脱漏，阻滞程度可经常变化，可为 1:1，2:1，3:1，3:2，4:3 等。下传的 QRS 波群多呈束支传导阻滞图型。

第一度和第二度 I 型房室传导阻滞，阻滞部位多在房室结，其 QRS 波群不增宽；第二度 II 型房室传导阻滞，其阻滞部位多在希氏束以下，此时 QRS 波群常增宽。

（3）完全性房室传导阻滞（三度房室传导阻滞）：①P 波与 QRS 波群相互无关；②心房速率比心室速率快，心房心律可能为窦性或起源于异位；③心室心律由交界区或心室自主起搏点维持。QRS 波群的形态主要取决于阻滞的部位，如阻滞位于希氏束分支以上，则逸搏起搏点多源于房室交界区紧靠分支处出现高位心室自主心律，QRS 波群不增宽。如阻滞位于双束支，则逸搏心律为低位心室自主心律，QRS 波群增宽或畸形。邻近房室交界区高位逸搏心律的速率常在每分钟 40~60 次之间，而低位心室自主心律的速率多在每分钟 30~50 次之间。

4. 治疗　应针对不同的病因进行治疗。第一度房室阻滞与第二度 I 房室阻滞心室率不太慢者，无需特殊治疗。第二度 II 型与第三度房室阻滞如心室率显著缓慢，伴有明显症状或血流动力学障碍，甚至 Adams-STrokes 综合征发作者，应给予起搏治疗。

阿托品（0.5~2.0mg，静脉注射）可提高房室阻滞的心率，适用于阻滞位于房室结的患者。异丙肾上腺素（1~4μg/min 静脉滴注）适用于任何部位的房室传导阻滞，但应用于急性心肌梗死时应十分慎重，因可能导致严重室性心律失常。以上药物使用超过数天，往往效果不佳且易发生严重的不良反应，仅适用于无心脏起搏条件的应急情况。因此，对于症状明显、心室率缓慢者，应及早给予临时性或永久性心脏起搏治疗。

随着机体增龄所带来的心脏结构及功能的退行性改变，心律失常的发病率不断增加，发病机制趋于复杂化，临床表现及治疗也具有其独特性。只有全面了解老年人的发病机制及临床表现与治疗的特点，才能有效逆转老年心律失常的发生，提高老年人的生存率。

参 考 文 献

［1］ 金耀林 . 老年心血管内科学［M］. 北京 : 中国科学技术出版社,2000 : 201－210.

［2］ 康维强,宋达琳 . 老年心脏病学［M］. 北京 : 科学出版社, 2007 : 169－185.

［3］ 唐其柱,刘昌慧,张永珍 . 临床老年心脏病学［M］. 北京 : 科学技术文献出版社, 2000 : 130－165.

［4］ 殷惠军,史大卓 . 老年心血管疾病［M］. 北京 : 人民军医出版社,2006 : 60－90.

［5］ 胡永寸 . 老年心律失常的临床特点与病因分析［J］. 中国老年学杂志,2013,23(8):1879－1880.

［6］ 郝建红,范本杰 . 老年心律失常临床特点及治疗［J］. 中国当代医药,2009,18(9):179.

［7］ 吉金荣,郭丹杰,张静 . 老年心律失常临床特征及相关因素的分析与探讨［J］. 中国医药指南,2012,10
(3):14－16.

［8］ 陈红丹 . 老年冠心病伴发心律失常危险因素分析［J］. 现代中西医结合杂志,2013,22(34):3839－3841.

［9］ 游波 . 冠心病合并严重室性心律失常的临床分析［J］. 中国医药指南,2012,10(26):189－190.

［10］ 杨培根,董国峰,杨琦,等 . 急性心肌梗死患者恶性室性心律失常的发生率及其危险因素分析［J］. 天
津医药,2012,40(9):895－898.

［11］ 陈文韬,杜坤,刘丽华 . 2 型糖尿病患者心律失常的临床特点分析［J］. 岭南心血管病杂志,2012,18
(4): 360－363.

［12］ 周薇,冯俐 . 老年肺心病患者并发心律失常相关危险因素分析［J］. 中国医药,2013,5(7): 594－595.

［13］ 禄平 . 老年人心律失常临床治疗体会［J］. 健康之路,2013,12(7):84－85.

［14］ 陈磊 . 老年人慢性肺心病并发心律失常的临床分析［J］. 医学信息,2013,12,26(12): 637.

［15］ 白玉强 . 老年人心律失常的特点及病因分析［J］. 世界最新医学信息文摘,2013,13(34): 35.

［16］ 范景如 . 300 例老年人心律失常心电图的表现观察［J］. 临床研究,2013,11(8): 182 －183.

［17］ 庞德波 . 280 例老年人心律失常心电图的分析［J］. 临床研究,2012,10(28): 122 －123.

［18］ 索晓霞,王庆元,唐福爱 . 老年人心律失常的临床特征及相关因素分析［J］. 中国基层医药,2013,20
(15): 2248－2249.

［19］ 苏苹,李先花,赵淞 . 老年人心律失常临床特点分析［J］. 中国老年保健医学,2014,12(6): 95－96.

［20］ 郭继鸿 . 老年性心律失常［J］. 心电学相关概念,2010,19(1): 58－67.

［21］ 贺菲 . 老年心律失常患者的发病特点及原因分析［J］. 中西医结合心血管病电子杂志,2015(17):
96－97.

［22］ 顾汉希 . 50 例老年人心律失常的临床分析［J］. 中西医结合心血管病电子杂志,2014(2):59－60.

［23］ 韩迪,郭文勤 . 治疗老年性心律失常临床分析［J］. 中外女性健康研究,2015(14):38.

［24］ 王应富,王婷,洪忠平 . 老年冠心病患者 556 例临床特点分析［J］. 现代医药卫生,2014(14):2144－
2145.

［25］ 热孜完古丽·依明 . 老年心律失常的临床特点及观察分析［J］. 中西医结合心血管病杂志,2016,4
(15):94－95.

［26］ Cuspid C, Negri F, Giudici V, et al. Echocardiography in clinical practice : the burden of arterial hypertension
［J］. J Hum Hypertens,2010,24(3): 395－ 402.

［27］ Wolf PA, Abbott RD, Remel WB. Atrial fibrillation as an independent risk factor for stroke : the Framingham
stuy［J］. Stroke,2009,22(8): 991.

［28］ Mozaffarian D，Furberg CD，Psaty BM，et al. Physical activity and incidence of atrial fibrillation in older adults：the cardiovascular health study［J］. Circulation，2008，118（8）：800–807.

［29］ Tsang TS，Barnes ME，Bailey K R，et al. Left atrial volume：important risk marker of incident atrial fibrillation in 1655 older men and women［J］. Clin Proc，2001，76（4）：467–475.

（顾申红　王晓茜）

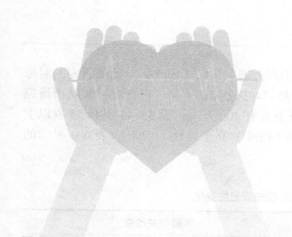

第六章

老年慢性心力衰竭

老年慢性心力衰竭（Chronic Heart Failure，CHF），是一种复杂的临床症候群，是各种心脏病的严重阶段，也是造成老年人住院及死亡的主要原因之一。其发病率及病死率随年龄增高而增加，预计未来 25 年在 60 岁到 80 岁人群中发病率将增加一倍以上，其患病率会增加 10 倍，同时 50% 的心衰患者超过 75 岁。其预后差，给社会和家庭带来沉重的经济负担。因此，正确认识、诊断和治疗老年慢性心衰具有重要的临床意义。

一、心力衰竭的定义、流行病学及预后

（一）定义

根据 2016 年欧洲心脏病学会急慢性心衰诊断治疗指南的定义：心衰是一种临床综合征，其特征是存在由于心脏结构和（或）功能异常，引起静息或负荷时心输出量减少和（或）心内压力增高，从而导致的典型症状（如呼吸困难、踝部水肿和疲乏），也可伴有体征（如颈静脉压升高、肺部啰音和外周水肿）。在出现明显的临床症状之前，患者可表现为无症状的心脏结构或功能异常（收缩期或舒张期左室功能不全），这是心衰的初期形式。这些初期形式的识别是很重要的，因为它们与预后不良相关，而对无症状左室收缩功能不全的患者，在前驱期启动治疗，可降低死亡率。

心脏异常有可能来自心肌（收缩或舒张功能异常）、心瓣膜、冠状动脉、心包膜、心内膜、节律及传导问题。根据心衰的发展过程，可分为急性和慢性心衰，又可根据心脏收缩、舒张功能障碍，分为收缩性心衰和舒张性心衰。

（二）老年慢性心衰的流行病学

心衰是 65 岁以上老年人最常见的住院及再入院的原因，其患病率及发病率随着年龄递增而增加。在发达国家的成年人群中，心衰患病率为 1%~2%；而在 70 岁以上的人群中，心衰患病率升高到 10% 以上。中国心衰的流行病学报道较少，2000 年一项关于心衰的回

顾性研究显示中国心衰的发病率为 0.9%，低于西方国家（1.2%~2.0%），此项研究的对象来自中国 10 个省份（南北各有 5 个省份）的 35~74 岁之间的人群（来自农村和城市研究对象各占 50%）；估计 35~74 岁年龄段的心衰患者有 400 万人，而 35~44 岁和 55 岁以上的心衰发病分别为 0.4% 和 1.3%，女性发病率（1.0%）高于男性（0.7%）。表 6-1 显示的是心脏结构和功能的衰老性变化。

表 6-1　心脏结构和功能的衰老性变化

结构和功能	年龄相关改变
心肌细胞	细胞进行性减少，肥大
左室僵硬度	增加
左室顺应性	下降
左室壁厚度	增加
左室舒张期充盈	下降，左房收缩以增加充盈的血量
左室舒张	下降
最大心率	进行性下降
最大心排出量	进行性下降
最大耗氧量 VO_2	进行性下降
全身血管阻力	增加
锻炼引起的血管舒张反应	下降
分泌钠的能力	下降

（三）老年慢性心衰的预后

人口老龄化以及患有心脏疾病患者的生存时间延长，导致了心衰发病率的不断增高。尽管现代诊断和治疗技术取得了很大进步，但心衰的死亡率仍然居高不下，预后不容乐观。老年慢性心衰病死率仍比非老年人高 4~8 倍，85 岁以上男性较 75~84 岁男性高 3 倍，女性高 4 倍。老年慢性心衰 5 年生存率为 25%~50%。2008 年，日本心衰的 3 年死亡率达到 29.2%；在欧洲，心衰的 4 年生存率也仅有 50%，因心衰入院的患者，一年内 40% 会再次入院或死亡；一项 Framinhan 心脏研究显示，在 5 年随访中 75% 的男性和 62% 的女性会死亡。来自中国的一项较大规模的关于 EF 值降低的心衰回顾性研究显示，高龄、较高 NYHA 分级、体质指数、EF 降低、并发症（肾功能不全、糖尿病、贫血及高尿酸血症等）、β 受体阻断剂用量不足和血浆利钠肽浓度是全因死亡率的预测因素。在为期 31 个月的随访中，全因死亡率达 28%，EF<35% 和 35%~45% 的 5 年生存率分别为 25% 和 46%。

心衰对老年患者功能状态的影响也较为明显。一项西班牙的前瞻性研究显示，因心衰再入院以及心衰患者日常基本生活能力的丧失与患者的一年死亡率明显相关。一项美国的关于 80 岁以上心衰患者的研究显示，这类人群中因心衰而导致的入院率会明显增加。

二、慢性心衰的病因、诱因和发病机制

（一）老年慢性心衰的病因

凡能引起成人心衰的病因皆能引起老年人心衰，如高血压、冠心病、肺心病、休克和严重贫血等，但病因构成比不同。老年心衰以冠心病、高血压心脏病和肺心病居多。另外，老年特有心脏病，如老年退行性心瓣膜病、老年传导束退化症及老年心脏淀粉样变等，其心肌损害程度随增龄而增加，这是老年心衰不可忽视的病因。

老年心衰可以是两种或两种以上心脏病共同作用结果，其中一种是引起心衰的主要原因，另一种则协同并加重心衰严重程度，使病情复杂化。研究显示，两种或两种以上心脏病并存检出率达65％，以冠心病伴肺心病、冠心病伴高血压心脏病常见。

（二）老年慢性心衰的诱因

老年心衰的诱因与中青年患者相似，常见诱因为：肺部感染、急性心肌缺血、快速心律失常（快速房颤、阵发性室上性心动过速）、抑制心肌药物、输血、输液、劳累、激动、高血压、肾衰及肺栓塞等。从程度上来看，由于老年人心脏储备功能差和心脏病相对较重，对于中青年患者无关紧要的负荷就可诱发老年患者的心衰。因此，诱因对老年心衰的影响比中青年患者更重要。此外，肺栓塞诱发心衰在老年人中相对常见。有文献报道：（1）感染：诱发老年人CHF因素中，呼吸道感染占48.8％，患肺炎老人9％死于HF；（2）心肌缺血：心肌缺血诱发HF占10.3％；（3）心律失常：老年心律失常诱发HF占6.7％~8.8％，尤其是快速心律失常；（4）输液。

（三）老年心衰的病理生理特点

1. 心输出量明显降低

增龄所致的心脏退行性改变，可使心搏出量减少。据统计，30岁后每增长1岁，心搏出量减少1%。因此，老年心衰患者心搏出量较中青年人减少明显，轻度心衰的心搏出量就有明显减少，重度心衰则极度减少。

2. 较易发生低氧血症

老年心衰时由于增龄性呼吸功能减退、低心输出量、肺瘀血、肺通气/血流分布异常等原因容易出现低氧血症。

3. 负荷心率反应低下

老年人因窦房结等传导组织的退行性变，患心衰时心率可以不增快，即使在运动和发热等负荷情况下，心率增快也不明显。

（四）慢性心衰的发病机制

心衰的发展过程可分为心功能代偿期和失代偿期。

1. 心功能代偿期

心脏有很大的储备力，当患病的心脏负荷增加，心排血量减少时，心脏可通过以下

途径进行代偿，使心排血量增加甚至接近正常，此为心功能代偿期。起代偿作用的途径有：（1）交感神经兴奋：心功能不全开始时，心排血量减少，血压下降刺激了主动脉体和颈动脉窦内压力感受器，同时心室舒张末压和血容量增加刺激心房、大静脉内压力感受器，两者均可反射性地引起交感神经兴奋，使心肌收缩力加强，心率加快，心排血量增加。（2）心室舒张末容量增加：由于交感神经兴奋，通过儿茶酚胺释放增多，全身各组织器官内的血管，包括阻力血管和容量血管有不同程度收缩，使血容量重新分布，以保证心、脑等重要器官的供应。容量血管收缩使血容量减少，静脉压升高，故回心血量有所增加。此外，肾素—血管紧张素—醛固酮系统活性增加，加强肾脏对钠及水分的重吸收，使细胞外液及血容量增加，回心血量增多。Frank-Starling定律，即心室舒张期末容量在一定范围的增加，可使心肌收缩力增强，因而心搏出量增加。（3）心肌肥厚：持久的容量负荷或压力负荷加重时，可使心肌肥厚，心肌收缩的功能单位 - 肌节数目增多，因而心肌收缩力加强。

2．心功能失代偿期

当心脏病变不断加重，心功能减退超过其代偿功能时，则出现心功能失代偿，其主要病理生理变化有：（1）心率加快，心排血量减低：心功能不全早期，心率代偿性加快，虽有助于增加心排血量使其达到或接近正常水平，然而，心率加快也增加心肌耗氧量，且冠状动脉供血和心室充盈时间缩短，而使每搏血量下降心排血量反而降低。（2）水、钠潴留：心排血量的降低，引起血液的重新分配，肾血流量减少。肾血流量的减少可使肾小球滤过率减低或肾素分泌增加，进而作用于肝脏产生血管紧张素原，形成血管紧张素Ⅰ。血管紧张素Ⅰ经过肺及肾循环，在转化酶的作用下，形成血管紧张素Ⅱ，后者除有使全身及肾细小动脉痉挛加重肾缺血外，还促使肾上腺皮质分泌更多的醛固酮，使钠潴留增多，血浆渗透压增高，刺激下丘脑视上核附近的渗透压感受器，反射性地使垂体后叶抗利尿激素分泌增多，从而引起钠、水潴留、血容量增加，静脉及毛细血管充血和压力增高。（3）心室舒张末压增高：心衰时，心肌收缩力减弱，心搏出量减少，心室腔内的残余血容量增加，心室舒张末期压力升高，静脉回流受阻，引起静脉瘀血和静脉压增高，当毛细血管内静水压力增高超过血浆渗透压和组织压力时，毛细血管内液外渗，组织水肿。

三、心衰最新分类和老年心衰的临床特点

（一）心衰最新分类

通常大多数临床研究都根据左室射血分数（LVEF）来对心衰进行分类，需要注意的是由于EF值主要取决于所采用的成像技术、分析方法、操作者的经验以及熟练程度，EF值并不能完全说明心脏的收缩功能。

根据2016年ESC急、慢性心力衰竭诊断和治疗指南，将心衰分为射血分数保留的（HFrEF）、EF中间值的（HFmrEF）和EF值降低的（HFpEF）三种，其具体分类及定义见表6-2。

表 6-2　HFpEF、HFmrEF 和 HFrEF 的定义

分类	1	2	3
HFrEF	症状 ± 体征 [a]	LVEF<40%	——
HFmrEF	症状 ± 体征 [a]	LVEF 40%~49%	1. 利钠肽水平升高 [b] 2. 至少符合以下一条附加标准： ①相关的结构性心脏病［LVH 和（或）LAE］ ②舒张功能不全
HFpEF	症状 ± 体征 [a]	LVEF ≥ 50%	1. 利钠肽水平升高 [b] 2. 至少符合以下一条附加标准： ①相关的结构性心脏病［LVH 和（或）LAE］ ②舒张功能不全

注：LVEF：左室射血分数；LAE：左心房扩大；LVH：左心室肥厚。a. 心衰早期（尤其是 HFpEF）和用利尿治疗的患者可能没有体征；b. BNP>35pg/ml 和（或）NT-proBNP>125pg/ml.

（二）老年心衰的临床特点

根据 2016 年欧洲心脏病学会急、慢性心力衰竭诊断和治疗指南，心力衰竭的症状和体征如表 6-3。

表 6-3　心力衰竭的常见症状和体征

症状	体征
典型	**较特异**
气促	颈静脉压升高
端坐呼吸	肝颈静脉回流征
阵发性夜间呼吸困难	第三心音（奔马律）
运动耐力降低	心尖搏动向左侧移位
乏力、疲倦、运动后恢复时间延长	
踝部水肿	
不太典型	**不太特异**
夜间咳嗽	体重增加（2kg/w）
喘息	体重减轻（晚期心衰）
肿胀感	组织消耗（恶病质）
食欲不振	心脏杂音
精神不振（尤其是老年人）	外周水肿（踝部、骶部、阴囊）
抑郁	肺部啰音

续表

症状	体征
心悸	肺底空气进入减少，肺底叩诊浊音（胸腔积液）
头晕	心跳加快
晕厥	脉搏不规则
俯身呼吸困难	呼吸加快
	潮式呼吸
	肝大
	腹水
	四肢冷
	尿少
	脉压小

（三）老年慢性心衰的症状特点

1. 症状缓和

老年人常常由于精神状态消极，或伴有运动障碍性疾病（偏瘫、关节病）以及视力减退等原因，日常活动量减少，可以不出现劳力性呼吸困难，甚至中度心衰也可完全无症状，但遇到诱因则可发生重度急性左心衰危及生命。老年心衰因肺血管代偿性变化（肺静脉容积及压力缓慢增加）可以不产生端坐呼吸及夜间阵发性呼吸困难。重症肺水肿也少见。因此，老年心衰常表现为慢性干咳、疲乏、虚弱、不愿意行走等症状。疲乏除由于低心搏出量致不能满足组织氧需外，可能是毛细血管基础膜增厚、通透性降低、功能性毛细血管数目减少引起肌肉疲劳所致。

2. 神经精神症状常见

老年心衰因有明显的低心搏出量和低氧血症，使脑组织供血和供氧减少，从而导致注意力减退、淡漠、焦虑、失眠、昏睡、精神错乱等症状。精神错乱可以是老年心衰的主要表现，容易漏诊，高龄患者心衰确诊率不足半数，可能与此有关。

3. 消化道症状多见

老年心衰因肝及胃肠瘀血所致的腹痛、恶心及呕吐等消化道症状比中青年患者多见。

4. 肾功能不全较常见

由于低心搏出量和利尿治疗，使肾脏供血减少，表现为尿量减少和肾前性氮质血症（BUN 升高）。在老年心衰中，其患病率可高达 65%。

5. 粉红色泡沫痰少见

老年重症肺水肿可有满肺湿啰音，常伴有神志障碍，但粉红色泡沫痰少见。如有血痰、呼吸困难及右心衰表现时，要考虑肺栓塞的可能。

6. 水电解质及酸碱失衡较常见

由于水、电解质及酸碱平衡等调节能力随增龄而明显减退，老年心衰患者发生低钾、低镁、低钠血症、低氯性碱中毒、代谢性酸中毒等明显高于中青年患者。这些因素常使心衰变为难治性，各种治疗措施难以奏效，因此必须及时识别与处理。

7. 阵发性呼吸困难

夜间阵发性呼吸困难常是左心衰早期，具有特征性的症状，但老年左心衰可表现为白天阵发性呼吸困难，尤其是餐后或体力活动后其意义与夜间阵发性呼吸困难相同。老年人夜间阵发性呼吸困难需要排除慢性支气管炎伴痰阻塞气道和重度睡眠 – 呼吸暂停低通气综合征。痰液阻塞所引起的呼吸困难，坐起后并不能马上缓解，但咳出痰液后症状立即减轻。老年人急性心肌缺血多无症状，常以短期内反复发作阵发性呼吸困难作为首发表现，遇到此情况应做心电图明确诊断。

8. 味觉异常

心衰发作或加重时，部分老年患者常感觉口腔内有一种令人讨厌的味道，因而使病人精神苦恼，食欲丧失及不断饮水。这种味觉异常可随心衰的控制而消失。

9. 大汗淋漓

心衰发作时，有些老年患者仅表现为不寻常的大汗淋漓，尤其是面颈部大汗，往往是心衰发作的象征。

（四）老年人慢性心衰的体征特点

1. 发绀明显

老年心衰患者嘴唇和指甲发绀一般较中青年患者明显。

2. 潮式呼吸多见

老年心衰患者由于低氧血症和循环时间延长，导致呼吸中枢缺氧、表现为潮式呼吸，常见于伴有脑血管病患者。

3. 呼吸增快

老年人呼吸 >25 次 / 分，如无其他原因解释应考虑心衰可能。

4. 心率不快

部分老年心衰患者由于窦房结及传导组织退行性变、病态窦房结综合征或房室传导阻滞等原因，即使心衰，心率也不快，甚至心动过缓。

5. 体循环瘀血体征轻

老年人静脉压较中青年人低，故老年心衰静脉压升高的程度不如中青年患者明显，体循环瘀血体征相对轻。老年人心衰时颈静脉怒张常见，但颈静脉怒张也见于肺气肿或纵隔肿瘤及伸长扭曲的主动脉压迫所致。如深吸气时颈静脉怒张消失，提示主动脉压迫所致。

6. 湿性啰音和水肿常见，但不一定都是心衰所致

湿性啰音和下肢水肿在老年人特别常见，不仅见于非心衰性疾病，且也见于健康老年人，应结合其他表现综合判断。如湿啰音伴有心率增快、奔马律，则应视为心衰表现，在利尿后啰音减少或消失。老年体弱患者因为长期卧床，心源性水肿可首先见于面部而非下肢。若出现下肢非对称性水肿，应注意慢性静脉功能不全。

7. 胸腔积液

老年慢性心衰患者可发生不同程度的胸腔积液，这与体静脉压升高和低蛋白血症有关，一般以双侧多见，右侧次之，左侧较少见。漏出液多见，也可出现渗出液，这可能是

漏出液被部分吸收，使现存的液体相对浓缩所致，心源性胸腔积液可发生于典型心衰症状之前，容易误诊。

（五）心衰辅助检查

1. 对疑似心衰患者的诊断检查（表6-4）

表6-4　对疑似心衰患者的诊断检查

诊断方法：
ECG X线片 血常规、肌酐、电解质 超声心动图（包括EF） BNP
符合以下标准可以排除心衰：
正常超声心动图 正常JVP 无液体潴留、无外周水肿 无腹胀 无肺部啰音
符合以下标准考虑心衰可能：
任何心肌病病史 端坐呼吸，夜间阵发性呼吸困难 增加的JVP 超声心动图阳性结果：异常EF或Ⅱ～Ⅳ级舒张功能障碍或中到重度瓣膜异常 X线片阳性结果：肺水肿证据或心脏长大
存在以下情况，心衰诊断需要进一步检查确定：
进展性，不能解释的症状 病人有心衰危险因素但不符合以上诊断标准 存在可靠的替代诊断 超声心动图显示： 一级或轻度舒张功能障碍 游离壁运动异常或 任何轻度瓣膜异常
LVEF检测：
超声心动图 CT造影 放射性核素造影（RNA or MUGA） 心脏MRI（CMR） 左心室造影

2. 血浆脑钠肽（BNP 和 NT-proBNP）

BNP 诊断心衰的敏感性（97%）、特异性（84%）、阴性预测值（97%）和阳性预测值（70%）都较为明确。可用于鉴别心源性和肺源性呼吸困难，BNP 正常的呼吸困难，基本可除外心源性因素。BNP 水平高预示严重心血管事件及死亡高风险。治疗后 BNP 水平下降提示预后改善。大多数心衰呼吸困难者 BNP>400pg/ml，若 BNP<35pg/ml 或 NT-proBNP<125pg/ml 不支持心衰诊断，应考虑其他原因（肺栓塞、COPD 或心衰代偿期）。

四、心衰诊断、诊断流程及评估

（一）心衰诊断标准

早期心衰的诊断非常困难，尤其老年人临床症状不典型，例如疲乏、无力、反复出汗等，难以与其他疾病相区别。对于疑似心衰患者，诊断流程如图 6-1。

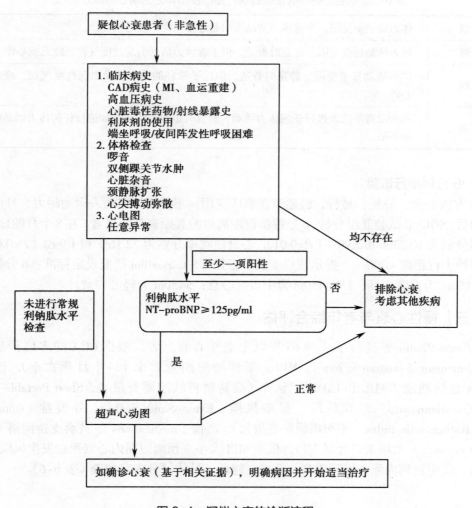

图 6-1　疑似心衰的诊断流程

（二）心衰严重程度分级

1. NYHA 心功能分级

在几乎所有心衰的随机对照治疗试验中，该分级都被用来选择患者，因此，也用于描述哪些患者从有效的治疗受益。然而，应注意，症状严重程度与心室功能关系较差，虽然症状严重程度和生存率之间存在明确关系，但有轻度症状的患者仍可能有较高的住院和死亡的绝对风险（具体心功能分级如表 6-5）。

症状也可能迅速改变，如一个稳定有轻度症状的患者可能因心律失常的发作在静息时突然变得喘不过气来，而一个有肺水肿、NYHA Ⅳ级症状急性不舒服的患者，经用利尿剂可迅速改善。症状的加重表明住院和死亡的风险增高，是迅速寻求医疗照护和治疗的指征。显然，症状的改善（最好让患者达到无症状程度）是心衰治疗的两大目标之一，另一个目标是降低发病率包括住院率和死亡率。

表 6-5　纽约心脏协会根据症状严重程度和体力活动心功能分级

Ⅰ级	体力活动不受限。平常体力活动不引起过度气促、疲乏或心悸。
Ⅱ级	体力活动轻度受限。静息时舒适，但平常体力活动引起过度气促、疲乏或心悸。
Ⅲ级	体力活动显著受限。静息时舒适，但比平常轻的体力活动引起过度气促、疲乏或心悸。
Ⅳ级	不能没有不适地进行任何体力活动。静息时也存在症状。如进行任何体力活动便增加不适。

2. 6 分钟步行试验

此方法安全、简便、易行，已逐渐在临床应用，不但能评定病人运动耐力，且可预测患者预后。SOLVD 试验亚组分析，6 分钟步行距离短的和距离长的患者，在 8 个月随诊期间，死亡率分别为 10.23% 和 2.99%（$P=0.01$）；心衰住院率分别为 22.16% 和 1.99%（$P<0.0001$）。如 6 分钟步行距离 <300m，提示预后不良。根据 US Carvedilol 研究设定标准：6 分钟步行距离 <150m 为重度心衰；150~450m 为中重度心衰；>450m 为轻度心衰。

（三）慢性心衰与老年综合评估

Alberto Pilotto 等进行了一项 65 岁以上老年心衰患者，根据 CGA 的多维预后指数（multidimensional prognostic index，MPI）来预测短期死亡率（一个月死亡率），该项研究 CGA 包括功能（ADL 和 IADL）、认知（简易精神状态调查量表，Short Portable Mental Status Questionnaire）、营养状况、褥疮风险（Exton-Smith Scale）、并发症（Cumulative Illness Rating Scale Index，累积疾病量表指数）、药物（medications）、社会支持网络（social support network）七项条目计量 MPI，根据 MPI 大小来预测短期内心衰死亡发生风险，MPI 值越高，说明短期内死亡风险越高；反之，越低。具体评分内容如表（表 6-6）。

表 6-6　MPI 值的计量标准

评估	问题		
	没有问题 （value=0）	次要问题 （value=0.5）	主要问题 （value=1）
ADL	6~5	4~3	2~0
IADL	8~6	5~4	3~0
简易精神状态调查量表	0~3	4~7	8~10
并发症指数	0	1~2	≥3
营养评估	≥24	17~23.5	<17
褥疮的风险评估（Exton–Smith Scale）	16~20	10~15	5~9
药物	0~3	4~6	≥7
社会支持网络	与家人住在一起	群居	独自居住

注：营养评分（mini nutritional assessment score）：≥24，表示满意的营养状况；17~23.5，表示有营养不良的风险；<17，表示营养不良。褥疮的风险评估（Exton–Smith Scale score）：16~20，表示存在低风险；10~15，表示存在中风险；5~9，表示存在高风险。数值 0 表示没有问题，数值 0.5 表示次要问题，数值 1 表示主要问题。

五、老年慢性心衰的治疗

（一）老年慢性心衰治疗原则

老年人心衰处理原则与年轻人原则上相似，但老年人往往受到多种药物及多重并发症的影响，若长期用药，则无法避免药物之间相互作用及药物不良反应。因此，在高龄老年人，提高生命质量比改善长期预后更有意义。

（二）慢性心衰的非药物治疗

1. 预防诱因

首先采用积极有效措施防治可能导致心衰发生的原发疾病及诱发因素，如积极控制高血压、改善心脏结构和传导异常、防治感染、避免紧张、劳累、戒烟酒，合理补液，纠正电解质及酸碱失衡等。

2. 休息活动指导

心功能Ⅲ～Ⅳ级患者应在病情控制后，适当进行室外活动，以步行为主，但尽量避免跌倒和损伤；指导患者及家属避免长期卧床导致肺栓塞、肺部感染、血栓和褥疮形成以及肌肉萎缩。较重患者可在床边围椅小坐，其他患者可步行每日多次，每次 5~10 分钟，并酌情逐步延长步行时间。

3. 饮食指导

心衰患者饮食应以清淡，低脂，高热量、高蛋白、多维生素、容易消化为宜。避免产气食物，注意少量多餐，进食过饱会增加心脏负担，诱发心衰；严禁烟酒和刺激性食物，为预防便秘，多吃水果、蔬菜，保持大便通畅。证据表明，限钠只对重度收缩性心衰（LVEF<20%）和肾功能不全有效。因此，不应过度限制钠的摄入量。且肾脏保钠能力随着增龄而降低。另外，心衰患者进食少，使用利尿剂，如过度限钠，可能导致或加重低钠血症。

4. 监测体重

每日测体重以早期发现液体潴留。如在3天内体重突然增加2kg以上，应考虑已有钠、水潴留（隐性水肿），需加大利尿剂剂量。

5. 减少不适当的药物

（1）非甾体类抗炎药和COX-2抑制剂，可引起钠潴留、外周血管收缩，减弱利尿剂和ACEI的疗效，并增加其毒性；（2）皮质激素；（3）Ⅰ类抗心律失常药物；（4）大多数CCB（地尔硫䓬、维拉帕米、短效二氢吡啶类制剂）。

（三）慢性 HF-rEF 的治疗

1. 慢性症状性收缩性心衰（NYHA 心功能Ⅱ～Ⅳ级）的药物治疗（图6-2）

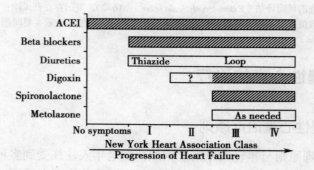

图 6-2　慢性症状性收缩性心衰的药物治疗

阴影区域代表在前瞻性随机对照临床试验中获益

2. 利尿剂

利尿剂通过抑制肾小管特定部位钠或氯的重吸收，消除心衰时的水钠储留，是治疗老年容量负荷过重心衰（HF）的一线药物。

（1）老年轻度HF可应用噻嗪类利尿剂，如氢氯噻嗪（12.5~25mg，1~2次/天），对肌酐清除率Ccr<30ml/min者无效，故此药仅用于无明显肾损害的轻、中度水肿。

（2）老年中重度HF应使用襻利尿剂如速尿，如果合并肾衰，呋塞米是唯一有效药物，但Ccr<20ml/min，需增大剂量才生效。呋塞米在利尿效果出现之前具有扩小静脉作用，可降低前负荷，由于老年人体液总量和体钾较青中年人少，过急过猛利尿易引起失水及电解质紊乱。因此，选择口服利尿剂，且用量比中青年人要小（半量开始），给药时间应放在午前，以免夜间频繁排尿影响睡眠。当需要呋塞米40~120mg/d时，加用ACEI对抗利尿剂的低钾和神经内分泌激活等不良反应，可提高生存率，老年患者常有肾功能不全，应用保钾

利尿剂或补钾，容易出现高钾血症，故最好联合使用排钾与保钾利尿剂。呋塞米对排尿困难老人易发生尿失禁或尿潴留，必要时置导尿管、以防膀胱对钠的吸收。如水肿消退后，体重不再下降，恢复发病前活动，若已无心衰表现，可考虑停用利尿剂。持续应用利尿剂可出现排钠的自限现象，大约利尿 3 天后，钠代谢不再呈负平衡可能是利尿后血容量减少和近曲小管加强对钠的重吸收所致，故应间歇用药。有时口服大量呋塞米（可达 200mg）无明显疗效，与肠壁水肿影响药物吸收有关，此时应改为静脉给药，待肠壁水肿减轻，可恢复口服给药。

（3）应用利尿剂应严密观察电解质，低血钾和（或）低血镁可诱发恶性室性心律失常及洋地黄中毒。

（4）老年人由于营养不良性低蛋白血症，胶体渗透压降低，必须并用蛋白制剂才能消退水肿。此外，使用利尿剂后，尽管可以消除水肿，但也容易发生血管内失水，故对脑动脉硬化、房颤、重度心衰者应加强抗凝治疗以防血栓形成。

（5）新型利尿剂托伐普坦是血管加压素 V_2 受体拮抗剂，具有仅排水不利钠的作用，伴顽固性水肿或低钠血症者疗效更显著。

3. 血管紧张素转换酶抑制剂（ACEI）

ACEI 是心衰治疗的基石和首选。美国和欧洲心力衰竭治疗指南提出：所有心衰患者（包括无症状心衰），无禁忌证者均需应用。早期应用可使 HF 患者死亡率明显下降，除扩血管外，还能拮抗 RAAS 激活的心脏毒性作用，从而延缓心室重塑和 HF 进展。应从小剂量开始，递增到目标量或最大的耐受量，终生使用。双侧肾动脉狭窄、高血钾、血肌酐 >225μmol/L、低血压（收缩压 <90mmHg）者禁用。注意观察低血压或低灌注，监测肾功能和血钾等。卡托普利 6.25mg，2~3 次 / 天，或依那普利 2.5mg，1 次 / 天，然后依临床反应逐步增量，并密切观察血压和心率等变化，Ccr<30ml/min 应减量使用。

4. 血管紧张素Ⅱ受体拮抗剂（ARB）

心衰治疗指南建议，不能耐受 ACEI 者可以应用 ARB。有研究表明心衰治疗可同等选择 ACEI 或 ARB，两者在改善预后上各国指南均列为Ⅰ类推荐和 A 级证据，即肯定了两种药在选择上的平等权利。2007 年中国《慢性心力衰竭诊断治疗指南》又强调其中氯沙坦、缬沙坦和坎地沙坦临床证据更多，应优先考虑。ARB 可引起低血压、高血钾及肾功能损害。

5. β 受体阻滞剂

临床试验显示，选择性 $β_1$ 受体阻滞剂（比索洛尔、美托洛尔）和非选择性 β 受体阻滞剂（卡维地洛）能显著降低慢性充血性心衰患者总死亡率、猝死率及心血管事件死亡率，且患者能够良好耐受。安全应用 β 受体阻滞剂应注意以下问题：①充分应用 ACEI、利尿剂和洋地黄类等药物控制心力衰竭，在血流动力学稳定基础上，尤其患者体重恒定，保持"干体重"时，开始使用。②从小剂量开始（比索洛尔从 1.25mg/d，美托洛尔从 6.25mg/d 开始）。③递增剂量渐进缓慢，每一到四周增加剂量，达最大耐受量或靶剂量。④若水肿加重，使用利尿剂可明显好转。⑤清醒静息下，心率不慢于 50 次 / 分可继续用药。对于严重心动过缓（心率 <55 次 / 分）、低血压（SBP<100mmHg）、重度房室传导阻滞、慢性阻塞性肺疾病及支气管哮喘患者慎用。

6. 醛固酮受体拮抗剂

研究证实，螺内酯使全因死亡相对危险降低 30％。ACC/AHA 指南推荐，在收缩性

HF、Ⅳ级心功能患者，除应用利尿剂、ACEI、β 受体阻滞剂等常规治疗外，如果肾功能及血钾正常，可应用醛固酮受体拮抗剂。醛固酮在心肌细胞外基质重塑中起重要作用，心衰患者长期应用 ACEI 常出现"醛固酮逃逸"现象，即血醛固酮水平不能保持稳定而持续降低，因 ACEI 能抑制醛固酮分泌，醛固酮拮抗剂可以阻断醛固酮作用，故两者联合达到互补。1999 年 RALES 试验证实，重度心衰患者在常规治疗基础上，加用螺内酯（最大剂量 20mg/d，平均 24 个月），总死亡率降低 29%。老年人不一定要减少螺内酯剂量，但当血肌酐或血钾水平明显升高时，可以减少至 10mg/d。对射血分数降低患者，如肾功能和血钾允许，应尽快启动螺内酯治疗。

7. 硝酸酯类

适用于急性左心衰竭和肺水肿、严重难治性心力衰竭及二尖瓣狭窄和（或）关闭不全伴肺循环阻力增高和肺瘀血患者。硝酸甘油静脉用药时要从小剂量开始，逐渐增量，欲停药时逐渐减量，以免发生"反跳"。初始剂量 10μg/min。二硝酸异山梨醇酯针剂半衰期为 20~30 分，静滴后 2 小时即达稳态血药浓度，输液停止后仍提供足够作用时间，是高效安全的静脉制剂。硝酸酯类制剂应用时注意低血压及反射性心动过速等副作用。长期应用时最主要的是耐药性，间歇用药，每天保留数小时空白期，可减少耐药性的产生。

8. 其他血管扩张剂

钙拮抗剂不主张用于收缩性心力衰竭患者，但临床研究证明，长效非洛地平、氨氯地平对收缩性心力衰竭者是安全的，故可用于冠心病心绞痛伴心衰的患者。哌唑嗪有较好的急性血流动力学效应，可用于各种心脏病所致的慢性充血性心力衰竭，首次服药从小剂量开始（0.25~0.5mg），避免发生突然虚脱，心动过速等"首剂现象"，同时极易产生耐药性，应逐渐增加剂量或停药 1 周后再继续使用。

9. 正性肌力药物

洋地黄制剂仍然是治疗老年心衰的重要药物。老年人肾小球滤过率降低，使药物清除减少，半衰期延长，易引起洋地黄中毒。因此，洋地黄剂量比青中年小。非急性心衰选用地高辛，肾功能基本正常者，0.25mg/d，3~5 次 /d 后改为 0.125mg/d，肾功能减退，电解质紊乱或高龄者，0.125mg/d，7d 后 0.125mg/d 或隔日应用。急性肺水肿选毛花苷 C 0.2~0.4mg 静注，必要时 3~4 小时后重复 0.2mg，或毒毛花苷 k 0.125~0.25mg 静注，必要时 2 小时后重复 0.125mg。一旦心衰改善即用口服制剂。老年洋地黄中毒的典型表现（恶心、呕吐及心动过缓等）在老年人不常见，而神志恍惚、抑郁、中毒精神病等神经精神症状和男性乳房发育比较常见。老年洋地黄中毒死亡率高（22%），一旦中毒，应停用洋地黄，补充钾镁制剂，最好口服，静脉给药应严格掌握指征。对心率不快甚至心动过缓的老年患者，禁用洋地黄类（安装心脏起搏器后仍可应用），宜选用儿茶酚胺类。相同剂量情况下，多巴酚丁胺的强心作用大于多巴胺，多巴胺升压作用大于多巴酚丁胺。因此，血压正常者，单用多巴酚丁胺［开始按 5~10μg/（kg·min）的速度静滴］或多巴酚丁胺加小剂量多巴胺［开始按 1~5μg/（kg·min）速度静滴］；血压偏低或心源性休克者，用大剂量多巴胺加小剂量多巴酚丁胺。此类药物连续使用，因 β 受体下调而出现耐受现象，可采取间歇用药的方法来避免。长期用非洋地黄类药物可使病死率和室性心律失常增加。故此类药仅用于急性心衰或慢性心衰恶化时短期辅助治疗。

10. 左西孟旦

一种钙增敏剂，通过结合于心肌细胞上的 TnC 促进心肌收缩，还通过介导 ATP 敏感的钾通道而发挥血管舒张作用和轻度抑制磷酸二酯酶的效应。其正性肌力作用独立于 β 肾上腺素能刺激，可用于接受 β 受体阻滞剂治疗的患者。该药在缓解临床症状、改善预后等方面不劣于多巴酚丁胺，且使患者的 BNP 水平明显下降。冠心病患者应用不增加病死率。用法：首剂 12mg/kg 静脉注射（>10 分钟），继以 $0.1\mu g/$（$kg \cdot min$）静脉滴注，可酌情减半或加倍。对于收缩压 <100mmHg 的患者，不需负荷剂量，可直接用维持剂量，防止发生低血压。应用时需监测血压和心电图，避免血压过低和心律失常的发生。

注意事项：急性心衰患者应用此类药需全面权衡：①是否用药不能仅依赖 1、2 次血压测量值，必须综合评价临床状况，如是否伴组织低灌注的表现；②血压降低伴低心搏出量或低灌注时应尽早使用，而当器官灌注恢复和（或）循环淤血减轻时则应尽快停用；③药物的剂量和静脉滴注速度应根据患者的临床反应作调整，强调个体化治疗；④此类药可即刻改善急性心衰患者的血流动力学和临床状态，但也可能促进和诱发一些不良的病理生理反应，甚至导致心肌损伤和靶器官损害，必须警惕；⑤用药期间应持续心电、血压监测，因正性肌力药物可能导致心律失常、心肌缺血等情况；⑥血压正常又无器官和组织灌注不足的急性心衰患者不宜使用。

11. 伊伐布雷定

该药是心脏窦房结起搏电流（If）的一种选择性特异性抑制剂，以剂量依赖性方式抑制 If 电流，降低窦房结发放冲动的频率，从而减慢心率。由于心率减缓，舒张期延长，冠状动脉血流量增加，可产生抗心绞痛和改善心肌缺血的作用。应用方法：起始剂量 2.5mg、2 次 / 天，根据心率调整用量，最大剂量 7.5mg、2 次 / 天，患者静息心率宜控制在 60 次 / 分左右，不宜低于 55 次 / 分。不良反应：心动过缓、光幻症、视力模糊、心悸、胃肠道反应等均少见。

12. 能量代谢药物

心衰患者特别是长期应用利尿剂时会导致维生素和微量元素的缺乏。心肌细胞能量代谢障碍在心衰的发生和发展中可能发挥一定作用。部分改善心肌能量代谢的药物如曲美他嗪、辅酶 Q10 和左卡尼汀在心衰治疗方面进行了有益的探索性研究，但总体证据不强，缺少大样本前瞻性研究，曲美他嗪在近几年国内外更新的冠心病指南中获得推荐，故心衰伴冠心病可考虑应用。

（四）慢性 HF-pEF 的治疗

65 岁以上的各型心衰患者中，慢性 HF-pEF（射血分数保留 / 舒张性心衰）可达 50% 以上。射血分数保留心衰的治疗目标是尽可能改善心室舒张期充盈和降低心室舒张末压。射血分数保留心衰的基础治疗与收缩性心衰相似，但药物治疗原则上不同，HF-pEF 心衰主要以降低肺静脉压力、维持窦性心律、控制心室率以及提高心室舒张速率为主，要慎用利尿剂和血管扩张剂（明显水钠潴留除外）。

1. 纠正病因

HF-pEF 心衰多有明确的病因，高血压心脏病和冠心病所致者应积极控制血压和改善心肌缺血，缩窄性心包炎者应手术治疗。

2. 维持适当心率

心率过快过慢都使心搏出量减少，应把心率维持在 60~90 次 / 分。多数 HF-pEF 心衰患者伴有心率增加，因而舒张充盈时间缩短，心输出量降低，故可以用 β 受体阻滞剂和钙拮抗剂，使心率维持在允许范围。

3. 改善舒张早期充盈

改善心室舒张早期充盈对 HF-pEF 心衰十分重要，钙离子拮抗剂是比较有效的药物。

4. 恢复窦性节律

老年人因心肌肥厚、间质纤维化、淀粉样变及脂肪浸润等变化，使心肌紧张度增加，心室顺应性降低，心室舒张早期充盈比青年人降低 50%，通过心房收缩可使心室晚期充盈增加 46%。因此，老年人心室充盈量依赖于心房收缩。房颤时，心房失去有效收缩，严重影响心搏出量，故对房颤患者应尽可能采用药物或电复律恢复窦性节律。对完全性房室传导阻滞者，应安装房室顺序性起搏器，以维持心房功能。

5. 减轻肺瘀血

肺瘀血症状明显者可用静脉扩张剂及作用缓和的利尿剂，以降低前负荷，减轻肺瘀血。但 HF-pEF 心衰患者常需较高充盈量，才能维持正常心搏量。如果前负荷过度降低，心室充盈压下降，心搏出量明显减少。因此，利尿剂和静脉扩张剂的用量以缓解呼吸困难为止，切勿过量和过久使用。

（五）心衰非药物 / 器械治疗

1. 植入式心脏复律除颤仪（Implantable Cardiovision Defibrillator，ICD）

轻度心衰患者，约半数会发生猝死，多数与室性心律失常有关，而另一些可能与心动过缓和心脏停搏相关。因此，预防猝死是心衰患者治疗的一个重要方面。ICD 对降低室性心律失常的死亡起着重要作用。心衰心源性猝死试验（SCD-HeFT）对非缺血性心衰或非缺血性扩张性心肌病患者的观察发现，对平均随访 45.5 个月，ICD 可使死亡相对危险减少（Relative risk reduction，RRR）值达 23%（P=0.007），且获益独立于 ACEI 和 β 阻滞剂常规治疗。另外，ICD 可降低心脏停搏存活者和有持续症状性室性心律失常患者的死亡率。因此，对有良好功能状态、预期寿命 >1 年者，无论 EF 如何，推荐应用 ICD，以提高生存率。

2. 心脏再同步化治疗（Cardiac Resynchronization Therapy，CRT）

CRT 也叫双心室起搏，对那些窦性心律尽管用了优化药物治疗、NYHA 心功能Ⅲ级和Ⅳ级且 EF 持续降低的患者，推荐行心脏再同步化治疗。将 CRT 和起搏器结合起来应用，称为心脏再同步化治疗起搏器（CRT-P），将 CRT 和 ICD 功能结合起来应用，称为心脏再同步化治疗除颤器（CRT-D）。CRT 治疗指征：（1）LBBB（左束支传导阻滞）：QRS 波图形对窦性心律、QRS 间期 ≥ 120ms、呈 LBBB QRS 图形、EF ≤ 35%、功能状态良好、预期生存 >1 年的患者，推荐植入 CRT-P/CRT-D 以降低因心衰住院和早亡的危险。（2）非LBBB（左束支传导阻滞）：QRS 图形无论 QRS 图形如何，对窦性心律、QRS 间期 ≥ 150ms、EF ≤ 35%、功能状态良好、预期生存 >1 年的患者，应考虑植入 CRT-P/CRT-D 以降低因心衰住院和早亡的风险 。COMPAN-ION 和 CARE-HF 两项随机对照实验均显示 CRT 可降低全因死亡率和因心衰恶化住院的风险。在 COMPANION 试验中，用 CRT- 起搏器（CRT-P）死亡的 RRR 为 24%；用 CRT- 除颤器（CRT-D）死亡的 RRR 为 36%；在 CARE-HF 试验，

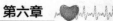

用 CRT-P 死亡 RRR 36%。在 CARE-HF，用 CRT-P 心衰住院 RRR 为 52%。上述的获益均独立于包括利尿剂、地高辛、ACEI、β 阻滞剂及 MRA 等在内的常规药物治疗，也显示出 CRT 在改善症状、生活质量和心室功能方面也有其优越性。

3. 心肌收缩力调节器（CCM）

心肌收缩调节器（cardiac contractility modulation，CCM）是一种治疗心力衰竭的新型植入性心脏电子装置，其原理是于心肌的绝对不应期给予强刺激以增强心肌收缩力，从而达到改善临床症状的目的，长期作用可逆转心肌重构。它优点在于，在不增加心肌氧耗和不增加心律失常的前提下，增强心肌收缩力，能迅速改善患者的临床心功能并使心肌逆重构。尤其适用于不符合心脏再同步治疗适应证或心脏再同步治疗无反应者。

心脏收缩调节器信号通过类似于心脏起搏器的装置传到心脏，并经通过起搏电极与心脏联接，其置入过程和双腔起搏器相似。小规模临床试验发现，采用 CCM 治疗，能够显著提高心力衰竭患者的生活质量和运动耐量（明尼苏达心衰积分），其植入后发生室性心律失常无差异、其与 CRT 治疗宽 QRS 波的效果相对，而且可以改善左室收缩功能，逆转左室结构和生化方面的重塑。目前 CCM 仍不能用于异位心律失常、心房颤动、电极植入定位复杂、电池持续时间较短及植入后对其信号有感觉等众多不足。由于目前缺少大规模、多中心随机、对照研究，其对心力衰竭的最终转归的影响暂时尚未明确。

4. 机械辅助循环（MCS）

机械辅助循环是指用人工制造的机械装置部分或完全替代心脏的泵血功能，保证全身组织、器官的血液供应，其主要的组成部分是血泵。机械辅助循环能够部分或完全替代心脏的排血功能，减少心脏的负荷和耗氧量，从而改善心肌代谢，提高心功能。临床常用的机械辅助有：心室辅助循环装置、主动脉内气囊反搏（IABP）、增强型体外反搏等。以上机械辅助循环在改善心功能中有良好的效果。心脏机械辅助装置供应方便，无需免疫抑制剂，无急慢性排斥反应。目前国内外都在积极研制和开发新型的技术和器械，其中产生脉动血流的技术接近生理循环的状态，对血管内皮细胞的功能具有保护效应。

参 考 文 献

［1］ Nahid Azad, Genevieve Lemay. Management of chronic heart failure in the older population［J］. Journal of Geriatric Cardiology, 2014, 11(4): 329-337.

［2］ Dharmarajan K, Rich MW. Epidemiology, Pathophysiology, and Prognosis of Heart Failure in Older Adults［J］. Heart Fail Clin, 2017, 13(3):417-426.

［3］ 周京敏, 崔晓通, 葛均波. 中国心力衰竭的流行病学概况［J］. 中华心血管病杂志, 2015, 43(12): 1018-1021.

［4］ Ariely R, Evans K, Mills T. Heart failure in China: a review of the literature［J］. Drugs, 2013, 73(7):689-701.

［5］ Yu Xu, Yanan Shi, Zhongyu Zhu, et al. Prognosis of patients with heart failure and reduced ejection fraction in China［J］. Exp Ther Med, 2013, 6(6):1437-1442.

［6］ Roig T, Márquez MÁ, Hernández E, et al. Geriatric assessment and factors associated with mortality in elderly patients with heart failure admitted to an acute geriatric unit［J］Rev Esp Geriatr Gerontol, 2013, 48

(6):254-258.

[7] McGrady M, Reid CM, Shiel L, et al. NT- proB natriuretic peptide, risk factors and asymptomatic left ventricular dysfunction: Results of the screening Evaluation of the Evolution of New Heart Failure Study (SCREEN-HF)[J]. Int J Cardiol, 2013, 169(2):133-138.

[8] 中华医学会心血管病学分会,中华心血管病杂志编辑委员会.中国心力衰竭诊断和治疗指南 2014[J]. 中华心血管病杂志,2014,42(2):98-121.

[9] 2017 ACC/AHA/HFRS 针对 2013 版 ACCF/AHA 心衰管理指南的更新。

[10] 边圆,王甲莉,程凯,等.2016 年欧洲心脏病学会急性心力衰竭指南解读[J].中华急诊医学杂志, 2016,(7):849-853.

[11] 洪华山.老年慢性心力衰竭的药物和非药物治疗现状[J].中华老年心脑血管病杂志.2015,17(8): 785-788.

[12] Alberto P, Filomena A, Marilisa F, et al. Multidimensional Prognostic Index Based on a Comprehensive Geriatrics Assessment Predicts short-Term Mortality in Older Patients with Heart Failure. Circ Heart Fail. 2010 Jan;3(1):14-20.

（邓珏琳 孙红娟 胡迎春）

第七章

老年脑血管疾病

一、概述

（一）概念

脑血管疾病是指由各种原因导致的脑血管性疾病的总称。卒中为脑血管疾病的主要临床类型，包括缺血性卒中和出血性卒中，以突然发病、迅速出现局限性或弥散性脑功能缺损为共同临床特征，为一组器质性脑损伤导致的脑血管疾病。

（二）流行病学

脑血管疾病是危害中老年人身体健康和生命的主要疾病之一。卒中是目前导致人类死亡第二位的原因，它与缺血性心脏病、恶性肿瘤构成全国的三大致病疾病。近年来卒中在我国全死因顺位明显前移。2008年卫生部公布的第三次全国死因调查，卒中（136.64/10万）已超过恶性肿瘤成为中国第一致死病因。我国卒中发病率120~180/10万，患病率400~700/10万，每年新发病例大于200万，每年死亡病例大于180万，存活者600万~700万，且2/3存活者遗留有不同程度的残疾。卒中也是单病种致残率最高的疾病。本病高发病率、高死亡率、高致残率和高复发率给社会、家庭带来沉重的负担和痛苦。随着人口老龄化，脑血管疾病造成的危害日趋严重。减少卒中疾病负担的最佳途径是预防，特别应强调一级预防，即针对卒中的危险因素积极地进行早期干预，以减少卒中的发生。

（三）脑血管疾病分类

脑血管疾病的分类方案是临床进行疾病诊断、治疗和预防的标准。长期以来分类方法较多，按病程发展可分为短暂性脑缺血发作、进展性卒中和完全性卒中。按病理改变可分为缺血性和出血性卒中。近年来，中华医学会神经病学分会脑血管病学组对以往的脑血管病分类重新进行修订，制定了《中国脑血管疾病分类2015》，见表7-1。

表 7-1　脑血管疾病分类 2015（简表）

一、缺血性脑血管病	（二）脑出血
（一）短暂性脑缺血发作	（三）其他颅内出血
1. 颈内动脉系统	1. 硬膜下出血
2. 椎 – 基底动脉系统	2. 硬膜外出血
（二）脑梗死	三、头颈部动脉粥样硬化、狭窄或闭塞
1. 大动脉粥样硬化性脑梗死	（未导致脑梗死）
2. 脑栓塞	四、高血压脑病
3. 小动脉闭塞性脑梗死	五、颅内动脉瘤
4. 脑分水岭梗死	六、颅内血管畸形
5. 出血性脑梗死	七、脑血管炎
6. 其他原因所致脑梗死	八、其他脑血管疾病
7. 原因未明脑梗死	九、颅内静脉系统血栓形成
（三）脑动脉盗血综合征	十、无急性局灶神经功能缺损症状的脑血管病
（四）慢性脑缺血	十一、脑卒中后遗症
二、出血性脑血管病	十二、血管性认知障碍
（一）蛛网膜下腔出血	十三、脑卒中后情感障碍

（四）脑血液循环调节及病理生理

正常成人的脑重为 1500g，占体重的 2%~3%，流经脑组织的血液 750~1000ml/min，占每分心搏出量的 20%。脑组织耗氧量占全身耗氧量的 20%~30%，脑能量来源主要依赖于糖的有氧代谢，几乎无能量储备，因此脑组织对缺血、缺氧性损害十分敏感。如果全脑组织的供血完全中断 6 秒，患者即出现意识丧失，10 秒自发脑电活动消失，5 分钟最易损的特定神经元出现不可逆性损伤，10~20 分钟大脑皮质出现广泛性的选择性神经元坏死。

脑组织的血流量分布不均，通常灰质的血流量高于白质，大脑皮质的血流供应最丰富，其次为基底节和小脑皮质。不同脑组织细胞对缺血、缺氧性损害的敏感性不同；神经元最不能耐受，其次为神经胶质细胞，最后为血管内皮细胞。不同部位的神经元对缺血、缺氧的敏感性亦不同；大脑新皮质的锥体神经元、海马 CA1 锥体神经元和小脑 Purkinje 细胞对缺血、缺氧性损害最敏感，脑干运动神经核对缺血、缺氧耐受性较高。

（五）脑血管疾病的病因

各种原因如动脉硬化、血管炎、先天性血管病、外伤、药物、血液病及各种栓子和血流动力学改变都可引起急性或慢性的脑血管疾病。根据解剖结构和发病机制，可将脑血管疾病的病因归为以下几类：

1. 血管壁病变

以高血压性动脉硬化和动脉粥样硬化所致的血管损害最常见，其次为结核、梅毒、结缔组织疾病和钩端螺旋体等病因所致的动脉炎，再次为先天性血管病（如动脉瘤、血管畸形和先天性狭窄）和各种原因（外伤、颅脑手术、插入导管、穿刺等）所致的血管损伤，另外还有药物、毒物、恶性肿瘤等所致的血管病损等。

2. 心脏病和血液动力学改变

如高血压、低血压或血压的急骤波动，以及心功能障碍、传导阻滞、风湿性或非风湿性心瓣膜病、心肌病及心律失常，特别是心房纤颤。

3. 血液成分和血流流变学改变

包括各种原因所致的高黏血症，如脱水、红细胞增多症、高纤维蛋白原血症等，另外还有凝血机制异常，特别是应用抗凝剂、避孕药物、弥散性血管内凝血和各种血液性疾病等。

4. 其他病因

包括空气、脂肪、癌细胞和寄生虫等栓子，脑血管受压、外伤、痉挛等。

（六）诊断与治疗原则

脑血管病的诊疗原则与其他疾病类似，包括病史、体格检查和实验室检查。根据突然发病、迅速出现局灶性或弥散性脑损害的症状及体征，临床可初步考虑脑卒中。结合脑部血管病变导致疾病的证据，如神经功能缺损符合血管分布的特点，颅脑 CT、MRI 或磁共振血管成像（MRA）、数字减影血管造影（DSA）及脑脊液等检查发现相关的疾病证据，以及常有的卒中危险因素，如高龄、高血压、心脏病、糖尿病、吸烟和高脂血症等，一般较容易做出诊断。但单纯依靠症状和体征等临床表现不能完全区别缺血性或出血性脑血管病，必须依靠头颅 CT 等神经影像学检查才能做出鉴别诊断。

脑血管病的治疗原则为挽救生命、降低残疾、预防复发和提高生命质量。卒中是急症，患者发病后是否及时送达医院，并获得早期诊断及早期治疗，是能否达到最佳救治效果的关键。有条件的城市应组建和完善院前卒中快速转运系统，卒中发病后应拨打"120"急救电话，通过急救车将患者快速安全地转运到最近的能提供急诊卒中治疗的医院。急诊卒中治疗医院应开通卒中绿色通道，最大限度减少院内延误治疗。

卒中单元是一种组织化管理住院脑卒中患者的医疗模式，以专业化的脑卒中医师、护士和康复人员为主，进行多学科合作，为脑卒中患者提供系统综合的规范化管理。卒中单元虽然不是卒中的一种治疗方法，但它显著改善住院卒中患者管理，为卒中患者提供全面和优质的药物治疗、肢体康复、语言训练、心理康复和健康教育。因而，卒中患者在卒中单元进行治疗较非卒中单元明显地提高疗效和满意度。目前，卒中单元已被循证医学证实是卒中治疗的最佳途径。有条件的医院，所有急性脑血管病患者都应收入到卒中单元治疗。

脑血管病的治疗应以循证医学的证据为基础，但目前临床上采用的许多脑血管病的治疗方法尚缺少足够的循证医学证据。临床医师应将个人经验与循证医学证据有机地结合起来，重视临床指南的指导作用，并充分考虑患者的要求，制订患者经济可承受的有效、合理和实用的个体化诊疗方案。

二、短暂性脑缺血发作

短暂性脑缺血发作（transient ischemic attack，TIA）是脑、脊髓或视网膜局灶性缺血所致的、未发生急性脑梗死的短暂性神经功能障碍。TIA 与缺血性卒中有着密不可分的联系。大量研究显示，TIA 患者在近期有很高的卒中发生风险。相关荟萃分析指出，TIA 患者发病后第 2 天、第 7 天、第 30 天和第 90 天内卒中复发风险分别为 3.5%、5.2%、8.0% 和 9.2%，上述数据证实 TIA 是急性缺血性脑血管病之一，是缺血性卒中的危险信号。

（一）病因及发病机制

TIA 的发病与动脉粥样硬化、动脉狭窄、心脏病、血液成分改变及血流动力学变化等多种病因有关，其发病机制主要有以下两种类型：

1. 血流动力学改变

此类型 TIA 是在动脉严重狭窄基础上血压波动导致的远端一过性脑供血不足引起，血压低于脑灌注失代偿的阈值时发生 TIA，血压升高脑灌注恢复时症状缓解，这种类型的 TIA 占很大一部分。血流动力型 TIA 的临床症状比较刻板，发作频率通常密集，每次发作持续时间短暂，一般不超过 10 分钟。在这种情况下，提高血压的治疗最重要。

2. 微栓子

根据栓子来源可分以下两种：①心源性栓塞。主要是心脏来源的栓子进入脑动脉系统引起血管阻塞，如栓子自溶则形成心源性 TIA。②动脉 - 动脉源性栓塞。由大动脉源性粥样硬化斑块破裂所致，斑块破裂后脱落的栓子会随血流移动，栓塞远端小动脉，如栓塞后栓子很快发生自溶，即会出现 TIA。微栓塞型 TIA 的临床症状多变，发作频率通常稀疏，每次发作持续时间一般较长。如果持续时间超过 30 分钟，提示微栓子较大，可能来源于心脏。血流动力学型和微栓塞型 TIA 鉴别见表 7-2。

表 7-2　血流动力学型与微栓塞型 TIA 鉴别要点

临床表现	血流动力学型	微栓塞型
发作频率	密集	稀疏
持续时间	短暂	较长
临床特点	刻板	多变

（二）临床表现

TIA 患者多伴有高血压、动脉粥样硬化、心脏病、糖尿病和血脂异常等脑血管病的危险因素。起病突然，症状持续数分钟至数小时，多在 1 小时内恢复，最长不超过 24 小时，临床表现随受累的血管不同而表现不同。

1. 短暂性单眼盲

短暂性单眼盲又称发作性黑矇，短暂的单眼失明是颈内动脉分支眼动脉缺血的特征性症状。

2. 颈动脉系统 TIA

一侧肢体或单肢的发作性偏瘫最常见，通常以上肢和面部较重。主侧半球的颈动脉系统缺血可表现为失语、偏瘫、偏身感觉障碍和偏盲。

3. 椎 - 基底动脉系统 TIA

常见症状有眩晕、共济失调、复视、构音障碍、吞咽困难、交叉性或双侧肢体瘫痪，或感觉障碍、皮质盲和视野缺损。另外，还可以出现猝倒症。

（三）诊断

1. 临床诊断

多数 TIA 患者就医时临床症状已经消失，因此，诊断主要依靠病史。中老年患者突然出现局灶性脑功能损害症状，符合颈内动脉或椎 - 基底动脉系统及分支缺血表现，并在短时间内症状完全恢复（多不超过 1 小时），应高度怀疑 TIA，对患者进行神经影像学检查可协助诊断。

2. 病因诊断

（1）血液成分：包括血常规、血沉、凝血功能、血生化等。有条件时可作抗磷脂抗体、蛋白 C、蛋白 S、抗凝血酶Ⅲ、血红蛋白电泳、血清电泳和同型半胱氨酸的测定。

（2）心脏：心电图、超声心动图检查，必要时可作 24 小时心电监测，以了解心脏节律的变化，有条件时也可考虑作经食管超声心动图检查。

（3）供应脑的大动脉和脑动脉检查：颈部多普勒超声、经颅多普勒超声（TCD）。有条件和必要时可作 MRA 以及 DSA 检查。

（4）血流动力学变化：主要是寻找可以导致脑血流量下降的因素，如低血压、脱水、心功能不全、大动脉狭窄或闭塞导致其供血区的血流量下降等。

（四）鉴别诊断

TIA 应与可以导致短暂性神经功能障碍发作的疾病相鉴别，如伴先兆的偏头痛、部分性癫痫、颅内结构性损伤（如肿瘤、血管畸形、慢性硬膜下血肿、巨动脉瘤等）、多发性硬化、迷路病变、代谢性疾病（如低血糖发作、高钙血症、低钠血症等）、心理障碍等；发作性黑矇应与青光眼等眼科疾病相鉴别。

（五）治疗

1. 治疗原则

TIA 是急症。TIA 发病后 2~7 天内为卒中的高风险期，对患者进行紧急评估与干预可减少卒中的发生。TIA 短期卒中风险评估中常用的 TIA 危险分层工具为 $ABCD^2$ 评分，见表 7-3。症状发作在 72 小时内并存在以下情况之一者，建议入院治疗：① $ABCD^2$ 评分 ≥ 3 分；② $ABCD^2$ 评分 0~2 分，但门诊不能在 2 天内完成 TIA 系统检查；③ $ABCD^2$ 评分 0~2 分，并有其他证据提示症状由局部缺血造成，如弥散加权磁共振（DWI）已显示对应小片状缺血灶。从本质上来说，TIA 和脑梗死是缺血性脑损伤这一动态过程的不同阶段。建议在急诊时，对症状持续 ≥ 30 分钟者，应按急性缺血性卒中流程开始紧急溶栓评估，在 4.5 小时内症状仍不恢复者应考虑溶栓治疗。在有条件的医院，尽可能采用 DWI 作为主要诊断技术手段，如未发现脑急性梗死证据，诊断为影像学确诊 TIA。如有明确的脑急性梗死证据，则无论发作时间长短均不再诊断为 TIA。对无急诊 DWI 诊断条件的医院，尽快、尽可能采用其他结构影像学检查，对于 24 小时内发现脑相应部位急性梗死证据者，诊断为脑梗死，未发现者诊断为临床确诊 TIA。

表 7-3 ABCD² 评分

指标	TIA 临床特征	得分
年龄（A）	>60 岁	1
血压（B）	收缩压 >140mmHg 或舒张压 >90mmHg	1
临床症状（C）	单侧无力	2
	不伴无力的言语障碍	1
症状持续时间（D）	>60 分钟	2
	10~59 分钟	1
糖尿病（D）	有	1

2. TIA 的治疗

（1）一旦发生 TIA 之后，应及时就医，并进行系统的病因学检查，以制订 TIA 的治疗策略。

（2）抗血小板药物：抗血小板药物能阻止血小板活化、黏附和聚集，防止血栓形成，减少 TIA 复发。可选用肠溶阿司匹林 50~150mg/d、双嘧达莫成人预防剂量每日需达 200mg，有条件者选择氯吡格雷 75mg/d，亦可用盐酸噻氯匹定，剂量为 250mg/d。使用盐酸噻氯匹定时，应定期检测血常规。《短暂性脑缺血发作与轻型卒中抗血小板治疗中国专家共识（2014 年）》推荐：发病在 24 小时内，具有脑卒中高复发风险（ABCD² 评分 ≥ 4 分）的急性非心源性 TIA，应尽早给予阿司匹林联合氯吡格雷治疗 21 天（氯吡格雷首日负荷剂量 300mg），但应严密观察出血风险，随后氯吡格雷单药治疗（75mg/d），总疗程 90 天。此后可单用阿司匹林或氯吡格雷作为长期二级预防一线用药。

（3）抗凝治疗：抗凝治疗不宜作为 TIA 患者的常规治疗，对于伴发房颤和冠心病的 TIA 患者，在排除禁忌证之后（如消化性溃疡病史、出血倾向、血压高于 180/100mmHg、严重糖尿病和其他严重的系统疾病、临床不能除外脑出血者），可行抗凝治疗。推荐口服华法林治疗，预防再发的血栓栓塞事件。华法林的目标剂量是维持国际标准化比值在 2.0~3.0。频繁发作的 TIA，对抗血小板药物治疗无效时可考虑抗凝治疗。

（4）降纤治疗：如患者纤维蛋白原增高时，可考虑降低纤维蛋白原治疗。

（5）TIA 病因、危险因素和并发症的处理按具体发现分别给予相应的处理。

（6）非药物治疗：对于近期发生 TIA 合并同侧颈动脉颅外段狭窄达到 50%~99% 的患者，如果预计围手术期死亡率和卒中复发 <6%，且无早期再通的禁忌证，推荐进行颈动脉内膜切除术（carotid endarterectomy，CEA）或颈动脉血管成形和支架置入术（carotid angioplasty and stenting，CAS）治疗。CEA 或 CAS 的选择应依据患者个体化情况。对于颅内动脉狭窄 ≥ 70% 的患者，在标准内科药物治疗无效的情况下，可选择血管介入治疗作为内科治疗的辅助技术手段，但患者的选择应严格和慎重。

三、脑梗死

脑梗死又称缺血性脑卒中，是指各种原因引起的脑部血液供应障碍，使局部脑组织发生不可逆损害，导致脑组织缺血、缺氧性坏死而产生的神经系统症候群。

（一）分型

脑梗死的病因分型目前主要采用 TOAST 分型，具体如下。

1. 大动脉粥样硬化型

要求血管影像学检查证实与脑梗死神经功能缺损相对应的颅内或颅外大动脉狭窄大于50% 或闭塞，且血管病变符合动脉粥样硬化改变；或存在颅内或颅外大动脉狭窄大于 50%或闭塞及间接证据，如影像学（CT/MRI）显示大脑皮质、脑干、小脑或皮质下梗死灶的直径大于 1.5cm，临床表现为皮质损害体征，如失语、意识改变、体象障碍或有脑干、小脑损害体征。要求有至少一个以上动脉粥样硬化卒中危险因素（如高龄、高血压、高血脂等）或系统性动脉粥样硬化（如斑块、冠心病等）证据。同时还需排除心源性栓塞所致脑梗死，如在狭窄大于 50% 或闭塞颅内或颅外大动脉支配区以外无急性梗死灶，没有心源性卒中高度或中度危险因素。

2. 心源性栓塞型

临床表现和影像学与大动脉粥样硬化型相同。如果有不止一个血管支配区或多系统栓塞支持该分型，要求至少存在一种心源性卒中高度或中度危险因素。

3. 小动脉闭塞型

可无明显临床表现或表现为各种腔隙综合征，但无大脑皮质受累的表现。要求头部CT 或 MRI 正常或梗死灶直径小于 1.5cm。

4. 其他病因型

指除以上 3 种明确病因的分型外，其他少见的病因，如凝血功能障碍性疾病、血液成分改变、各种原因血管炎、血管畸形、结缔组织病、夹层动脉瘤、肌纤维营养不良等所致的脑梗死。

5. 不明原因型

包括两种或多种病因、辅助检查阴性未找到病因和辅助检查不充分等情况。

（二）临床表现

脑梗死的临床表现和受累的血管部位、范围、次数、原发病因、侧支循环，以及患者的年龄和伴发疾病等诸多因素有关。动脉粥样硬化性血栓性脑梗死、脑栓塞、腔隙性脑梗死是缺血性脑卒中最常见的类型。其中动脉粥样硬化性血栓性脑梗死约占缺血性脑卒中的60% ~80%，起病相对较慢，常在数分钟、数小时甚至 1~2 天达到高峰，不少患者在睡眠中发病，约 15% 的患者以往经历过 TIA。脑梗死的主要临床表现可区分为前循环和后循环，或称颈动脉系统和椎 – 基底动脉系统症状。

1. 颈动脉系统脑梗死

主要表现为病变对侧肢体瘫痪和（或）感觉障碍；优势半球病变常伴不同程度的失语，

123

非优势半球病变可出现失用或认知障碍等高级皮质功能障碍。其他少见的临床表现包括意识障碍、共济失调、不随意运动及偏盲等。

2. 椎-基底动脉系统脑梗死

累及枕叶可出现皮质盲、偏盲；累及颞叶内侧海马结构，可出现近记忆力下降；累及脑干或小脑可出现眩晕、复视、吞咽困难、霍纳综合征、双侧肢体运动不能、交叉性感觉及运动障碍、共济失调等。累及脑干上行网状激活系统易出现意识障碍。

3. 腔隙性脑梗死

腔隙性脑梗死是指大脑半球或脑干深部血管直径 100~200μm 的穿通动脉闭塞所引起的脑梗死，梗死病灶大小直径介于 0.2~20mm 之间，主要累及前脉络膜动脉、大脑中动脉、大脑后动脉或基底动脉的深穿支。

腔隙性脑梗死主要见于高血压患者。常见受累部位有壳核、脑桥基底部、丘脑、内囊后肢和尾状核，另外也可累及内囊前肢、皮质下白质、小脑白质和胼胝体。腔隙性梗死的预后良好。但多次发生腔隙性梗死而产生的多发性腔隙性梗死或称腔隙状态，可导致假性延髓麻痹和血管性认知功能障碍。腔隙性梗死的表现以下列 4 型最为常见。

（1）纯运动偏瘫：多由内囊、放射冠或脑桥基底部腔隙性梗死所致。临床表现为一侧轻偏瘫或偏瘫，主要累及面部和上肢，下肢受累很轻，可伴有轻度构音障碍，但不伴失语、失用或失认，没有感觉、视野或高级皮质神经功能障碍。

（2）纯感觉卒中：亦称作纯偏身感觉卒中，多由丘脑腹后外侧核腔隙性梗死所致。临床表现为偏身麻木、感觉异常，累及面部、上肢、躯干和下肢。主观感觉障碍比客观发现的感觉障碍要重。放射冠或顶叶皮质的缺血梗死，脑桥内侧丘系腔隙性梗死也可表现为纯感觉卒中。需注意的是，中脑背外侧小量出血若只局限于背侧脊髓丘脑束也可表现为纯感觉卒中。

（3）轻偏瘫共济失调：又称同侧共济失调和足轻瘫。主要由内囊后肢或脑桥基底部腔隙性梗死所致。临床表现为病变对侧下肢为主的轻瘫，并伴有瘫痪同侧上、下肢共济失调，足跖反射伸性，但无构音障碍，面肌受累罕见。该综合征也可见于丘脑、红核病损。

（4）构音障碍-手笨拙综合征：多由脑桥基底部的腔隙性梗死所致。临床特征是核上性面肌无力、伸舌偏斜、构音障碍、吞咽困难、手精细运动控制障碍和足跖反射伸性。内囊部位腔隙性梗死也可造成这种综合征。另外，壳核和内囊膝部腔隙性梗死，除可造成构音障碍-手笨拙综合征外尚伴有小写征。

以上所述 4 型临床综合征实际上只是解剖学意义的综合征，皮质下或脑干局限小出血也可造成这些综合征。

（三）辅助检查

1. 血液化验及心电图

血液化验包括血常规、血流动力学、血糖、血脂等，上述检查有利于发现脑梗死的危险因素。

2. 头颅 CT

脑梗死发病 24 小时内，一般无影像学改变。24 小时后，梗死区出现低密度病灶（图 7-1）。

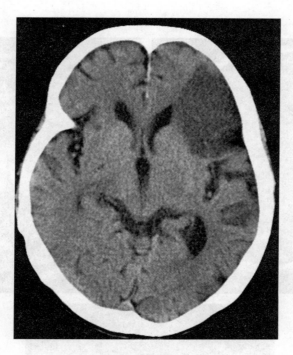

图 7-1　低密度脑梗死病灶

3. MRI

脑梗死发病数小时后，即可显示 T1 低信号，T2 高信号的病变区域（图 7-2）。同 CT 相比，MRI 可发现脑干、小脑梗死及小灶梗死。功能性 MRI 如弥散加权成像（DWI）和灌注加权成像（PWI），可在发病后数分钟内监测到缺血性改变。

4. 血管影像学检查

DSA、CT 血管造影（CTA）和 MRA 可发现血管狭窄、闭塞及其他血管病变。其中 DSA 是评价颅内外动脉血管最准确的诊断手段，但其价格较为昂贵，且存在一定风险。

5. 彩色超声多普勒检查

对评估颅内外血管狭窄、闭塞、血管痉挛或侧支循环建立有帮助。

6. 脑脊液检查

脑脊液检查一般正常，当有出血性脑梗死时，脑脊液中可见红细胞。大面积脑梗死时，压力可升高。目前已不再用于脑梗死的诊断。

（四）诊断

1. 诊断流程

（1）是否为卒中？注意起病形式（急性突发）、发病时间，排除脑外伤、中毒、癫痫后状态、瘤卒中、高血压脑病、血糖异常、脑炎及躯体重要脏器功能严重障碍等引起的脑部病变。进行必要的实验室检查。

（2）是缺血性还是出血性卒中？除非特殊原因不能检查，所有疑为卒中者都应尽快进行脑 CT/MR 检查，排除出血性卒中，确立缺血性卒中诊断。

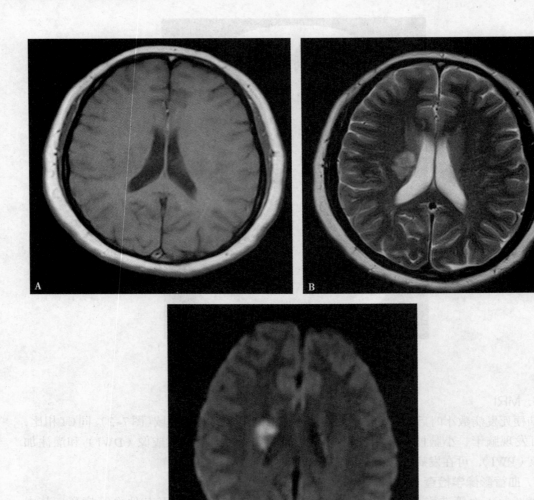

图 7-2　脑梗死 MRI 表现

A. T1W1；B. T2W1；C. DWI

（3）卒中严重程度？根据神经功能缺损量表评估。

（4）是否适合溶栓治疗？核对适应证和禁忌证（见表 7-5，7-6）。

（5）病因分型？参考 TOAST 标准，结合病史、实验室、脑病变和血管病变等影像学检查资料确定病因。

2. 常见脑梗死类型的临床诊断

（1）动脉粥样硬化性血栓性脑梗死：①常于安静状态下发病。②大多数发病时无明显头痛和呕吐。③发病较缓慢，多逐渐进展，常与动脉粥样硬化有关，也可见于动脉炎、血液病等。④意识清楚或轻度障碍。⑤有颈内动脉系统和（或）椎-基底动脉系统症状和体征。

⑥头部 CT 或 MRI 检查：可发现与症状和体征相一致的责任病灶，影像学表现须符合缺血性改变。

（2）脑栓塞：①急性发病，在数秒、数分钟内达到高峰。②多数无前驱症状。③意识清楚或有短暂性意识障碍。大块栓塞时可伴有病侧头痛、恶心和呕吐，偶有局部癫痫样表现。④有颈动脉系统或椎 - 基底动脉系统症状和体征。⑤栓子的来源可分为心源性或非心源性。⑥头部 CT 或 MRI 检查可发现梗死灶。

（3）腔隙性梗死：①发病多由高血压动脉硬化所引起，呈急性或亚急性起病。②多无意识障碍。③可进行 MRI 检查以明确诊断。④临床症状较轻。

（五）鉴别诊断

脑梗死需与脑出血鉴别（表 7-4），特别是小量脑出血易与脑梗死混淆。但由于头部 CT 的普遍应用，缺血性脑卒中与出血性脑卒中的鉴别诊断已不再困难。如患者有意识障碍，则应与其他引起昏迷的疾病相鉴别（如代谢性脑病、中毒等）。

表 7-4　脑梗死与脑出血鉴别要点

项目	脑梗死	脑出血
发病年龄	60 岁以上多见	60 岁以下多见
起病状态	安静或睡眠中	活动中或情绪激动时
TIA 史	较多见	无
头痛	少见	多见
血压	正常或增高	明显增高
意识障碍	较轻或无	较重
脑膜刺激征	无	可有
CT 检查	脑内低密度灶	脑内高密度灶
脑脊液	多正常	压力增高，呈血性

（六）治疗

急性脑梗死的治疗与"时间窗"密切相关。急性脑梗死可分为三个阶段，即超早期（指发病 6 小时以内）、急性期（发病 6 小时至 2 周内）和恢复期（2 周 ~6 个月及以上）。要特别重视超早期和急性期的处理，要注意全身综合治疗与个体化相结合，针对不同病情、不同病因采取有针对性的治疗措施。脑梗死急性期治疗原则包括：①尽早恢复脑缺血区的血液供应。②防治缺血性脑水肿。③加强监护和护理，预防和治疗并发症。④早期给予系统化及个体化康复治疗，具体方案如下。

1. 一般治疗

（1）保持呼吸道通畅，减轻脑缺氧，监测血气，预防和治疗压疮、呼吸道及泌尿系感染，预防肺栓塞、下肢深静脉血栓形成等。

（2）调控血压：急性脑梗死患者高血压的调控应遵循个体化、慎重、适度原则。脑梗死后 24 小时内血压升高的患者应谨慎处理。应先处理紧张焦虑、疼痛、恶心呕吐及颅内压增高等情况。血压持续升高，收缩压 ≥ 200mmHg 或舒张压 ≥ 110mmHg，或伴有严重心功能不全、主动脉夹层、高血压脑病的患者，可予降压治疗，并严密观察血压变化。可选用拉贝洛尔、尼卡地平等静脉药物，避免使用引起血压急剧下降的药物。卒中后若病情稳定，血压持续 ≥ 140/90mmHg，无禁忌证，可于起病数天后恢复使用发病前服用的降压药物或开始启动降压治疗，但应注意避免造成血压过低或血容量不足。如果出现持续性的低血压，需首先补充血容量和增加心搏出量，上述措施无效时可应用升压药。

（3）调控血糖：急性期血糖过高或低血糖对脑组织皆有损害，可参考原先血糖情况给予相应的处理。当血糖超过 10 mmol/L 时可给予胰岛素治疗。开始使用胰岛素时应 1~2 小时监测血糖一次，注意避免低血糖，血糖值可控制在 7.7~10mmol/L。如血糖低于 3.3mmol/L 时，可给予 10% ~20% 葡萄糖口服或注射治疗，目标是达到正常血糖。

（4）体温控制：无论任何原因引起的体温增高，都应积极处理，维持体温在正常范围。亚低体温治疗的效果和不良效应有争论，不宜常规应用。

（5）加强护理：加强全身和皮肤护理，防治压疮；床头保持约30°，以防止吸入性肺炎；保证充足的热量及均衡的营养，保持正常的水、电解质及酸碱平衡。

2. 特异性治疗

改善脑循环

（1）溶栓：溶栓治疗是目前最重要的恢复血流措施。急性脑梗死溶栓治疗的目的是挽救缺血半暗带，通过溶解血栓，使闭塞的脑动脉再通，恢复梗死区的血液供应，防止脑组织发生不可逆损伤。溶栓时机是影响疗效的关键。

a. 静脉溶栓：重组组织型纤溶酶原激活剂（recombinant tissue-type plasminogen activator，rt-PA）和尿激酶是我国目前使用的主要溶栓药。rt-PA 使用方法：0.9mg/kg（最大剂量 90mg）静脉滴注，其中 10% 在最初 1 分钟内静脉推注，其余持续滴注 1 小时。尿激酶用法：100 万 ~150 万 IU 溶于生理盐水 100~200ml，持续静脉滴注 30 分钟。现认为有效抢救半暗带组织的时间窗为 4.5 小时内（使用 rt-pA 溶栓）或 6 小时内（使用尿激酶溶栓）。

由于溶栓治疗有出血等风险，因此使用不同药物、在不同时间窗静脉溶栓具有较严格的适应证和禁忌证，不同时间窗 rt-PA 静脉溶栓的适应证、禁忌证、相对禁忌证见表 7-5。6 小时内尿激酶静脉溶栓的适应证、禁忌证见表 7-6。静脉溶栓的监护及处理见表 7-7。

表 7-5　不同时间窗 rt-PA 静脉溶栓适应证、禁忌证及相对禁忌证

	3 小时内	3~4.5 小时内
适应证	1. 有缺血性卒中导致的神经功能缺损症状 2. 症状出现 <3 小时 3. 年龄 ≥ 18 岁 4. 患者或家属签署知情同意书	1. 缺血性卒中导致的神经功能缺损 2. 症状持续 3~4.5 小时 3. 年龄 ≥ 18 岁 4. 患者或家属签署知情同意书
禁忌证	1. 近 3 个月有重大头颅外伤史或卒中史 2. 可疑蛛网膜下腔出血 3. 近 1 周内有在不易压迫止血部位的动脉穿刺 4. 既往有颅内出血 5. 颅内肿瘤、动静脉畸形、动脉瘤 6. 近期有颅内或椎管内手术 7. 血压升高：收缩压 ≥ 180mmHg，或舒张压 ≥ 100mmHg 8. 活动性内出血 9. 急性出血倾向，包括血小板计数低于 100×10^9/L 或其他情况 10. 48 小时内接受过肝素治疗（APTT 超出正常范围上限） 11. 已口服抗凝剂者 INR>1.7 或 PT<15 秒 12. 目前正在使用凝血酶抑制剂或 Xa 因子抑制剂，各种敏感的实验室检查异常（如 APTT、INR、血小板计数、ECT、TT 或恰当的 Xa 因子活性测定等） 13. 血糖 <2.7mmol/L 14. CT 提示多脑叶梗死（低密度影 >1/3 大脑半球）	同 3 小时内 rt-PA 静脉溶栓禁忌证
相对禁忌证	下列情况需谨慎考虑和权衡溶栓的风险与获益（即虽然存在一项或多项相对禁忌证，但并非绝对不能溶栓）： 1. 轻型卒中或症状快速改善的卒中 2. 妊娠 3. 痫性发作后出现的神经功能损害症状 4. 近 2 周内有大型外科手术或严重外伤 5. 近 3 周内有胃肠或泌尿系统出血 6. 近 3 个月内有心肌梗死史	1. 年龄 >80 岁 2. 严重卒中（NIHSS 评分 >25 分） 3. 口服抗凝药（不考虑 INR 水平） 4. 有糖尿病和缺血性卒中病史 5. 轻型卒中或症状快速改善的卒中 6. 妊娠 7. 痫性发作后出现的神经功能损害症状 8. 近 2 周内有大型外科手术或严重外伤 9. 近 3 周内有胃肠或泌尿系统出血 10. 近 3 个月内有心肌梗死史

注：INR：国际标准化比值；APTT：活化部分凝血活酶时间；ECT：蛇静脉酶凝结时间；TT：凝血酶时间；NIHSS：美国国立卫生研究院卒中量表

表 7-6　6 小时内尿激酶静脉溶栓的适应证及禁忌证

适应证

1. 有缺血性卒中导致的神经功能缺损症状

2. 症状出现 <6 小时

3. 年龄 18~80 岁

4. 意识清楚或嗜睡

5. 脑 CT 无明显早期脑梗死低密度改变

6. 患者或家属签署知情同意书

禁忌证

同表 7-5

表 7-7　静脉溶栓的监护及处理

1. 患者收入重症监护病房或卒中单元进行监护

2. 定期进行血压和神经功能检查，静脉溶栓治疗中及结束后 2 小时内，每 15 分钟进行一次血压测量和神经功能评估；然后每 30 分钟 1 次，持续 6 小时；以后每小时一次直至治疗后 24 小时

3. 如出现严重头痛、高血压、恶心或呕吐，或神经症状体征恶化，应立即停用溶栓药物并行脑 CT 检查

4. 如收缩压 ≥ 180mmHg 或舒张压 ≥ 100mmHg，应增加血压监测次数，并给予降压药物

5. 鼻饲管、导尿管及动脉内测压管在病情许可的情况下应延迟安置

6. 溶栓 24 小时后，给予抗凝药或抗血小板药物前应复查颅脑 CT/MRI

b. 动脉内溶栓：发病 6 小时内由大脑中动脉主干闭塞导致的严重卒中且不适合静脉溶栓的患者，经严格筛选后可在有条件的医院进行动脉内溶栓。而后循环动脉闭塞导致的严重卒中且不适合静脉溶栓的患者，经严格筛选后可在有条件的医院进行动脉溶栓。

溶栓治疗的主要危险是合并症状性脑出血，且一部分症状性脑出血是致死性的。除此之外，再灌注损伤和脑水肿也是常见的溶栓并发症。

（2）血管内介入治疗：包括桥接、机械取栓和碎栓、血管成形术和支架术等。以上治疗在有条件的医院可成为无法进行静脉溶栓治疗或静脉溶栓治疗失败后的选择。

（3）抗血小板治疗：不符合溶栓适应证且无禁忌证的脑梗死患者应在发病后尽早给予口服阿司匹林 150~300mg/d，急性期后可改为预防剂量（50~300mg/d）。溶栓治疗者，阿司匹林等抗血小板药物应在溶栓 24 小时后开始使用。对不能耐受阿司匹林者，可考虑选用氯吡格雷等抗血小板治疗。不提倡常规联合阿司匹林和氯吡格雷抗血小板治疗，但对于以下情况，如无禁忌可考虑使用双联抗血小板治疗：a. 发病 24 小时内的轻型卒中（NIHSS 评分 ≤ 3 分）患者，应尽早给予氯吡格雷联合阿司匹林治疗 21 天（氯吡格雷首日负荷量 300mg），随后氯吡格雷单药治疗（75mg/d），总疗程为 90 天；b. 发病在 7 天内 NIHSS 评分 ≤ 8 分的患者，经血管影像学检查发现存在颅内外大动脉狭窄且经颅多普勒超声监测发现有微栓子的，可给予氯吡格雷（300mg 负荷量，继以 75mg/d）联合阿司匹林（75mg~150mg/d）治疗，疗程 7 天；c. 发病 30 天内患者经血管影像学检查存在颅内动脉狭窄，狭窄率 70%~99%，可给予阿司匹 100mg/d 联合氯吡格雷 75mg/d 持续使用 90 天。

（4）抗凝治疗：适应证：反复发作的脑栓塞（心房颤动引起者）。禁忌证：有消化性溃疡病史；有出血倾向；血压高于 180/100mmHg；有严重肝、肾病患者；临床不能除外脑出血者。方法：a. 非心源性脑梗死，原则上不推荐使用抗凝治疗，除非合并高凝状态有形成深静脉血栓和肺栓塞的高危患者。b. 溶栓治疗患者，如需抗凝治疗应在溶栓 24 小时后开始使用抗凝治疗。c. 心源性脑梗死（人工瓣膜、心房颤动、心壁血栓形成者）使用抗凝治疗，首选华法林制剂，逐步调整 INR，使之控制在 2.0~3.0 之间。不能使用华法林时，可用抗血小板聚集剂替代。d. 低分子肝素和肝素治疗脑梗死的临床疗效尚无肯定结论，一般不首先推荐。e. 降纤治疗：国内应用降纤治疗急性脑梗死较广泛，但应用的时间窗、剂量及纤维蛋白原降低是否与临床改善相一致，近期和远期疗效、不良反应等尚有待进一步研究。f. 扩张血管：目前缺乏血管扩张剂能改善脑卒中临床预后的证据。g. 扩容：对一般缺血性脑卒中患者，不推荐进行扩容治疗，对于低血压或低灌注所致的急性脑梗死可考虑扩容治疗，但应注意可能加重脑水肿、心功能不全等并发症。h. 其他改善脑循环药物：其他改善脑循环的药物还包括丁基苯酞和人尿激肽原酶。在临床工作中，应个体化应用上述药物。

（5）神经保护：神经保护剂的疗效与安全目前尚缺乏有说服力的临床研究数据，需开展更多、更高质量的临床试验进一步证实。常用的药物包括：依达拉奉、胞二磷胆碱和脑活素等。

（6）其他疗法：高压氧和亚低温的疗效和安全性还需开展高质量的随机对照试验证实。

（7）中医中药：中成药在我国广泛用于治疗缺血性脑卒中已有多年，但其疗效仍需更多、更高质量的随机对照试验进一步证实。

3. 急性期并发症处理

（1）颅内高压和脑水肿：脑水肿一般在发病后 3~5 天达高峰。脑水肿的处理原则：减轻颅内压，维持足够的脑血流灌注，避免缺血恶化，预防脑疝。脑梗死急性期应限制液体入量，5% 葡萄糖液可能加重脑水肿，故应慎用。对可能增加颅内压的某些因素（如缺氧、高二氧化碳血症及高热等）应予以纠正。可应用 20% 甘露醇 125~250ml，静脉滴注，每 6~8 小时 1 次；心、肾功能不全患者可改用速尿 20~40mg 静脉注射；也可应用甘油果糖 250~500ml 静脉滴注，1~2 次 / 日；有条件时还可选用白蛋白。应用这些药物时，应注意排尿量和控制出入水量，并定期复查肝肾功能和电解质。皮质激素治疗脑梗死后脑水肿及颅内压增高尚有争议。大脑半球或小脑大面积梗死压迫脑干时，应及时进行去骨瓣减压，可挽救生命。

（2）梗死后出血（出血性转化）：脑梗死出血转化发生率约为 8.5%~30%，其中有症状的约为 1.5%~5%。心源性脑栓塞、大面积脑梗死、年龄大于 70 岁、应用抗栓药尤其是抗凝药以及溶栓等治疗会增加出血转化的风险。症状性出血转化应停用抗栓药，对后续需要抗栓治疗的患者，可于症状性出血转化病情稳定后 10 天至数周后再开始抗栓治疗。

（3）感染：脑卒中患者（尤其存在意识障碍者）急性期容易发生呼吸道、泌尿系等部位的感染，而感染往往是导致病情加重的重要原因。患者应采用适当的体位，经常翻身叩背及防止误吸是预防肺炎的重要措施。肺炎的治疗主要包括呼吸支持（如氧疗）和抗生素治疗；尿路感染主要继发于尿失禁和留置导尿，尽可能避免插管和留置导尿，间歇导尿和酸化尿液可减少尿路感染，一旦发生应及时根据细菌培养和药敏试验应用敏感抗生素。

（4）水电解质平衡紊乱：脑卒中时由于神经内分泌功能紊乱、进食减少、呕吐及脱水治疗常并发水电解质紊乱，包括低钾血症、低钠血症和高钠血症。应对脑卒中患者常规进行水电解质监测并及时纠正，纠正低钠和高钠血症均不宜过快，以防止脑桥中央髓鞘溶解症和加重脑水肿。

（5）上消化道出血：高龄和重症脑卒中患者急性期容易发生应激性溃疡，建议常规应用静脉抗溃疡药；对已发生消化道出血患者，应进行冰盐水洗胃、局部应用止血药（如口服或鼻饲云南白药、凝血酶等）；出血量多引起休克者，必要时输注新鲜全血或红细胞成分输血。

（6）深静脉血栓形成和肺栓塞：高龄、卧床和心房颤动均增加深静脉血栓形成的危险性，同时深静脉血栓增加了发生肺栓塞的风险。应鼓励患者尽早活动，下肢抬高，避免下肢静脉输液（尤其是瘫痪侧）。对有发生深静脉血栓和肺栓塞风险的患者可给予较低剂量的抗凝药物进行预防性抗凝治疗，首选低分子肝素，剂量一般为 4000U 左右，皮下注射，1次/日。有抗凝禁忌者给予阿司匹林治疗，症状无缓解的近端深静脉血栓或肺栓塞患者可给予溶栓治疗。

（7）心脏损伤：脑卒中合并的心脏损伤是脑心综合征的表现之一。主要包括急性心肌缺血、心肌梗死、心律失常及心力衰竭。脑卒中急性期应密切观察心脏情况，必要时进行动态心电监测和心肌酶谱检查，及时发现心脏损伤，并及时治疗。措施包括：减轻心脏负荷，慎用增加心脏负担的药物，注意输液速度及输液量，对高龄患者或原有心脏病患者甘露醇用量减半或改用其他脱水剂，积极处理心肌缺血、心肌梗死、心律失常或心力衰竭等心脏损伤。

（8）癫痫：一般不使用预防性抗癫痫治疗，如有癫痫发作或癫痫持续状态时可给予相应处理。脑卒中 2~3 个月后再发的癫痫，应接受长期、规律的抗癫痫药物治疗，以防复发。

4. 外科治疗

大脑半球动脉主干闭塞造成的脑梗死，出现严重的脑水肿危及生命，或小脑大面积梗死压迫脑干时，手术减压可以降低病死率，但远期疗效待定。

5. 康复治疗

卒中后病情稳定的情况下应尽早进行神经功能障碍的康复治疗。应进行广泛的宣传教育，强调康复是一个持续的过程，提高社会和家庭对康复重要性的认识。同时要注意遵循个体化原则，制订短期和长期治疗计划，对患者进行针对性体能和技能训练，降低致残率，提高生活质量，早日重返社会。

（七）预后

本病急性期的病死率为 5%~15%。存活的患者中，致残率约为 50%。影响预后因素较多，最重要的是神经功能缺损的严重程度，其他包括患者的年龄及卒中的病因等。

四、脑出血

脑出血（intracerebral hemorrhage）是指原发于脑实质内的出血，故称为自发性脑出血。高血压性小动脉硬化和破裂是本病最常见的原因，故也称作高血压性脑出血。脑淀粉样血管病、动静脉畸形、动脉瘤、血液病、凝血功能异常、脑动脉炎、药物滥用，以及肿瘤和脑梗死为其他的脑内出血原因。自发性脑出血的出血部位以壳核最多见，其次为丘脑、尾状核、半球白质、脑桥、小脑和脑室等。脑出血在脑卒中各亚型中发病率仅次于缺血性脑卒中，居第2位。人群中脑出血的发病率为（12~15）/10万人年。脑出血发病凶险，病情变化快，致死致残率高，超过70%的患者发生早期血肿扩大或累及脑室，3个月内的死亡率为20%~30%。脑出血也导致了沉重的社会经济负担，2003年我国统计显示脑出血的直接医疗费用为137.2亿元/年。因此临床医生需要更多关注脑出血的诊治。

（一）临床表现

1. 一般症状

（1）急性起病并出现局限性神经功能缺损，一般可于数小时内达高峰。个别患者因继续出血和血肿扩大，临床症状进行性加重，持续时间6~12小时。

（2）除小量脑出血外，大部分患者均有不同程度的意识障碍。意识障碍的程度是判断病情轻重和预后的重要指标。

（3）头痛和呕吐是脑出血最常见的症状，它可单独或同时出现。脑叶和小脑部位的出血头痛最重，但少量出血可以无头痛。需要注意的是，头痛和呕吐同时出现往往是颅内压增高的指征之一。

（4）血压增高是脑出血常见的原因与伴发病。血压增高和心跳及脉搏缓慢同时存在，往往是颅压高的重要指征。

（5）脑出血患者可出现痫性发作，痫性发作多为局灶性和继发性全身发作，以脑叶出血最多见。

2. 局灶症状和体征

局灶症状与血肿的部位相关，但定位诊断的准确性不如神经影像结果。

（1）壳核出血：为高血压性脑出血最常见的类型。多为豆纹动脉外侧支破裂所致。血肿可局限于壳核本身，也可扩延累及内囊、放射冠、半卵圆中心、颞叶或破入脑室。血肿向内扩延压迫内囊可出现典型的临床表现，表现为对侧轻偏瘫或偏瘫、感觉障碍和偏盲。急性期往往伴有双眼向病灶侧凝视，位于优势半球可出现失语，非优势半球可出现失用和失认。

（2）丘脑出血：主要是丘脑穿通动脉或丘脑膝状体动脉破裂引起。丘脑出血若出血体积较大，按血肿扩展的方向不同而出现不同的临床综合征，向外扩展侵及内囊，向内破入脑室，向下侵及下丘脑和中脑背侧，以及向上扩展侵及顶叶白质，因而出现各自相应的症状和体征。常见的临床表现有：轻偏瘫或偏瘫、偏身感觉障碍、向上凝视麻痹、凝视鼻尖、无反应性小瞳孔、失语、眼球向病灶侧凝视、偏盲和缄默。血肿波及丘脑下部或破入第三脑室，可出现意识障碍加深、中枢性高热和去皮层强直等症状。

（3）尾状核出血：尾状核区出血多见于尾状核头部，极易破入脑室，所以最常见的临床表现为急性发病的头痛、呕吐、颈强直等脑膜刺激征，并伴有一定程度的意识障碍，临床上有时与蛛网膜下腔出血较难鉴别。另外，还可出现短暂性对侧凝视麻痹、对侧轻偏瘫和短暂性偏身感觉缺失。偶可见同侧Horner综合征，这些症状于出血向下和向外扩延时多见。偶可见出血从尾状核头部扩延至丘脑前部，临床表现为突出的短暂性近记忆力障碍。

（4）脑叶出血：和其他部位脑出血不同的是除高血压是其主要病因外，常见的病因还有脑淀粉样血管病和动静脉畸形等疾患。脑叶出血的临床表现常和血栓栓塞性脑梗死难以区分。脑叶出血的神经功能缺损因出血部位不同而表现各异：

①额叶出血：额叶出血可出现前额痛，以血肿侧为重，对侧偏瘫，双眼向血肿侧凝视，二便失禁，意识障碍及癫痫。

②顶叶出血：可造成对侧偏身感觉障碍，也可出现对侧同向偏盲或象限盲，轻微的偏瘫和疾病感缺失。

③颞叶出血：可造成对侧 1/4 象限的视野缺失。可出现血肿侧耳前或耳周为主的头痛，偶可出现谵妄。优势半球可导致感觉性失语。血肿波及左颞–顶区可造成传导性失语或完全性失语，非优势半球出血可有意识模糊和认知障碍。

④枕叶出血：可出现对侧同向偏盲，可有短暂性黑矇和视物变形，有时有感觉缺失、书写障碍等。

（5）脑桥出血：为脑干出血最高发部位，是基底动脉的旁正中支破裂所致。脑桥出血的临床表现为突发头痛、呕吐、眩晕、复视、侧视麻痹、交叉性瘫痪或偏瘫及四肢瘫等。出血量少时，患者可仅表现为一些典型综合征，如 Millard-Gubler 综合征及 Foville 综合征。当出血量大时（>5ml），血肿波及脑桥基底部和被盖部时，患者很快出现昏迷、针尖样瞳孔、去大脑强直、应激性溃疡和中枢性高热等中线症状，常很快死亡。

（6）小脑出血：发病可呈急性、亚急性或慢性，临床表现因部位、血肿大小、血肿扩延、脑干是否受累、出血破入第四脑室与否，以及有无脑积水等多种因素而变化很大。小脑出血最常发生在齿状核。急性小脑出血的临床表现为突发枕部疼痛、头昏、眩晕、恶心、反复呕吐，不能站立和行走。患者多有躯干或肢体共济失调，同侧凝视麻痹，小瞳孔但对光反射好。水平眼球震颤常见。并不是所有小脑出血患者都表现有明显的症状和体征，当血肿直径小于 3cm 时，患者可只表现呕吐，有或无头痛，步态不稳或肢体共济失调有或不明显。大量出血时，血肿压迫第四脑室和大脑导水管造成急性梗阻性脑积水和颅内压急性升高，可导致脑疝和死亡，应紧急处理。

（7）脑室出血：分为原发性和继发性脑室出血。原发性脑室出血多由脉络丛血管或室管膜下动脉破裂出血所致，继发性脑室出血是指脑实质出血破入脑室。原发性脑室出血在临床上可表现为突发头痛、呕吐，迅速进入昏迷，或昏迷逐渐加深，双侧瞳孔缩小，双侧病理征阳性，可出现去大脑强直等。头颅 CT 可见各脑室系统充满血液。

（二）辅助检查

1. 头颅 CT　是确诊脑出血的首选检查。CT 可准确显示出血的部位、大小、脑水肿情况以及是否破入脑室等，有助于指导治疗，还能动态观察病情变化和判断预后，见下图 7-3。

2. 头颅 MRI　对幕上出血的诊断价值不如 CT，对幕下出血的诊断优于 CT。MRI 的表现主要取决于血肿所含血红蛋白量的变化。

3. 脑血管造影　脑血管影像学检查有助于了解病变的血管及病因，指导选择治疗方案。常用检查有 MRA、CTA、DSA、MRV 和 CTV 等检查。

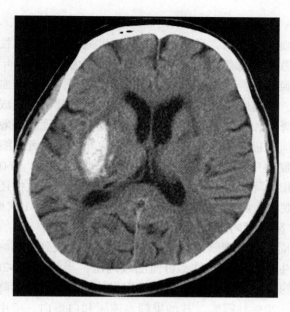

图 7-3　CT 示高密度脑出血病灶

4. 脑脊液检查　脑出血患者一般无需进行腰穿检查，但在无条件行 CT 检查时，如病情不严重可进行腰穿检查。脑出血时脑脊液压力常升高，且呈均匀血性。当病情危重，有脑疝形成时，禁止进行该项检查。

5. 其他检查　要同时进行血、尿常规，血糖、肝肾功能、凝血功能及心电图等检查，有助于了解患者的基本状况，排除相关系统疾病。

（三）诊断

50 岁以上的高血压患者，活动中或情绪激动时起病，发病突然，血压常明显升高，出现头痛、恶心、呕吐等颅高压症状，还有偏瘫、失语等局灶性神经功能缺损的症状和体征者，应高度怀疑脑出血。头部 CT 检查有助于明确诊断。

（四）鉴别诊断

1. 与脑梗死鉴别详见表 7-3。

2. 对发病突然、迅速昏迷，局灶体征不明显患者应与可引起昏迷的全身性疾病如糖尿病、低血糖、酒精中毒、镇静催眠药中毒、肺性脑病、肝性昏迷等鉴别。

3. 有头部外伤史者应与外伤性颅内血肿相鉴别。

（五）治疗

1. 一般治疗

卧床休息 2~4 周，维持生命体征稳定，维持水、电解质平衡，保持呼吸道通畅及大小便通畅，昏迷或有吞咽功能障碍者应及时鼻饲，预防和及时治疗压疮、预防泌尿道和呼吸道感染等。

2. 控制血压

脑出血急性期的血压多增高，且血压升高的幅度通常超过缺血性卒中。对血压高的处理应个体化，应参照患者既往有无高血压病史、有无颅内压增高、年龄、发病时间、原发疾病与合并疾病具体确定。若颅内压高时，应先降颅内压，再根据血压情况决定是否进行降血压治疗。处理时，过高血压有可能使破裂的小动脉继续出血造成血肿扩大，而过低的血压又会使脑灌注压降低和加重脑损害，应权衡利弊审慎处理。一般当急性脑出血患者收缩压 >220mmHg 时，应积极使用静脉降压药物降低血压；当患者收缩压 >180mmHg 时，可使用静脉降压药物控制血压，根据患者临床表现调整降压速度，160/90mmHg 可作为参考的降压目标值。早期积极降压是安全的，其改善患者预后的有效性还有待进一步验证。在降压治疗期间应严密观察血压水平的变化，每隔 5~15 分钟进行 1 次血压监测。

3. 控制脑水肿，降低颅内压

较大的脑内血肿周围会出现脑水肿，多于出血后 3~4 天到达高峰，严重时造成颅内压过高和脑疝，可危及生命。如有条件，可监测颅内压，当颅内压 >20mmHg 时，可应用脱水剂，同时抬高床头约 30°，头位于中线上，以增加颈静脉回流，降低颅内压。治疗颅内压增高常用的药物有：20% 甘露醇、甘油果糖、速尿和白蛋白。应用这些药物时，应注意排尿量和控制出入水量，并定期复查肝肾功能和电解质。需注意的是，发病 6 小时内的脑出血患者使用甘露醇等脱水药会出现血肿扩大的可能，因此，脑出血患者如无明显颅内压增高迹象应避免使用甘露醇等脱水药。

4. 控制体温

脑出血患者早期可出现中枢性发热，尤其是大量脑出血、丘脑出血或脑干出血者。此外，并发肺炎亦可造成体温增高，应积极抗感染治疗。

5. 血糖管理

无论既往是否有糖尿病，入院时的高血糖均预示脑出血患者的死亡和不良转归风险增高。目前认为脑出血后的高血糖应进行控制，当血糖超过 10mmol/L 时可给予胰岛素治疗，使血糖控制在 7.7~10.0mmol/L。当血糖低于 3.3mmol/L 时，可给予 10%~20% 葡萄糖口服或注射治疗，使血糖达到正常水平。

6. 癫痫发作的预防和处理

脑出血尤其脑叶出血，更易引起痫性发作。如出现癫痫发作，应给予抗癫痫药处理。不建议预防性使用抗癫痫药物。如脑出血后 2~3 个月再发癫痫，应接受长期、规律的抗癫痫药物治疗，以防复发。

7. 止血治疗

止血药物治疗脑出血临床疗效尚不确定，且可能增加血栓栓塞的风险，不推荐常规使用。

8. 神经保护剂

神经保护剂的疗效与安全性尚需开展更多、更高质量的临床试验进一步证实。

9. 手术治疗

根据出血部位及出血量决定治疗方案：

（1）基底节区出血：壳核出血大于 30ml，丘脑出血大于 15ml 可根据病情和医疗条件，在合适时机选择微创手术、小骨窗或去骨瓣开颅清除血肿。

（2）小脑出血：出血量大于 10ml、血肿直径大于 3cm 或合并明显脑积水、脑干及四脑室受压时应及时手术治疗。

（3）脑叶出血：对于脑叶出血超过 30 ml 且距皮质表面 1cm 范围内的患者，可考虑标准开颅术清除幕上血肿或微创手术清除血肿。但部分高龄患者常为淀粉样血管病变出血，除血肿较大危及生命或由血管畸形引起需外科治疗外，宜行内科保守治疗。

（4）脑室出血：重症脑室出血（脑室铸型）需脑室穿刺引流加腰穿放液治疗。

10. 康复治疗

只要患者生命体征平稳，病情稳定，康复治疗应尽早进行。发病的前 3 个月神经功能恢复最快，是康复治疗的最佳时机。早期可将患肢置于功能位，急性期过后及早进行肢体功能、言语障碍及心理的康复治疗。早期康复的根本目的是预防并发症，最大限度地减轻障碍和改善功能，提高日常生活能力，其最终目的是使患者回归家庭、回归社会。

（六）预后

本病 3 个月内的病死率为 20%~30%，是所有脑血管病中最高的。影响预后因素较多，与出血部位、出血量及是否并发症有关。脑干、丘脑和脑室大量出血预后较差。

参 考 文 献

［1］贾建平,陈生弟.神经病学［M］.第七版.北京：人民卫生出版社,2013.

［2］中华医学会神经病学分会,中华医学会神经病学分会脑血管病学组.中国脑血管疾病分类 2015［J］.中华神经科杂志,2017,50(3)：168-171.

［3］短暂性脑缺血发作中国专家共识组.短暂性脑缺血发作与轻型卒中抗血小板治疗中国专家共识(2014年)［J］.中华神经科杂志,2014,94(27)：2092-2096.

［4］国家卫生计生委脑卒中防治工程委员会.中国短暂性脑缺血发作早期诊治指导规范(2016 年)［S］.

［5］中华医学会神经病学分会.中国缺血性脑卒中和短暂性脑缺血发作二级预防指南 2014［J］.中华神经科杂志,2015,45(4)：258-273.

［6］中华医学会神经病学分会,中华医学会神经病学分会神经康复组,中华医学会神经病学分会脑血管病学组.中国脑卒中早期康复治疗指南［J］.中华神经科杂志,2017,50(6)：405-412.

［7］中华医学会神经病学分会.中国脑出血诊治指南 2014［J］.中华神经科杂志,2015,48(6)：435-444.

［8］中华医学会神经病学分会.中国急性缺血性脑卒中诊治指南 2014 年［J］.中华神经科杂志,2015,48(4)：246-257.

［9］国家卫生计生委脑卒中防治工程委员会.2015 中国脑出血诊疗指导规范［S］.

（贝宁　龙登毅）

第八章

老年心血管疾病与血糖

国内外流行病学资料与临床研究结果表明，心血管疾病患者中糖代谢异常（糖尿病前期与糖尿病）的发生率显著高于一般人群，两者之间存在密切联系，互为高危人群。一方面，高血糖是最重要的心血管系统危险因素之一，对患者预后具有显著的不良影响。另一方面，当心血管疾病患者并存糖代谢异常时，其不良心脑血管事件发生率进一步增高。老年心血管疾病患者合并糖代谢异常的发生率更高，且其诊断及治疗存在更多特殊性。

一、流行病学

多项流行病学研究均证实高血糖在心血管疾病患者中普遍存在。2004 年欧洲心脏调查结果显示 70％的冠心病患者存在血糖调节异常（包括糖尿病前期或糖尿病）。2006 年"中国心脏调查"则发现，冠心病住院患者中糖尿病患病率为 52.9％，IGR 患病率为 24.0％，总的糖代谢异常患病率为 76.9％。孙宁玲等对 10173 例原发性高血压患者进行糖代谢状况调查，结果显示，67％的患者存在不同程度糖代谢紊乱（IFG 或 IGT 或 DM）。中国急性卒中患者糖代谢异常调查（ACROSS-China）也显示急性卒中住院患者的糖代谢异常患病率为 68.7％。

老年人随着增龄，胰岛功能衰退，胰岛素分泌反应下降，糖耐量降低，糖代谢下降，糖代谢异常发生率增加，因而随着年龄的增长，心血管疾病合并糖代谢异常增加。朱芸等对 2420 例老年冠心病患者进行危险因素调查，发现约有 24.7％患者合并有糖尿病，合并有高血压的比例高达 75.1％，同时合并高血压及糖尿病的患者比例为 16.5％。陈韵岱等对门诊冠心病和高血压患者进行糖代谢异常的筛查，结果发现 ≥ 65 岁的患者其糖尿病的患病率最高，为 13.14％，其次为 55~65 岁的人群，进一步直线相关分析发现，年龄与患病率正相关。

目前虽然尚没有老年心血管病合并糖代谢异常的大规模数据报道，但显然，两者合并率要比中青年人更高。

二、糖代谢异常对心血管疾病的影响

大量的临床研究已证实糖代谢异常不仅是心血管疾病发病的危险因素，也与心血管疾病患者的病死率和预后密切相关。糖尿病前期、糖尿病的高血糖状态、伴随的血脂代谢紊乱、高血压等疾病可通过各种途径加重氧化应激，促进内皮功能损害，使动脉内膜增厚，促发并加重动脉粥样硬化的发展，增加心血管事件。

高血糖对于心血管系统的危害是一个非常缓慢、进行性累积的过程，早在 IGT 阶段高血糖对于大血管的危害即已开始。欧洲糖尿病流行病学及诊断标准合作分析（DECODE）研究以及以亚洲人群为样本的 DECODA 研究均发现 IGT 可使心血管疾病死亡风险增加，分别为 34％和 27％。301 医院的一项研究则显示：与正常糖耐量人群相比，IGT 患者的颈动脉内膜厚度（IMT）、动脉粥样硬化积分（AS）均显著增加。随着糖尿病的形成及其病程的逐渐延长，这种损害将逐渐加重并可能进入难以逆转的阶段。糖尿病前瞻性研究（UKPDS）资料显示，糖化血红蛋白（HbA1c）每升高 1％，均可使 2 型糖尿病（T2DM）患者心肌梗死、心力衰竭、卒中、截肢、死亡等事件的发生风险显著升高。2004 年欧洲心脏调查随访研究显示，有糖代谢紊乱的心肌梗死患者再发心肌梗死或死亡的风险比无糖代谢异常的心肌梗死患者显著增高。多项研究发现，糖尿病合并冠心病的患者多有较严重的 3 支血管病变、更广泛的冠状动脉钙化、更高概率的左主干病变及较少的侧支循环形成。合并糖尿病的冠心病患者 PCI 和冠状动脉旁路移植术后疗效明显差于非糖尿病患者，增加了冠心病的病死率。EAST-WEST 研究 7 年随访结果显示，既往心肌梗死病史患者当中，合并糖尿病患者较未合并糖尿病患者心肌梗死、卒中等心血管事件发生率均明显偏高。

老年心血管疾病患者合并糖代谢异常常出现广泛而严重的动脉硬化，一旦出现心脑血管事件，其病死率也越高。

三、筛查与诊断

在心血管疾病患者中，加强糖代谢异常的早期筛查、早期干预、积极管理血糖，可使心血管疾病合并糖代谢异常患者得到更好的治疗，对防治心血管疾病具有极为积极而重要的意义。流行病学研究发现，老年人随着年龄增长血糖有升高趋势，年龄每增长 10 岁空腹血糖升高 0.06~0.11mmol/L，餐后血糖升高 0.83mmol/L，因此更应加强对老年心血管疾病患者糖代谢异常的筛查。

（一）筛查方法

目前常用的血糖筛查方法有空腹血糖（FPG）、随机血糖、糖化血红蛋白（HbA1c）和口服葡萄糖耐量试验（OGTT）。

1. FPG

了解机体基础胰岛素的作用和肝脏胰岛素的敏感性，是常用的血糖检测手段，但难以发现餐后血糖升高的患者。

2. 随机血糖

与其他手段相比，随机血糖的检测更简便，但易受饮食、取血时间等多种因素影响。

3. HbA1c

HbA1c 测定值可以反映近 3 个月内平均血糖水平，结果稳定、可靠、变异性小。不受进食时间、应激状态及短期生活方式改变的影响，是糖尿病监测和疗效评估的重要指标。ADA 指南将 HbA1c ≥ 6.5% 作为糖尿病的诊断标准之一，但该标准是否适合我国人群尚不确定。

4. OGTT

OGTT 同时检测空腹血糖和餐后血糖，能准确区分正常血糖、糖尿病前期和糖尿病。2004 年欧洲心脏调查发现 2/3 的隐匿性高血糖是通过 OGTT 来发现的。中国心脏调查结果也显示，若不进行 OGTT 试验，仅依靠检测空腹血糖，将有 87.4% 糖调节异常患者和 80.5% 糖尿病患者被漏诊。因此，依据中国心血管疾病血糖管理专家共识要求，对于心血管疾病患者应常规行 OGTT 检测。

5. OGTT 方法

（1）空腹至少 8 小时，在次日上午检查前，配制口服葡萄糖溶液（无水葡萄糖粉 75g，或国内常用的含 1 分子结晶水的葡萄糖粉 82.5g，溶于 300ml 水内）备用；

（2）第 1 次抽血应在服糖前，前臂采血标本测定血糖。抽血时间最好是 7：00~9：00。随后，应在 5 分钟内顺利喝完备好的葡萄糖溶液。第 2 次抽血应在服糖后 2 小时整，前臂采血标本测定血糖［从服糖第一口开始计时，到 2 小时整，为糖负荷后 2 小时血糖（2hPPG）］。

注意事项：①试验过程中，受试者不喝茶及咖啡，不吸烟，不做剧烈运动，安静休息，但也无须绝对卧床。②血标本采集后应尽早送检。③试验前 3 天内，每日碳水化合物摄入量不少于 150g。④试验前 3~7 天停用可能影响血糖水平的药物，如避孕药、利尿剂或苯妥英钠等。

（二）糖尿病的诊断

同非老年糖尿病患者一样，老年糖尿病的诊断沿用世界卫生组织（WHO，1999 年）推荐的糖尿病诊断标准。

1. 糖尿病

若有代谢紊乱症状（包括多饮、多尿、多食和不明原因的体重下降），一次 FPG ≥ 7.0mmol/L 或 2hPG ≥ 11.1mmol/L 或随机血糖 ≥ 11.1mmol/L，即可诊断糖尿病。无糖尿病症状者，需两次血糖值达到上述诊断标准（表 8-1）。

2. 糖尿病前期

空腹血糖受损（IFG）或糖耐量减低（IGT）统称为糖调节受损（IGR，即糖尿病前期）。若 FPG 6.1~7.0mmoL/L，2hPG<7.8mmoL/L 诊断为 IFG；FPG<7.0mmoL/L，2hPG7.8~<11.1mmoL/L 诊断为 IGT（表 8-1）。

表 8-1　糖代谢状态的分类（WHO，1999 年）

糖代谢分类	静脉血浆葡萄糖（mmol/L）	
	空腹血糖（FPG）	糖负荷后 2 小时血糖（2hPPG）
正常血糖（NGT）	<6.1	<7.8
空腹血糖受损（IFG）	6.1~7.0	<7.8
糖耐量减低（IGT）	<7.0	7.8~11.1
糖尿病（DM）	≥ 7.0	≥ 11.1

注：空腹血糖受损（IFG）和糖耐量受损（IGT）统称为糖调节受损（IGR），即糖尿病前期

四、心血管疾病合并糖代谢异常的管理

由于心血管疾病合并糖代谢异常的人群庞大，同时高血糖对心血管疾病危害巨大，因此在治疗心血管疾病的同时，血糖管理是不容忽视的问题。

（一）综合治疗

老年人群中同时合并糖代谢紊乱、高血压、向心性肥胖、高脂血症的高达 30％ ~ 40％，而无上述各项者不到 10％。对存在多项心血管危险因素的老年心血管疾病患者单纯控制血糖可能得不到心血管获益，而综合防治心血管多危险因素则可能获益。因此老年心血管病合并糖代谢异常患者更要强调综合治疗，具体措施包括生活方式干预、降压、调脂、抗血小板治疗、减重等。

1. 生活方式干预

生活方式干预应作为综合管理策略的基础性措施，并贯穿于综合治疗的全过程。生活方式干预包括健康教育、戒烟限酒、限盐（<6g/d）、合理饮食、规律运动、体重控制、注意保持心理平衡等。

2. 控制高血压

根据目前多个国内外心血管专业指南推荐，老年糖尿病合并高血压者血压控制目标为 <140/80mmHg（1mmHg=0.133kPa）。老年糖尿病患者不应将血压降至 130/70mmHg 以下，因为现有研究显示低于此值不会有更多获益甚至可能增加死亡率。对于虚弱的老年人，血压控制目标甚至可放宽至 150/90mmHg。临终患者则不必过于严格地控制血压。血管紧张素转换酶抑制剂（ACEI）或血管紧张素 II 受体拮抗剂（ARB）类降压药是老年糖尿病患者首选和基础用药，次选为长效钙离子拮抗剂（CCB）和（或）选择性 β 受体阻断剂，慎用利尿剂，尤其是合并高尿酸血症者。提倡联合治疗，效益互补。但不建议联合应用 RAAS 抑制剂。

3. 控制血脂

糖尿病患者由于胰岛素分泌不足或分泌增多，可导致血脂代谢紊乱，主要表现为甘油三酯和低密度脂蛋白胆固醇显著增高，高密度脂蛋白胆固醇降低。推荐糖尿病患者使用他

汀类药物进行降脂治疗。对于明确心血管疾病病史的老年患者，建议低密度脂蛋白（LDL）<1.8mmol/L，如不能达到该目标，则至少降低≥50%。急性冠脉综合征（ACS）患者可考虑将LDL-C目标值控制在1.4mmol/L。但对虚弱、痴呆及预期寿命不长的老年患者，应放宽血脂控制目标甚至不予干预。

4. 抗血小板治疗

血小板激活在动脉粥样硬化发生发展过程中起着关键作用。应常规使用阿司匹林（75~150mg/d）。对阿司匹林有禁忌证或不耐受者建议使用氯吡格雷（75mg/d）替代治疗。在氯吡格雷基础上加用阿司匹林会增加老年患者的出血风险，除非特殊情况（如缺血性卒中/TIA发病初期、ACS及经皮冠状动脉介入治疗患者），否则不推荐常规联合使用。发生ACS后双联抗血小板治疗1年是合理的。

（二）糖代谢异常的治疗

1. 糖尿病前期的治疗

可通过改善生活方式如控制能量摄入（适当限制甜食，多进食能量密度高且富含膳食纤维、血糖指数低的食物，少吃多餐、慢吃、后吃主食）；加强运动，在充分考虑可行性和可持久性的基础上提倡餐后的适量运动与每周3~4次的体能锻炼相结合，做到运动前热身、运动后放松及持之以恒。此外，每周2~3次的抗阻力运动如举重、抬腿保持等可以帮助老年患者延缓肌肉的萎缩。对于肥胖的老人还可以通过适当增加有氧运动以消耗脂肪储存。若生活方式干预3~6个月，血糖仍未达标，可加用药物治疗，包括二甲双胍、α-糖苷酶抑制剂、噻唑烷二酮类等。另外，奥利司他、苯丁胺/托吡酯、利拉鲁肽等药物也可用于糖尿病前期。

2. 糖尿病的治疗

（1）治疗原则：①老年糖尿病的治疗应该采取因人而异、分层管理、严宽结合的治疗策略。②降糖药物选择十分重要，无禁忌又使心血管获益的降糖药物是首选。③平稳降糖。结合患者的身体功能状态、并发症等，制订个体化的血糖控制目标，避免血糖波动过大及严重低血糖与夜间低血糖发生。④老年心血管疾病患者常多病共存，需服用多种药物，因此要重视联合用药的安全性。⑤遵循"小剂量起始，缓慢加量"的原则。⑥尊重患者意愿，提高治疗依从性，改善治疗结局。

（2）治疗目标：美国糖尿病协会推荐，老年糖尿病患者血糖控制可以根据个人情况适当放宽。但应避免出现高血糖症状和急性高血糖并发症。中国糖尿病防治指南则强调老年患者实际情况差异很大，应在全面评估的基础上，遵循个体化的原则，选择不同的控制标准，注意预防低血糖，减少血糖波动。老年糖尿病患者血糖控制可参考如下分层：

①HbA1C<7.5%：相应FPG<7.5mmol/L和2hPG<10.0mml/L。适用于预期生存期>10年、较轻并发症及伴发疾病，有一定低血糖风险，应用胰岛素促泌剂类降糖药物或以胰岛素治疗为主的2型和1型糖尿病患者。

②HbA1c<8.0%：相应FPG<8.0mmol/L和2hPG<11.1mml/L。适用于预期生存期>5年、中等程度并发症及伴发疾病，有低血糖风险，应用胰岛素促泌剂类降糖药物或以多次胰岛素注射治疗为主的老年糖尿病患者。

③ HbA1c<8.5%：如有预期寿命 <5 年、完全丧失自我管理能力等情况，HbA1c 的控制标准可放宽至 <8.5%，尚需避免严重高血糖（>16.7mmol/L）引发的糖尿病急性并发症和难治性感染等情况发生。消除糖尿（血糖水平 <11.1mmol/L）是老年糖尿病患者治疗的一个重要目标，有利于改善高血糖渗透性利尿（引起血容量减少，夜尿多等）和营养负平衡（尿糖排出）。

（3）治疗路径：见图 8-1。

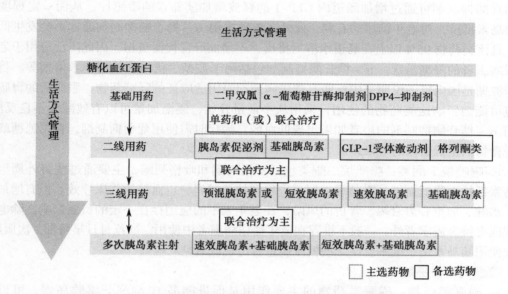

图 8-1 《老年糖尿病诊疗措施专家共识》中推荐的治疗路径

（4）治疗药物

目前常用的降糖药物主要包括胰岛素促泌剂（磺脲类和非磺脲类）、双胍类、α-葡萄糖苷酶抑制剂、噻唑烷二酮类、二肽基肽酶-4（DPP-4）抑制剂、胰高血糖素样肽-1（GLP-1）受体激动剂、钠-葡萄糖协同转运蛋白-2（SGLT-2）抑制剂及胰岛素。

①非胰岛素促泌剂

a. 二甲双胍：现有国内外糖尿病指南中均推荐二甲双胍作为 2 型糖尿病患者控制高血糖的首选或一线用药。其主要作用是抑制肝糖的输出，增加胰岛素的敏感性，对降低 FPG 效果好，可以使 HbA1c 下降 1.0%~2.0%，并可减轻体重。有研究表明，二甲双胍能延缓老年人糖耐量受损转为 2 型糖尿病的病程，使发展为糖尿病的概率降低 31%；可以降低老年人心血管事件的发生率和死亡率，减缓颈动脉粥样硬化的进程。此外，它较少的低血糖风险对于老年人有一定的益处。二甲双胍主要的不良反应是恶心、腹泻等胃肠道症状，药物带来的体重减轻对于瘦弱的老年患者可能不利。老年人多伴有与增龄相关的肾功能减退，如果估算的肾小球滤过率（eGFR）在 45~60ml/min 之间，则二甲双胍应该减量，如果 eGFR<45ml/min 二甲双胍则不能使用。双胍类药物禁用于肝功能不全、心力衰竭、缺氧或接受大手术的患者，以避免乳酸性酸中毒的发生。影像学检查使用碘化造影剂前后各 3 天，应暂时停用二甲双胍，并进行充分水化。因为胃肠道的不良反应而无法耐受者，

也应该停止使用二甲双胍。二甲双胍起始剂量 500mg/d，随餐服用，逐渐加量，最大剂量 2000mg·d。

b. α-葡萄糖苷酶抑制剂：α-葡萄糖苷酶抑制剂通过竞争性抑制位于小肠绒毛刷状缘的各种 α-葡萄糖苷酶的分解，增加碳水化合物在小肠内的分解时间，延缓肠道内葡萄糖的吸收，降低餐后高血糖，适用于以碳水化合物为主要食物和餐后血糖升高的患者。胰岛素抵抗是老年人中糖尿病发病的一个重要的病理生理机制。一些研究结果发现，α-葡萄糖苷酶抑制剂可通过增加肠道内 GLP-1 的释放增加胰岛素的敏感性，从而一定程度减少胰岛素抵抗，对老年糖尿病有利。此外，单独服用 α-糖苷酶抑制剂通常不会发生低血糖，且该类药物 95% 以上在肠道水解后排出，不增加肝肾代谢负担，因此广泛应用于老年糖尿病患者的降糖治疗。α-糖苷酶抑制剂包括阿卡波糖、伏格列波糖和米格列醇。目前阿卡波糖是国内唯一说明书中标明有糖尿病前期服用适应证的降糖药物。服药后的胃肠道反应可能会影响这类药物的使用，采用从小剂量开始，逐渐加量可以有效减少不良反应。合用 α-糖苷酶抑制剂的患者如果出现低血糖，治疗时需使用葡萄糖制剂，食用蔗糖或淀粉类食物纠正低血糖的效果差。

c. 噻唑烷二酮类：噻唑烷二酮类包括罗格列酮和吡格列酮，主要通过改善外周组织胰岛素抵抗而降低血糖，有延缓糖尿病进程和较长时间稳定血糖的临床疗效。但有增加体重、水肿、加重心力衰竭、骨折的风险，在老年人中的应用存在一定的负面影响。除老年早期或有特殊需求者外，一般不推荐在老年糖尿病患者中使用。推荐每日早餐前 1 次服用。单独使用胰岛素增敏剂不会使 2 型糖尿病患者出现低血糖反应。

②胰岛素促泌剂

a. 磺脲类药物：磺脲类药物的主要作用是促进胰岛 β 细胞分泌胰岛素，可以使 HbA1c 降低 1.0%~2.0%。可以单独使用，也可以和其他的口服降糖药物联合使用来治疗老年糖尿病患者。其主要不良反应为增加体重和可能引起严重的低血糖事件，特别是随着年龄的增加，发生严重的致死性低血糖事件的风险也增加。因此，老年患者在使用磺脲类药物时，要从低剂量开始，缓慢加量，逐渐加到最大剂量。老年患者应首选短、中效的磺脲类药物如格列齐特和格列吡嗪，其控释和缓释剂型每日一次较少引起低血糖。格列美脲具有用量少、给药方便和低血糖风险少的特点，对老年 2 型糖尿病患者有益。格列本脲易于出现严重低血糖，老年患者不宜使用；轻中度肾功能不全的老年患者可以选择格列喹酮，中度以上肝肾功能受损的老年患者应尽量避免使用磺脲类药物。一般不建议联合使用两种磺脲类降糖药物来控制血糖。

b. 格列奈类：格列奈类属于非磺脲类胰岛素促泌剂，包括瑞格列奈和那格列奈。主要通过刺激胰岛素的早时相分泌而降低餐后血糖，具有吸收快、起效快和作用时间短的特点，在老年 2 型糖尿病患者中低血糖发生率低，不易造成持续、严重的低血糖。体重增加不明显。瑞格列奈经肾排泄很少，在老年糖尿病肾病患者中可安全应用。

③肠促胰素类

a. DPP-4 抑制剂：DPP-4 抑制剂是一种新的口服降糖药物，通过增加肠道内分泌的 GLP-1 浓度来增加 β 细胞和 α 细胞对葡萄糖的敏感性和反应性，促进胰岛素的分泌，抑制胰升糖素的分泌，抑制胃排空，抑制食欲等来降血糖，同时 GLP-1 可以促进胰岛 β 细胞增殖。针对 ≥ 65 岁老年糖尿病患者的几项研究结果显示，DPP-4 抑制剂在将血糖控制在理想水平的同时，不会增加低血糖风险和其他的不良事件。对老年糖尿病患者来说更安全、更易耐受，低血糖事件发生显著减少，同时减轻体重的效果更加明显，对于老年患者有更多获益。DPP-4抑制剂主要不良反应为恶心、呕吐和腹泻等。

b. GLP-1受体激动剂：GLP-1受体激动剂以降低餐后血糖为主，低血糖风险较低，经其他降糖药治疗血糖控制不佳、肥胖或贪食者可考虑本药。但是这类药物可能导致恶心等胃肠道不良反应及体重减轻，对于比较瘦弱的老年患者不适合。肾功能不全时药物需要减量。有胰腺炎病史者须慎用。目前尚缺少老年人应用的经验。

④钠-葡萄糖协同转运蛋白-2（SGLT-2）抑制剂

SGLT-2抑制剂是全新作用机制的降糖药物。这类药物选择性地抑制肾脏近曲小管上皮细胞膜管腔侧的SGLT-2，减少葡萄糖重吸收并促进尿糖排泄，进而降低血糖，同时可减重和降压。FDA已批准上市的SGLT-2抑制剂有卡格列净、达格列净和恩格列净，在单药、联合口服药或胰岛素时都有很好的降HbA1c作用；并且因其作用机制不依赖于胰岛素，在2型糖尿病的任何阶段均可能被应用。该类药物有渗透性利尿的作用，可能出现血容量不足的相关症状，在老年、已经应用利尿剂和血容量不足的患者中应谨慎使用。

⑤胰岛素制剂

a. 在胰岛β细胞功能明显减退、口服降糖药失效或禁忌、血糖难以控制的老年2型糖尿病患者及老年1型糖尿病患者应当考虑胰岛素治疗。目前胰岛素种类包括人胰岛素及胰岛素类似物，从作用时间上可以分为超短效、短效、中效、长效、超长效等。可根据老年患者具体血糖变化情况选用。大部分情况下首先考虑长效基础胰岛素，其中甘精胰岛素及地特胰岛素较中效胰岛素（NPH）首选，餐时胰岛素优选胰岛素类似物赖脯胰岛素、门冬胰岛素、赖谷胰岛素。不能坚持强化治疗方案的患者，可考虑预混胰岛素，但此方案不能灵活调节胰岛素剂量，且增加低血糖的风险。胰岛素的使用会导致体重增加，尤其在每日用量40U以上者，可考虑联合口服降糖药（二甲双胍、糖苷酶抑制剂）。胰岛素最主要的副作用是低血糖，由于老年人群的特殊性，在使用胰岛素进行降糖治疗前应该认真评估低血糖的风险，在调整胰岛素用量时应非常谨慎。胰岛素治疗适用于有一定自我管理能力或家庭支持的老年糖尿病患者。

b. 多次胰岛素注射（强化治疗）方案的选择：新诊断老年糖尿病伴存高血糖（HbA1c>9.0%）、合并感染或急性并发症、处于手术或应激状态、应用拮抗胰岛素作用的药物（如糖皮质激素）等特殊情况时，因存在明显的胰岛素抵抗、高糖毒性、高脂毒性等加重胰岛β细胞损伤的因素，需积极采用短期一天多次胰岛素强化治疗模式，解除β细胞毒性，尽早纠正高血糖。病情稳定后重新评估，调整治疗模式。一般不推荐老年患者常规降糖治疗中采用操作难度大的多次胰岛素治疗模式。

⑥降糖药的心血管安全性评价：根据目前已有的心血管结局研究（CVOT）证据，将降糖药物的心血管安全性分为获益、中性及其他3大类。

a. 具有心血管获益证据的降糖药物：CVOT证实具有心血管获益的降糖药物包括二甲双胍、恩格列净及利拉鲁肽。UKPDS研究结果显示，二甲双胍可显著降低心血管事件风险，其中心肌梗死风险下降39%，心血管事件复合终点（心肌梗死、猝死、心绞痛、卒中或周围血管疾病）风险下降30%；且研究结束后继续随访10年仍发现，二甲双胍的心血管获益具有延续效应，与传统治疗相比，其心肌梗死风险下降33%。恩格列净心血管事件结局

（EMPA-REG OUTCOME）研究结果显示，恩格列净可显著降低 3 终点的主要心血管不良事件（3 终点 MACE，包括心血管死亡、非致死性心肌梗死或非致死性卒中）风险 14%，降低心血管死亡风险 38%，降低心力衰竭住院风险 35%。利拉鲁肽在糖尿病患者中的心血管结局评估（LEADER）研究结果显示，利拉鲁肽可使 3 终点 MACE 风险降低 13%，心血管死亡风险降低 22%，扩展的心血管事件复合终点（心血管死亡、非致死性心肌梗死、非致死性卒中、血运重建、不稳定性心绞痛住院或心力衰竭住院）风险降低 12%，且不增加心力衰竭住院风险。

b. 具有心血管效应为中性证据的降糖药物：罗格列酮对糖尿病患者心血管结局和血糖控制影响（RECORD）研究、吡格列酮对大血管事件影响的前瞻性临床试验（PROactive）研究、甘精胰岛素初始干预转归（ORIGIN）研究、西格列汀心血管安全性（TECOS）研究、沙格列汀在糖尿病患者中的心血管结局（SAVOR-TIMI53）研究、阿格列汀与标准治疗在 T2DM 合并 ACS 患者中心血管结局比较（EXAMINE）研究、利司那肽治疗 T2DM 合并 ACS 患者的心血管事件评估（ELIXA）研究的数据表明，罗格列酮、吡格列酮、甘精胰岛素、西格列汀、沙格列汀、阿格列汀及利司那肽的心血管效应为中性，既不增加也不降低心血管事件发生风险。

c. 其他降糖药物：目前缺少 CVOT 证据的降糖药物包括磺脲类、格列奈类、维格列汀及大部分胰岛素制剂。这些未进行 CVOT 的传统降糖药物，其心血管安全性证据主要源自针对降糖治疗策略的 RCT 研究数据或基于针对降糖疗效的多项 RCTs 的荟萃分析结果。47 项 RCTs 研究的荟萃分析显示，磺脲类不增加 T2DM 患者全因死亡、心血管死亡、心肌梗死及卒中的风险。那格列奈和缬沙坦在 IGT 人群中的结局研究（NAVIGATOR）显示，在有心血管事件病史或心血管危险因素的 IGT 患者中，那格列奈首要心血管事件复合终点风险与安慰剂相比差异无统计学意义。25 项Ⅲ期临床试验的荟萃分析显示，维格列汀不增加 T2DM 患者心脑血管事件风险。T2DM 心血管结局（HEART2D）研究显示，在年龄 >65.7 岁亚组中，与基础胰岛素组相比，餐时胰岛素组首次心血管事件的发生风险更低。

d. CVOT 尚在进行中的降糖药物：包括阿卡波糖、利格列汀、艾塞那肽（周制剂）、度拉唐肽、阿必鲁肽、达格列净、坎格列净及德谷胰岛素。

（5）治疗策略的选择：糖尿病病程和分型不同者，发生并发症风险和类型也不同，对于具有不同病理生理特点和并发症风险的患者，应该针对他们的特点选择降糖药物和治疗策略。

①老年时发病的 2 型糖尿病患者：病程较短，以餐后胰岛素分泌不足伴或不伴胰岛素抵抗为主。主要表现为餐后血糖升高。对这部分患者应以降低餐后血糖和减少血糖波动为主。

②中年发病延续至老年的 2 型糖尿病患者：病程较长，基础和餐后胰岛素分泌都不足，同时伴有不同程度的胰岛素抵抗，表现为空腹和餐后血糖同时升高，治疗上要兼顾空腹和餐后血糖。

③自身免疫性糖尿病（包括青少年发病延续到老年的 1 型糖尿病患者和成人隐匿性自身免疫性糖尿病）：以胰岛素分泌不足为主，这些患者对胰岛素敏感，血糖波动和低血糖风险增加，降糖治疗时应避免血糖波动和低血糖。

（6）联合用药：《心血管疾病合并糖尿病口服降糖药物应用专家共识》推荐：当

146

HbA1c ≥ 9.0% 或生活方式干预联合一线口服降糖药（OAD）单药治疗 3 个月不能使血糖达标，需联合 OAD 治疗；若两种 OAD 联合治疗 3 个月不能使患者血糖达标，可考虑联合第 3 种 OAD，或者联合胰岛素或 GLP-1 受体激动剂治疗。联合用药方案仍需结合患者的具体情况，应用个体化方案。餐后血糖升高为主者，可优先选用格列奈类降糖药、α-糖苷酶抑制剂、DPP-4 抑制剂。同一类药的不同药物之间应避免同时应用。

（7）重视降糖治疗中的低血糖：糖尿病患者血糖水平低于 3.9mmol/L（70mg/dl）时，定义为低血糖。老年人的基础代谢率较低，分解代谢大于合成代谢，各脏器的功能逐渐衰退（尤其是肝肾功能减退），加上多种诱发因素的存在，如饮食不规律、缺乏自我血糖监测、多重用药及多种并发症等，在控制血糖的过程中，极易引发低血糖。低血糖对心血管系统具有显著的不良影响，其短期风险包括诱发心律失常、心血管事件，严重低血糖甚至可导致患者猝死；长期风险为认知障碍和痴呆。老年人低血糖表现多不典型，常表现为非特异性神经、精神症状，如乏力、烦躁不安、行走不稳，甚至诱发心脑血管事件而猝死。因此，对于老年患者，降糖治疗的安全性可能比降糖疗效更为重要。应根据患者的年龄、糖尿病病程、生活方式、伴随疾病、其他用药情况、有否无感知性低血糖等情况，尽量做到个体化治疗，在避免低血糖的前提下使血糖控制达标。除胰岛素外，在口服降糖药物中，胰岛素促泌剂均可引起低血糖，其中磺脲类药物尤为常见，格列奈类药物因其药理作用时间短，相对较少见。二甲双胍、α-糖苷酶抑制剂、噻唑烷二酮类及 DPP-4 抑制剂、SGLT-2 抑制剂单独使用时一般不会导致低血糖。

（8）特殊情况说明

①急性冠脉综合征（ACS）：血糖升高是 ACS 患者预后不良的危险因素。若血糖 >10.0mmol/L，可使用以胰岛素为基础的治疗方案，使血糖水平控制在 7.8~10.0mmol/L，同时注意避免低血糖发生。应激情况下可出现暂时性血糖升高，对于既往没有糖尿病病史（特别是 HbA1c 在正常范围者），不能以此血糖值诊断糖尿病，须在应激消除后复查，必要时行 OGTT 明确。

②经皮冠状动脉介入治疗（PCI）：接受 PCI 的患者使用对比剂前可不停用二甲双胍，但应密切监测肾功能，若 48 小时内肾功能恶化，应立即停用二甲双胍，直至肾功能恢复至基础水平，方可恢复使用。

③冠状动脉旁路移植术（CABG）：围术期不推荐口服降糖药，应使用胰岛素治疗。

④心力衰竭：对心衰患者，应关注某些降糖药物对心力衰竭的潜在不良影响，如二甲双胍，在定期检查心、肾功能的情况下，稳定期的慢性心力衰竭患者可以服用，但因存在乳酸性酸中毒的潜在风险，急性、病情不稳定或住院的心力衰竭患者禁用；NYHA 心功能 Ⅱ~Ⅳ级的患者，应避免使用噻唑烷二酮类药物。西格列汀、利拉鲁肽和利司那肽、甘精胰岛素均不增加心力衰竭住院风险；但沙格列汀、阿格列汀可增加心力衰竭住院风险，而恩格列净可降低心力衰竭住院风险。其他降糖药在心力衰竭患者中的应用安全性尚待进一步评估。

（三）安全性监测与疗效评估

老年患者机体状态及重要脏器功能变化较快，血糖也易于在短期内出现较大变化。所以，定期的监测和评估非常重要。目前常用的监测血糖的方法，包括了"点"（监测空腹、餐后2小时等各时点的血糖水平)、"线"(连续监测3天血糖的动态血糖监测)以及"面"(反映既往2~3个月平均血糖水平的糖化血红蛋白)。老年糖尿病患者首先推荐监测早、晚餐前血糖(最基本观测点),根据需要测定三餐前和三餐后2小时加晚睡前血糖(全天血糖观测)。怀疑有夜间低血糖的患者应监测夜间血糖,出现低血糖症状或剧烈运动后可及时行血糖监测。

疗效评估可根据自我血糖监测(SMBG)的结果和HbA1c水平综合判断。在治疗之初或血糖未达标时,应每3个月进行1次HbA1c的测定,血糖控制达标者至少每半年进行1次HbA1c测定。降糖治疗中血糖波动是不可避免的现象,过度的血糖波动是加重血管损伤和发生低血糖的危险因素,应尽量避免。告诫患者在日常生活中注意调整降糖药与进食量和运动量的三点平衡,有利于促进有效、平稳降糖。

参 考 文 献

[1] Bannik M, Ryden L, Ferrari R, et al.The prevalence of abnormal glucose regulation in patients with coronary artery disease across Europe.The Euro Heart Survey on diabetes and the heart [J].Eur Heart J, 2004, 25 (21): 1880-1890.

[2] Hu DY, Pan CY, Yu JM, et al.The relationship between coronary artery disease and abnormal glucose regulation in China: the China Heart Survey [J].Eur Heart J, 2006, 27 (21): 2573-2579.

[3] 孙宁玲, 王鸿懿, 陈晓平, 等.原发性高血压患者糖代谢状况的调查[J].中华心血管病杂志, 2013, 41(4): 333-336.

[4] Jia Q, Zheng H, Zhao X, et al. Abnormal glucose regulation in patients with acute stroke across China: prevalence and baseline patient characteristics [J].Stroke, 2012, 43 (3): 650-657.

[5] 朱芸, 王净, 鲍燕, 等.老年冠心病患者血压、血糖及血脂达标率的现况调查[J].中华医学杂志, 2011, 91 (21): 1479-1485.

[6] 陈韵岱, 李丹丹, 董蔚.冠心病和高血压患者中糖代谢异常的门诊筛查流程及现状调查[J].中华心血管病杂志, 2013, 41(12): 995-999.

[7] 杨文英.心血管疾病与糖调节异常(1)重视心血管病患者的血糖管理(续前)[J].中国循环杂志, 2009, 24(6): 403-405.

[8] Stratton IM, Adler AI, Nell HA, et al.Association of glycemia with macrovascular and microvascular complications of type 2 diabetes (UKPDS 35): prospective observational study [J].BMJ, 2000, 321 (7258): 405-412.

[9] Vijan, Hayward.Pharmacologic Lipid-Lowering Therapy in Diabetes Mellitus: Background Paper for the American College of Physicians [J].Ann Of Internal Med, 2004, 140 (8): 650-658.

[10] Yu x, He J, Luo Y, et al.Influence of diabetes mellitus on long-term outcomes of patients with unprotected left main coronary artery disease treated with either drug-eluting stents or coronary artery bypass grafting [J]. Int Heart J, 2015, 56 (1): 43-48.

[11] 郑奇斌, 陈克俭, 徐翔.老年冠心病合并糖尿病患者临床特点及冠状动脉病变特征分析[J].中国心血管病研究, 2015, 13(12): 1074-1077.

[12] Armstrong MJ, Sigal RJ, Arena R, et al.Cardiac rehabilitation completion is associated with reduced mortality

in patients with diabetes and coronary artery disease［J］.Diabetologia,2015,58(4):691-698.

［13］ Haffner SM, Lehto S, Rönnemma T, et al. Mortality from coronary heart disease in subjects with type 2 diabetes and in nondiabetic subjects with and without prior myocardial infarction［J］.N Engl J Med,1998, 339(4):229-234.

［14］ 中国老年学学会老年医学会老年内分泌代谢专业委员会,老年糖尿病诊疗措施专家共识编写组．老年糖尿病诊疗措施专家共识(2013 年版)［J］.中华内科杂志,2014,53(3):243-251.

［15］ James PA, Oparil S, Carter BL, et al.2014 evidence-based guideline for the management of high blood pressure in adults:report from the panel members appointed to the Eighth Joint National Committee(JNC8)［J］.JAMA,2014,311(5):507-520.

［16］ 戴婧,郭立新.2013 国际糖尿病联盟老年 2 型糖尿病管理指南解读［J］.中国医学前沿杂志(电子版), 2014,6(2):98-102.

［17］ 2014 年中国胆固醇教育计划血脂异常防治建议专家组,中华心血管病杂志编辑委员会血脂与动脉粥样硬化循证工作组,中华医学会心血管病学分会流行病学组.2014 年中国胆固醇教育计划血脂异常防治专家建议［J］.中华心血管病杂志,2014,42(8):633-636.

［18］ 中华医学会内分泌学分会．中国成人 2 型糖尿病患者动脉粥样硬化性脑心血管疾病分级预防指南［J］.中华内分泌代谢杂志,2016,32(7):540-545.

［19］ Araki A,Limuro S,Sakurai T,et al.Japanese Elderly Diabetes Intervention Trial Study Group.Long-term multiple risk factor interventions in Japanese elderly diabetic patients:the Japanese Elderly Diabetes Intervention Trial Study design,baseline characteristics,and effects of intervention［J］.Geriatr Gerontol Int, 2012,12(Suppl l):7-17.

［20］ 张瑶,姚斌．老年糖尿病患者的管理及药物治疗［J］.中华内分泌代谢杂志,2014,30(10):876-878.

［21］ 洪天配,母义明,纪立农,等．2 型糖尿病合并动脉粥样硬化性心血管疾病患者降糖药物应用专家共识［J］.中国糖尿病杂志,2017,25(6)481-492.

（冯光球　郑茵）

第九章

老年心血管疾病与血脂

我国第六次人口普查提示我国 65 岁及以上人口约占总人口的 8.87%，高达 1.19 亿，较第五次全国人口普查上升 1.91%，是目前世界首个老龄人口过亿的国家。随着我国老龄化的进程，心血管疾病成为目前影响老年人生存率和生活质量最重要的疾病，是引发老年人群死亡和致残的主要因素。统计数据发现大约 1/3 的急性心肌梗死为 75 岁以上老年人，且因急性心肌梗死死亡者 60% 为 75 岁以上的老年人，约 45% 的 80 岁老年人患有心血管疾病。血脂代谢异常是老年人心血管疾病重要的独立危险因素。因此，强调积极治疗老年人的血脂代谢异常对老年心血管疾病的防治具有十分重要的意义。

一、血脂异常的定义及分类

血脂是血浆中的中性脂肪（甘油三酯和胆固醇）和类脂（磷脂、糖脂、固醇、类固醇）的总称。血脂异常（dyslipidemia）指血浆中脂质量和质的异常，可分为原发性血脂异常和继发性血脂异常。原发性血脂异常是指原因不明的高脂血症，目前认为它与环境及遗传因素有关。继发性血脂异常是其他原发疾病或某些药物引起。原发性和继发性血脂异常可同时存在。临床上常用的检测血脂水平的指标有总胆固醇（total cholesterol，TC）、甘油三酯（triglyceride，TG）、高密度脂蛋白胆固醇（high density 1ipoprotein cholesterol，HDL–C）、低密度脂蛋白胆固醇（low density lipoprotein cholesterol，LDL–C）等。根据单项血脂异常及其组合，简单地归为四种类型：（1）高总胆固醇血症（TC）；（2）高甘油三酯血症（TG）；（3）混合型高脂血症（TC+TG）；（4）低高密度脂蛋白胆固醇血症（HDL–C）。

二、流行病学

近 30 年来，中国人群的血脂水平逐步升高，血脂代谢异常患病率明显增加。2012 年全国调查结果显示，成人 TC 平均为 4.50mmol/L，高胆固醇血症的患病率 4.9%；TG 平均为 1.38mmol/L，高甘油三酯血症的患病率 13.1%；HDL-C 平均为 1.19mmol/L，低 HDL-C 血症的患病率 33.9%。中国成人血脂异常总体患病率高达 40.40%，较 2002 年呈大幅度上升。人群血清胆固醇水平的升高将导致 2010 年—2030 年期间我国心血管病事件约增加 920 万。我国儿童青少年高胆固醇血症患病率也有明显升高，预示未来中国成人血脂异常患病及相关疾病负担将继续加重。在第 3 次中国慢性病监测中调查 19981 名 ≥ 60 岁居民，高甘油三酯血症为 10.8%、高总胆固醇血症为 4.9%、低高密度脂蛋白胆固醇血症为 41.2% 和高低密度脂蛋白胆固醇血症为 3.6%。其中，城市高于农村，女性高于男性，与 2002 年中国居民营养与健康状况调查结果相比，我国老年人血脂异常患病率亦呈明显上升趋势。然而，≥ 60 岁居民血脂异常知晓率为 18.74%，治疗率为 12.05%，控制率仅为 6.94%。可见，我国老年人血脂异常患病率高，但知晓率、治疗率和控制率仍处于较低水平。

三、老年人血脂异常特点

血脂水平随年龄增加发生变化，基因、环境因素、生活方式与衰老过程中的血脂异常密切相关。我国流行病学调查显示，男性 65 岁以前，TC、LDL-C 和 TG 水平随年龄增加逐渐升高，65 岁以后随年龄增加逐渐降低。与欧美国家相比，我国老年人 TC、LDL-C 和 TG 水平低于西方人，以轻中度增高为主。年龄相关的血脂改变主要与体内脂质转运和代谢改变相关。老年人肝细胞表面 LDL 受体数量逐渐减少，致使 LDL-C 分解代谢率降低，血中 LDL-C 水平升高；同时，老年人肠道吸收胆固醇增加，胆汁中胆固醇排泄减少，使肝脏的胆固醇增加，后者通过反馈调节抑制 LDL 受体表达，进一步使血中 LDL-C 增加。老年人脂肪组织增加、胰岛素抵抗等促进体内脂解作用，使游离脂肪酸增加，促进肝脏合成更多 VLDL；此外，脂蛋白脂酶活性降低，使餐后乳糜微粒和 VLDL 的清除速率减慢，造成餐后血清 TG 水平升高。

老年人血脂异常常以高 TG 血症、LDL 升高以及 HDL-C 降低等改变为主。

四、老年血脂异常与心血管疾病

LDL-C 或 TC 升高是动脉粥样硬化性心血管疾病（atherosclerotic cardiovascular disease，ASCVD）重要的危险因素。LDL 通过血管内皮进入血管壁内，在内皮下层滞留的 LDL 被修饰成氧化型 LDL（oxidized low-density lipoprotein，Ox-LDL），巨噬细胞吞噬 Ox-LDL 后形成泡沫细胞，后者不断增多、融合，构成动脉粥样硬化斑块的脂质核心。动脉粥样硬化病理虽表现为慢性炎症性反应特征，但 LDL 很可能是这种慢性炎症始动和维持的基本要素。一般情况下，LDL-C 与 TC 相平行，但 TC 水平也受 HDL-C 水平影响，TC 对动脉粥样硬化性疾病的危险评估和预测价值不及 LDL-C 精准。故通常采用 LDL-C 作为 ASCVD 危险性的评估指标。冠心病预防研究（WOSCOPS）20 年随访发现降低 LDL-C 水平，可显著减少 ASCVD 的发病及死亡危险。GREACE 后续研究结果显示，在 LDL-C 值降低至相似水平时，老年他汀类治疗组心血管事件的发生率较青年他汀类治疗组心血管事件的发生率降低越多，提示老年人群应用他汀类药物调脂获益更大。

　　TG 增高或 HDL-C 降低与 ASCVD 发病危险的升高也存在一定的关联。TG 轻至中度升高常反映 VLDL 及其残粒（颗粒更小的 VLDL）增多，这些残粒脂蛋白由于颗粒变小，可能具有直接致动脉粥样硬化作用。但多数研究提示，TG 升高很可能是通过影响 LDL 或 HDL 的结构而具有致动脉粥样硬化作用，血清 TG 水平轻至中度升高者患冠心病危险性增加。

　　HDL 能将外周组织如血管壁内胆固醇转运至肝脏进行分解代谢，即胆固醇逆转运，可减少胆固醇在血管壁的沉积，起到抗动脉粥样硬化作用。因为 HDL 中胆固醇含量比较稳定，故目前多通过检测其所含胆固醇的量，间接了解血中 HDL 水平。高 TG 血症患者往往伴有低 HDL-C。大量的流行病学资料表明，血清 HDL-C 与水平 ASCVD 发病危险呈负相关。

　　综上所述，老年人血脂异常具有高 TG 血症、LDL 升高以及低 HDL-C 等特点，且老年人血脂代谢异常与心血管疾病密切相关。

五、血脂异常的心血管危险评估

　　LDL-C 或 TC 水平对个体或群体 ASCVD 发病危险具有独立的预测作用，但个体发生 ASCVD 危险的高低不仅取决于胆固醇水平高低，还取决于同时存在的 ASCVD 其他危险因素的数目和水平。相同 LDL-C 水平个体，其他危险因素数目和水平不同，ASCVD 总体发病危险可存在明显差异。更重要的是，ASCVD 总体危险并不是胆固醇水平和其他危险因素独立作用的简单叠加，而是胆固醇水平与多个危险因素复杂交互作用的共同结果。这导致同样的胆固醇水平可因其他危险因素的存在而具有更大的危害。全面评价心血管疾病风险是防治血脂异常的必要前提。评价 ASCVD 总体危险，不仅有助于确定血脂异常患者调脂治疗的决策，也有助于临床医生针对多重危险因素，制定出个体化的综合治疗决策，从而最大程度降低患者 ASCVD 总体危险。

　　目前，最新 2016 年版中国成人血脂异常防治指南中评估了血脂异常及其他心血管病主要危险因素综合的致心血管疾病风险。在进行危险评估时，已诊断 ASCVD 者直接列为极高危人群；符合如下条件之一者直接列为高危人群：① LDL-C ≥ 4.9mmol/L（190mg/dl）。② 1.8mmol/L（70mg/dl）≤ LDL-C<4.9mmol/L（190mg/dl）且年龄在 40 岁及以上的糖尿病患者。符合上述条件的极高危和高危人群不需要按危险因素个数进行 ASCVD 危险分层。不具有以上 3 种情况的个体，在考虑是否需要调脂治疗时，应按照图 9-1 的流程进行未来 10 年间 ASCVD 总体发病危险的评估。危险分层按照 LDL-C 或 TC 水平、有无高血压及其他 ASCVD 危险因素个数分成 21 种组合，其中高血压作为危险因素的重要参数，并按照不同组合的 ASCVD10 年发病平均危险按 <5%、5%~9% 和 ≥ 10% 分别定义为低危、中危和高危。

　　按照以上心血管危险评估原则来评估老年人心血管风险，最终来制订老年患者个体化的调脂治疗方案。

符合下列任意条件者，可直接列为高危或极高危人群

极高危：ASCVD患者

高危：（1）LDL-C≥4.9mmol/L或TC≥7.2mmol/L
　　　　（2）糖尿病患者1.8mmol/L≤LDL-C＜4.9mmol/L（或）3.1mmol/L≤TC＜7.2mmol/L
　　　　且年龄≥40岁

↓ 不符合者，评估10年ASCVD发病危险

危险因素个数*		血清胆固醇水平分层（mmol/L）		
		3.1≤TC＜4.1（或）1.8≤LDL-C＜2.6	4.1≤TC＜5.2（或）2.6≤LDL-C＜3.4	5.2≤TC＜7.2（或）3.4≤LDL-C＜4.9
无高血压	0~1个	低危（＜5%）	低危（＜5%）	低危（＜5%）
	2个	低危（＜5%）	低危（＜5%）	中危（5%~9%）
	3个	低危（＜5%）	中危（5%~9%）	中危（5%~9%）
有高血压	0个	低危（＜5%）	低危（＜5%）	低危（＜5%）
	1个	低危（＜5%）	中危（5%~9%）	中危（5%~9%）
	2个	中危（5%~9%）	高危（≥10%）	高危（≥10%）
	3个	高危（≥10%）	高危（≥10%）	高危（≥10%）

↓ ASCVD10年发病危险为中危且年龄小于55岁者，评估余生危险

具有以下任意2项及以上危险因素者，定义为高危：

◎ 收缩压≥160mmHg或舒张压≥100mmHg　　　　◎ BMI≥28kg/m²

◎ 非-HDL-C≥5.2mmol/L（200mg/dl）　　　　◎ 吸烟

◎ HDL-C＜1.0mmol/L（40mg/dl）

注：*：包括吸烟、低HDL-C及男性≥45岁或女性≥55岁。慢性肾病患者的危险评估及治疗请参见特殊人群血脂异常的治疗。ASCVD：动脉粥样硬化性心血管疾病；TC：总胆固醇；LDL-C：低密度脂蛋白胆固醇；HDL-C：高密度脂蛋白胆固醇；非-HDL-C：非高密度脂蛋白胆固醇；BMI：体重指数。1mmHg=0.133kPa

图9-1　ASCVD危险评估流程图

六、老年人血脂异常的治疗原则及目标

1. 临床上应根据个体 ASCVD 危险程度，决定是否启动药物调脂治疗。

2. 将降低 LDL-C 水平作为防控 ASCVD 危险的首要干预靶点，非 HDL-C 可作为次要干预靶点。

3. 调脂治疗需设定目标值：极高危者 LDL-C<1.8mmol/L；高危者 LDL-C<2.6mmol/L；中危和低危者 LDL-C<3.4mmol/L（见表9-1）。

4. LDL-C 基线值较高不能达目标值者，LDL-C 至少降低 50%。极高危患者 LDL-C 基线在目标值以内者，LDL-C 仍应降低 30% 左右。

5. 临床调脂达标，首选他汀类调脂药物。起始宜应用中等强度他汀，根据个体调脂疗效和耐受情况，适当调整剂量，若胆固醇水平不能达标，与其他调脂药物联合使用。

表 9-1　不同 ASCVD 危险人群降 LDL-C/ 非 HDL-C 治疗达标值

危险等级	LDL-C	非 -HDL-C
低危、中危	<3.4mmol/L（130mg/dl）	<4.1mmol/L（160mg/dl）
高危	<2.6mmol/L（100mg/dl）	<3.4mmol/L（130mg/dl）
极高危	<1.8mmol/L（70mg/dl）	<2.6mmol/L（100mg/dl）

注：ASCVD：动脉粥样硬化性心血管疾病；LDL-C：低密度脂蛋白胆固醇；非 -HDL-C：非高密度脂蛋白胆固醇

6. 老年人心血管疾病的整体危险增加，治疗血脂异常的绝对获益增加。在进行调脂治疗之前，应认真评估老年人 ASCVD 危险因素，应充分权衡他汀类药物治疗的获益 / 风险，根据个体特点确定老年人他汀类药物治疗的目标、种类和剂量。如无特殊原因或禁忌证，鼓励对心血管病的极高危、高危患者应积极进行调脂治疗，而在高龄患者（>75 岁）更有其特殊性，推荐小剂量起步、逐渐加量，使用中等强度（使 LDL-C 降低 30%~40%）他汀类药物治疗。

7. 积极干预胆固醇同时，其他血脂异常的处理：血清 TG 的合适水平为 <1.7mmol/L。当血清 TG ≥ 1.7mmol/L 时，首先应用生活方式干预。若 TG 水平仅轻、中度升高（2.3~5.6mmol/L），为了防控 ASCVD 危险，虽然以降低 LDL-C 水平为主要目标，但同时应强调非 -HDL-C 需达到基本目标值。经他汀治疗后，如非 -HDL-C 仍不能达到目标值，可在他汀类基础上加用贝特类、高纯度鱼油制剂。严重高 TG 血症患者，即空腹 TG ≥ 5.7mmol/L，应首先考虑使用主要降低 TG 和 VLDL-C 的药物（如贝特类、高纯度鱼油制剂或烟酸）。

七、老年人血脂异常的治疗

（一）生活方式干预

血脂异常明显受饮食及生活方式的影响，饮食治疗和生活方式改善是治疗血脂异常的基础措施。无论是否进行药物调脂治疗，都必须坚持控制饮食和改善生活方式。主要包括戒烟、限盐、限酒、减少饱和脂肪酸和胆固醇的摄入，增加蔬菜、水果、鱼类、坚果、粗粮、全谷类及富含植物甾醇、纤维食物的摄入，适当减轻体重，增加规律有氧运动等，具体建议如下。

1. 饮食注意事项

建议每日摄入胆固醇小于 300mg，尤其是 ASCVD 等极高危患者，摄入脂肪不应超过总能量的 20%~30%。一般人群摄入饱和脂肪酸应小于总能量的 10%；而高胆固醇血症者饱和脂肪酸摄入量应小于总能量的 7%，反式脂肪酸摄入量应小于总能量的 1%。高 TG 血症者更应尽可能减少每日摄入脂肪总量，每日烹调油应少于 30g。脂肪摄入应优先选择富含 n-3 多不饱和脂肪酸的食物（如深海鱼、鱼油、植物油）。建议每日摄入碳水化合物占总能量的 50%~65%。选择使用富含膳食纤维和低升糖指数的碳水化合物替代饱和脂肪酸，每日饮食应包含 25~40g 膳食纤维（其中 7~13g 为水溶性膳食纤维）。碳水化合物摄入以谷类、薯类和全谷物为主，其中添加糖摄入不应超过总能量的 10%（对于肥胖和高 TG 血症者要

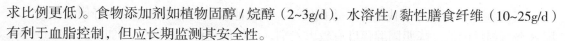

求比例更低）。食物添加剂如植物固醇/烷醇（2~3g/d），水溶性/黏性膳食纤维（10~25g/d）有利于血脂控制，但应长期监测其安全性。

2. 控制体重

肥胖是血脂代谢异常的重要危险因素。血脂代谢紊乱的超重或肥胖者的能量摄入应低于身体能量消耗，以控制体重增长，并争取逐渐减少体重至理想状态。减少每日食物总能量（每日减少300~500kCal），改善饮食结构，增加身体活动，可使超重和肥胖者体重减少10%以上。维持健康体重（BMI：20.0~23.9kg/m^2），有利于血脂控制。

3. 身体活动

建议每周5~7天、每次30分钟中等强度代谢运动。对于ASCVD患者应先进行运动负荷试验，充分评估其安全性后，再进行身体活动。

4. 戒烟、限酒

完全戒烟和有效避免吸入二手烟。限制饮酒；中等量饮酒（男性每天20~30g乙醇，女性每天10~20g乙醇）能升高HDL-C水平。但即使少量饮酒也可使高TG血症患者TG水平进一步升高。饮酒对于心血管事件的影响尚无确切证据，提倡限制饮酒。

（二）药物治疗

临床上可供选用的调脂药物大体上可分为两大类：一类主要降低胆固醇的药物，另一类主要是降低TG的药物。其中部分调脂药物既能降低胆固醇，又能降低TG。对于HDL-C<1.0mmol/L（40mg/dl）者，主张控制饮食和改善生活方式，目前无药物干预的足够证据。

1. 主要降低胆固醇的药物

这类药物的主要作用机制是抑制肝细胞内胆固醇的合成，加速LDL分解代谢或减少肠道内胆固醇的吸收，包括他汀类、胆固醇吸收抑制剂、普罗布考、胆酸螯合剂及其他调脂药（脂必泰、多廿烷醇）等。

（1）他汀类：他汀类（statins）亦称3-羟基3-甲基戊二酰辅酶A（3-hydroxy-3-methyl-glutaryl-coenzyme A，HMG-CoA）还原酶抑制剂，能够抑制胆固醇合成限速酶HMG-CoA还原酶，减少胆固醇合成，继而上调细胞表面LDL受体，加速血清LDL分解代谢。此外，还可抑制VLDL合成。因此他汀类能显著降低血清TC、LDL-C和ApoB水平，也能降低血清TG水平和轻度升高HDL-C水平。他汀类药物适用于高胆固醇血症、混合性高脂血症和ASCVD患者。

他汀类药物问世在人类ASCVD防治史上具有里程碑式的意义。他汀类可降低冠心病死亡率和患者的总死亡率，在冠心病二级预防中起重要作用。在基线胆固醇不高的高危人群中，他汀类治疗能获益。与常规剂量他汀类相比，冠心病患者强化他汀治疗可进一步降低心血管事件，但降低幅度不大，但不降低总死亡率。研究证实他汀类药物治疗可逆转冠状动脉粥样硬化斑块。目前他汀类在心血管病高危人群一级预防中的作用已得到肯定，但在心血管病低危人群中的应用效果有待于进一步研究。他汀在卒中、老年人、糖尿病及高血压等特殊人群患者中亦有临床获益。胆固醇治疗研究者协作组（CTT）分析结果表明，在心血管危险分层不同的人群中，他汀治疗后，LDL-C每降低1mmol/L，主要心血管事件相对危险减少20%，全因死亡率降低10%，他汀降低ASCVD事件的临床获益大小与其降低LDL-C幅度呈线性正相关，他汀治疗产生的临床获益来自LDL-C降低效应。

目前临床常用的有辛伐他汀、普伐他汀、氟伐他汀、阿托伐他汀、瑞舒伐他汀等，不同种类与剂量的他汀降胆固醇幅度有较大差别，但任何一种他汀剂量倍增时，LDL-C 进一步降低幅度仅约 6%，即所谓"他汀疗效 6% 效应"。而且，在中国的临床研究证据亦不支持 ACS 患者经皮冠状动脉介入治疗（percutaneous coronary intervention，PCI）术前短期强化他汀治疗的心血管获益，最新国外指南也未对 PCI 围术期短期强化他汀干预策略予以推荐，所以他汀类强化治疗的临床获益尚无定论。

血脂康胶囊为调脂中药，其调脂机制与他汀类似，主要成分为 13 种天然复合他汀，系无晶型结构的洛伐他汀及其同类物。常用剂量为 0.6g，2 次 / 天。血脂康胶囊能够降低胆固醇，并显著降低冠心病患者总死亡率、冠心病死亡率以及心血管事件发生率，不良反应少。

（2）胆固醇吸收抑制剂：依折麦布能有效抑制肠道内胆固醇的吸收。研究表明 ACS 患者在辛伐他汀基础上加用依折麦布能够进一步降低心血管事件。依折麦布和辛伐他汀联合治疗对改善慢性肾脏疾病患者的心血管疾病预后具有良好作用。

依折麦布推荐剂量为 10mg/d。依折麦布的安全性和耐受性良好，其不良反应轻微且多为一过性，主要表现为头疼和消化道症状，在老年人应用中相对安全，禁用于妊娠期和哺乳期，但与他汀联用时可发生转氨酶增高和肌痛等副作用，需密切监测酶学的变化。

（3）普罗布考：普罗布考通过掺入 LDL 颗粒核心中，影响脂蛋白代谢，使 LDL 易通过非受体途径被清除。普罗布考常用剂量为每次 0.5g，2 次 / 天。常见不良反应为胃肠道反应，也可引起头晕、头痛、失眠、皮疹等；极为少见的严重不良反应为 QT 间期延长。室性心律失常、QT 间期延长、血钾过低者禁用。

（4）胆酸螯合剂：胆酸螯合剂为碱性阴离子交换树脂，可阻断肠道内胆汁酸中胆固醇的重吸收。临床用法：考来烯胺每次 5g，3 次 / 天；考来替泊每次 5g，3 次 / 天；考来维仑每次 1.875g，2 次 / 天。与他汀类联用，可明显提高调脂疗效。常见不良反应有胃肠道不适、便秘和影响某些药物的吸收。绝对禁忌证为异常 β 脂蛋白血症和血清 TG>4.5mmol/L（400mg/dl）。

（5）其他调脂药：脂必泰是一种红曲与中药（山渣、泽泻、白术）的复合制剂。常用剂量为每次 0.24~0.48g，2 次 /d 天，具有轻中度降低胆固醇作用。该药的不良反应少见。

多廿烷醇是从甘蔗蜡中提纯的一种含有 8 种高级脂肪伯醇的混合物，常用剂量为 10~20mg/d，调脂作用起效慢，不良反应少见。

2. 主要降低 TG 的药物

有 3 种主要降低 TG 的药物：贝特类、烟酸类和高纯度鱼油制剂。

（1）贝特类：贝特类通过激活过氧化物酶体增殖物激活受体 α 和激活脂蛋白脂酶而降低血清 TG 水平和升高 HDL-C 水平。常用的贝特类有：非诺贝特片每次 0.1g，3 次 / 天；微粒化非诺贝特每次 0.2g/ 次，1 次 / 天；吉非贝齐每次 0.6g，2 次 / 天；苯扎贝特每次 0.2g，3 次 / 天。常见不良反应与他汀类药物类似，包括肝脏、肌肉和肾毒性等，血清肌酸激酶和 ALT 水平升高的发生率均 <1%。临床试验结果荟萃分析提示贝特类药物能使高 TG 伴低 HDL-C 人群心血管事件危险降低 10% 左右，以降低非致死性心肌梗死和冠状动脉血运重建术为主，对心血管死亡、致死性心肌梗死或卒中无明显影响。

（2）烟酸类：烟酸也称作维生素 B3，属人体必需维生素。大剂量时具有降低 TC、LDL-C 和 TG 以及升高 HDL-C 的作用。调脂作用与抑制脂肪组织中激素敏感脂酶活性、减少游离脂肪酸进入肝脏和降低 VLDL 分泌有关。烟酸缓释片常用量为每次 1~2g，1 次 / 天。建议从小剂量（0.375~0.5g/ 天）开始，睡前服用；4 周后逐渐加量至最大常用剂量。最常见的不良反应是颜面潮红，其他有肝脏损害、高尿酸血症、高血糖、棘皮症和消化道不适等，慢性活动性肝病、活动性消化性溃疡和严重痛风者禁用。早期研究发现烟酸无论是单用还是与其他调脂药物合用均可改善心血管预后，心血管事件减少 34%，冠状动脉事件减少 25%。但后来由于在他汀基础上联合烟酸的临床研究提示与单用他汀相比无心血管保护作用，欧美多国已将烟酸类药物淡出调脂药物市场。

（3）高纯度鱼油制剂：鱼油主要成分为 n–3 脂肪酸。常用剂量为每次 0.5~1.0g，3 次 / 天，主要用于治疗高 TG 血症。不良反应少见，发生率约 2%~3%，包括消化道症状，少数病例出现转氨酶或肌酸激酶轻度升高，偶见出血倾向。对于心血管事件的获益尚未证实。

3. 新型调脂药物

近年来在国外已有 3 种新型调脂药被批准临床应用。

（1）微粒体 TG 转移蛋白抑制剂：洛美他派于 2012 年由 FDA 批准上市，可使 LDL-C 降低约 40%。该药不良反应发生率较高，主要表现为转氨酶升高或脂肪肝。

（2）载脂蛋白 B_{100} 合成抑制剂：米泊美生是针对 ApoBmRNA 转录的反义寡核苷酸，减少 VLDL 的生成和分泌，降低 LDL-C 水平，可使 LDL-C 降低 25%，2013 年 FDA 批准可单独或与其他调脂药联合用于治疗高脂血症。该药最常见的不良反应为注射部位反应，包括局部红疹、肿胀、瘙痒、疼痛，绝大多数不良反应属于轻中度。

（3）前蛋白转化酶枯草溶菌素 9\kexin9 型（PCSK9）抑制剂：通过抑制 PCSK9，可阻止 LDL 受体降解，促进 LDL-C 的清除。研究结果显示 PCSK9 抑制剂无论单独应用或与他汀类药物联合应用均明显降低血清 LDL-C 水平，同时可改善其他血脂指标，包括 HDL-C，Lp（a）等，并可减少心血管事件。欧盟医管局和美国 FDA 已批准 evolocumab 与 alirocumab 两种注射型 PCSK9 抑制剂上市。尚无严重或危及生命的不良反应报道。国内尚处于临床试验阶段。

（三）调脂药物的联合应用

调脂药物联合应用可能是血脂异常干预措施的趋势，优势在于提高血脂控制达标率，同时降低不良反应发生率。

1. 他汀与依折麦布联合应用

两种药物分别影响胆固醇的合成和吸收，有良好协同作用。多项临床试验观察到依折麦布与不同种类他汀联用有良好的调脂效果，可使血清 LDL-C 在他汀治疗的基础上再下降 18% 左右，且不增加他汀类的不良反应，ASCVD 极高危患者及 CKD 患者采用他汀与依折麦布联用可降低心血管事件。对于中等强度他汀治疗胆固醇水平不达标或不耐受者，可考虑中 / 低强度他汀与依折麦布联合治疗。

2. 他汀与贝特联合应用

两者联用能更有效降低 LDL-C 和 TG 水平及升高 HDL-C 水平，降低 sLDL-C。研究提示，他汀与非诺贝特联用可使高 TG 伴低 HDL-C 水平患者心血管获益。因此非诺贝特适用于严重高 TG 血症伴或不伴低 HDL-C 水平的混合型高脂血症患者，尤其是糖尿病和代谢综合征时伴有的血脂异常，高危心血管疾病患者他汀类治疗后仍存在 TG 或 HDL-C

水平控制不佳者。由于他汀类和贝特类药物代谢途径相似，均有潜在损伤肝功能的可能，故二者联用时发生肌炎和肌病的风险增高，因此，在老年人应用时其安全性应高度重视，可采用以下策略：①合用时予小剂量；②晨服贝特类药物、晚服他汀类药物，避免血药浓度的显著升高；③密切监测肌酶和肝酶，如无不良反应，逐步增加他汀剂量。

3. 他汀与 PCSK9 抑制剂联合应用

尽管 PCSK9 抑制剂尚未在中国上市，他汀与 PCSK9 抑制剂联合应用已成为欧美国家治疗严重血脂异常的联合方式，此类患者经生活方式加最大剂量调脂药物（如他汀＋依折麦布）治疗，LDL-C 水平仍 >2.6mmol/L 的 ASCVD 患者，加用 PCSK9 抑制剂，组成不同作用机制调脂药物的三联合用，可较任何单一的药物治疗带来更大程度的 LDL-C 水平下降，提高达标率。

4. 他汀与 n-3 脂肪酸联合应用

他汀与鱼油制剂 n-3 脂肪酸联合应用可用于治疗混合型高脂血症，且不增加各自的不良反应。由于服用较大剂量 n-3 多不饱和脂肪酸有增加出血的危险，并增加糖尿病和肥胖患者热卡摄入，不宜长期应用。此种联合是否能够减少心血管事件尚在探索中。

5. 其他措施

脂蛋白血浆置换、肝移植、部分回肠旁路手术和门腔静脉分流术，可作为辅助治疗措施。脂蛋白血浆置换效果肯定。

八、老年人血脂异常治疗中的注意事项

1. 首先调整生活方式是基础，但如何减轻体重和运动需根据患者自身情况决定，不提倡老年人过分严格控制饮食和过快减轻体重。

2. 老年 ASCVD 患者使用他汀类药物应从小或中等剂量开始，以后根据药物疗效调整剂量。多数老年患者使用中、小剂量的他汀类药物血脂即可达标。对于 ACS 等极高危患者可使用中等剂量他汀类药物，尽快使血脂达标。对使用中等剂量他汀类药物不能达标的老年患者，可与依折麦布联用。对具有多种心血管疾病危险的老年人，可考虑使用小剂量他汀类药物进行一级预防。使用他汀类药物前后应充分评估老年人调脂治疗的获益 / 风险，避免他汀类药物的不利影响。

3. 调脂药应用取得预期疗效后应继续长期应用，如能耐受应避免停用。如突然停用他汀类药物有可能增加心血管事件的发生。在应用他汀类后发生不良反应，可采用换用另一种他汀、减少剂量、隔日服用或换用非他汀类调脂药等方法处理。

4. 对于使用小剂量他汀类药物后 TC 或 LDL-C 水平迅速下降的老年人，应注意排除是否患有肿瘤等消耗性疾病。他汀类药物在晚上服用时 LDL-C 降低幅度可稍有增多。

5. 老年人的生理变化导致肝肾功能减退、常使用多种药物，应重视药物间的相互作用。合并用药选择不当，可增加药物的不良反应或降低疗效。应尽量选择使用在肝内或体内不同代谢途径的药物。老年人常合并多种疾病并联合多种药物治疗，需注意药物相互作用的影响，密切监测药物不良反应。

6. 进行生活方式治疗的患者，应于 6~8 周复查血脂水平，已达标或有明显改善者应继续坚持生活方式治疗，3~6 个月复查；如持续达标，以后 6~12 个月复查。

7. 使用他汀类调脂药物的老年患者应监测不良反应，关注有无肌痛、肌肉压痛、肌无力、乏力和消化道症状等。在服药前、服药后 4 周复查血脂、肝酶、肌酶及肾功能；3~6 个月未达标者，应调整他汀类药物剂量或种类，达标后每 6~12 个月复查。

8. 血 ALT、AST 超过正常上限 3 倍或肌酸激酶升高超过正常上限 5 倍应停用他汀类药物并复查，直至恢复正常。若肝酶、肌酶未恢复正常，应排除其他原因。对于上述发生肝酶、肌酶异常的患者，应再次评估他汀类药物的获益 / 风险，决定是否继续应用。若需继续使用他汀类药物，可更换种类或减少剂量后密切观察。

参 考 文 献

［1］ Moran A, Gu D, Zhao D, et al. Future cardiovascular disease in china：markov model and risk factor scenario projections from the coronary heart disease policy model-china［J］. Circ Cardiovasc Qual Outcomes，2010，3(3)：243-252.

［2］ 王丽敏，李镒冲，毕宇芳，等.2010 年我国成年人血脂异常流行特点［J］.中华预防医学杂志，2012，46(5)：414-418.

［3］ 李剑虹，王丽敏，米生权，等.2010 年我国成年人血脂异常知晓率和治疗率及控制率调查［J］.中华预防医学杂志，2012，46(8)：687-691.

［4］ Packard CJ, Ford I, Murray H, et al. Lifetime clinical and economic benefits of statin-based LDL lowering in the 20-year follow-up of the west of Scotland coronary prevention study［G］.American Heart Association.2014 Scientific Sessions.

［5］ Athyros VG, Katsiki N, Tziomalos K，et al. Statins and cardiovascular outcomes in elderly and younger patients with coronary artery disease：a post hoc analysis of the GREACE study［J］.Arch Med SCi，2013，9(3)：418-426.

［6］ Zhao D, Liu J, Xie W, et al. Cardiovascular risk assessment：a global perspective. Nature Reviews［J］.Cardiology，2015，12(5)：301-311.

［7］ 王薇，赵冬，刘静，等 . 中国 35~64 岁人群胆固醇水平与 10 年心血管病发病危险的前瞻性研究［J］.中华心血管病杂志，2006，34(2)：169-173.

［8］ 中国成人血脂异常防治指南修订联合委员会 . 中国成人血脂异常防治指南(2016 年修订版)［J］.中国循环杂志，2016，31(10)：937-953.

［9］ Serruys PW, deFeyter P, Macaya C, et al. Fluvastatin for prevention of cardiac events following successful first percutaneous coronary intervention：a randomized controlled trial［J］.JAMA，2002，287(24)：3215-3222.

［10］ Heart Protection Study Collaborative Group. MRC/BHF Heart Protection Study of cholesterol lowering with simvastatin in 20536 high-risk individuals：a randomised placebo-controlled trial［J］.Lancet，2002，360(9326)：7-22.

［11］ Cholesterol Treatment Trialists(CTT) Collaboration. Efficacy and safety of more intensive lowering of LDL cholesterol：a meta-analysisn of data from 170000 participants in 26 randomised trials［J］. Lancet，2010，376(9753)：1670-1681.

［12］ Nissen SE, Nicholls SJ, Sipahi I, et al. Effect of very high-intensity statin therapy on regression of coronary atherosclerosis：the ASTEROID trial［J］.JAMA,2006,295(13)：1556-1565.

［13］ Mihaylove B, Emberson J, Blackwell L, et al. The effects of lowering LDL cholesterol with statin therapy in people at low risk of vascular disease：meta-analysis of individual data from 27 randomised trials［J］. Lancet,2012, 380(9841)：581-590.

［14］ Cannon CP, Blazing MA, Giugliano RP, et al.IMPROVE-IT Investigators. Ezetimibe Added to Statin Therapy after Acute Coronary Syndromes［J］.N Engl J Med,2015,372(25)：2387-2397.

［15］ Sharp Collaborative Group. Study of Heart and Renal Protection(SHARP)：randomized trial to assess the effects of lowering low- density lipoprotein cholesterol among 9,438 patients with chronic kidney disease[J]. Am Heart J,2010,160(5)：785-794.

［16］ Ballantyne CM, Weiss R, Moccetti T, et al.Efficacy and safety of rosuvastatin 40 mg alone or in combination with ezetimibe in patients at high risk of cardiovascular disease(results from the EXPLORER study)［J］.Am J Cardiol, 2007,99(5)：673-680.

［17］ 任景怡,陈红,罗宇 . 联合应用辛伐他汀和非诺贝特治疗混合性高脂血症的疗效及安全性观察[J]. 中华心血管病杂志,2005,33(2)：122-126.

（管频　李伟）

第十章
老年心血管疾病与心理

一、概述

老年心血疾病与心理，国内称为"双心医学"，就是老年心理心脏学或老年精神心脏病学，主要是研究老年人的精神与心血管系统疾病之间的关系，并通过控制精神心理疾患从而干预心血管系统疾病的转归。"双心医学"是由胡大一教授首先提出，关注的是心血管疾病和心理障碍，强调治疗患者躯体上存在的心血管疾病的同时，关注患者的精神心理问题，尊重患者的主观感受，遵循社会—心理—生物医学模式，强调综合治疗，对患者进行多层次多角度治疗干预，倡导真正意义上的健康。早在 1818 年，德国精神病学家 Heinroth 提出心身疾病的概念，经历了上百年的发展，对心身疾病的认识不断深入，并促进了"双心医学"的发展。

双心疾病既不能归为单纯的心血管疾病，也不是单纯的精神心理问题，属于心身疾病范畴，是一门新兴的交叉医学学科。双心疾病主要有如下 3 种表现形式：①明确的心血管疾病继发精神心理问题；②明确的精神心理问题合并心血管疾病；③单纯的精神心理问题表现为无法解释的心脏病症状。心血管系统和神经系统互相影响，导致 2 种疾病的临床表现相似度很高，鉴别困难，并对患者的心血管疾病预后和预期寿命造成不良影响。老年人群由于器官功能老化和代谢功能下降，常伴随多种慢性病如代谢性心血管疾病和老年退行性病变，以及社会角色和家庭角色的转变，是精神心理问题高发人群。

二、老年人双心疾病流行病学现状

老年人是心血管疾病和精神心理疾病高发人群，焦虑、抑郁是最常见的精神心理问题，也是双心疾病中常见的表现形式，有焦虑、抑郁的老年人更容易发生心血管事件，心血管疾病患者的焦虑、抑郁患病率也明显高于一般人群。因焦虑、抑郁容易表现为类心脏病症状，导致焦虑、抑郁与心血管疾病症状鉴别存在挑战。研究显示，一般人群焦虑、抑郁的患病率为 6%，冠心病合并焦虑、抑郁的患病率为 35%~45%，高血压合并焦虑、抑郁的患病率为 50%~60%，脑血管病合并焦虑、抑郁的患病率为 40%~50%，心力衰竭患者中抑郁的发生率达 21.5%，随着心力衰竭的严重程度越高，抑郁的发生率越高（心功能 NYHA 分级Ⅰ级和Ⅳ级的患者抑郁发生率分别为 11% 和 41%）。成都调查 267 例老年冠心病患者，发现老年冠心病患者合并抑郁症的患病率为 32.8%。复旦大学公共卫生学院流行病学教研室在 2004 年 4 月至 2005 年 2 月期间进行了一项名为"中国城市非精神科病人抑郁、焦虑及抑郁合并焦虑症状患病率研究"表明，心血管病人伴发抑郁 / 焦虑率高，分别为 22.8% 和 70.9%，且女性发病率高于男性；心血管医生对抑郁 / 焦虑患者诊断率低，分别为 3.7% 和 2.4%。对抑郁 / 焦虑患者治疗率更低，均为 2.4%。胡大一教授于 2005 年 1~2 月在北京十家二三级医院的心血管科门诊，对连续就诊的病人进行调查，在 3260 例病人中，焦虑发生率为 42.5%，抑郁发生率为 7.1%，在心血管科最常见的冠心病和高血压人群中，抑郁发生率分别为 9.2% 和 4.9%，焦虑发生率分别为 45.8% 和 47.2%。刘梅颜等调查了 347 例在北京大学人民医院心内科门诊就诊的患者，其中心理疾病的发生率为 40.4%，包括单纯心理疾病 12.7% 和躯体疾病和心理疾病共病 27.7%。

德国的一项涉及 46 个医疗单位的研究，统计了 65 岁以上的 63104 位男性和 86176 位女性人群，结果发现心血管疾病和代谢疾病的患病率是 30%~39%；焦虑抑郁合并躯体症状以及慢性疼痛的患病率为 22%~34%；神经精神性疾病患病率为 0.8%~6%。总体看 65 岁以上人群中 50% 至少一种上述慢性疾病。美国最近报道了一组 153 位退伍军人因心衰行心脏再同步化（CRT-D）治疗患者的回顾性对比研究，其中 42.5% 合并情绪障碍。研究显示合并情绪障碍与不合并情绪障碍患者心衰加重的发生率为 47.7% *vs* 27.3%（*P*=0.009）。心衰加重和死亡的人数两组的比例为 58.5% *vs* 39.8%（*P*=0.022）。证明情绪障碍是心衰患者的独立的预后预测因素。对于稳定性冠心病的患者，美国一项 500 多例患者的研究发现是否合并心理疾病是死亡率的独立预测因素。高血压、冠心病、焦虑障碍三组患者，多元横断面研究表明焦虑与高血压呈双向的相关性。澳大利亚对心脏手术后新发房颤的情况进行研究发现，术后有焦虑抑郁的患者房颤的发生率显著增高。另外高龄也是房颤发生的危险因素。

三、老年人经常遇到的社会心理问题

老年人在个人生活和社会交往中常常会遇到以下一些情况，如果处理不好就会对老年人的心理造成不良影响，甚至危害到老年人的健康。

1. 退休和社会职能变动带来的影响：如对退休的态度、心理准备、心理接受程度、心理过渡性适应等。

2. 家庭和家庭社会关系状况带来的影响：如夫妻关系、与子女之间的关系、祖孙关系、家庭内部及亲属之间的各种关系等。家庭是老年人生活的主要场所，老年夫妻之间、子女、婆媳、翁婿、祖孙之间等关系状况直接影响到老年人的情绪状态。家庭变故，尤其是丧偶、丧子对老年人的刺激更大，特别对心血管疾病患者将带来非常不利的影响。

3. 衰老带来的心理影响：随着年龄增长，人的视力、听力减退，反应迟钝，动作迟缓，与社会接触、与人们的交往减少。精神智力方面出现精力不足、记忆力减退等表现。身体相貌也发生一系列的变化：如皮肤松弛变皱、脂肪增加、老年斑、头发稀少变白、性功能减退等。这些变化都对老年人的心理造成不同程度的影响和压力。

4. 经济问题的影响：许多情况表明：经济收入与老年人的精神心理状态有着重要的联系。很多家庭纠纷、两代关系不和睦多与经济问题有关，对老年心血管患者的不良影响更大。

5. 生活事件的影响：凡是生活的某种重要变动都可以称为生活事件，虽然老年人较年轻人这种变动少。且老年人生活经验丰富，经历的事情多，对生活事件不会过分震惊。但是，由于老年人事业发展的鼎盛时期已过，对晚辈的期望大，再经历变故、贫困等生活事件也会有很大的精神压力，而这种压力必然对其情绪和身心健康产生程度不同的伤害。Wildes 等认为负性生活事件的发生可增加情感障碍的危险性，是抑郁症的独立预测因子。

四、"双心"之间的相互作用

精神心理因素和心血管疾病之间关系复杂，包括精神心理因素对心血管系统的影响和心血管系统的变化对精神心理状态的影响：①精神心理问题可导致不健康生活方式，如吸烟、不健康饮食和体力活动减少，进而导致心血管疾病危险因素的发生与发展（如肥胖、高血压、高血糖和高血脂）。②精神心理问题可使机体产生一系列病理生理变化，包括自主神经功能障碍、激素分泌失衡、代谢异常、炎症、胰岛素抵抗和内皮功能失调，导致冠心病发病风险增加。③精神心理问题的存在，如抑郁、焦虑，使患者不坚持治疗，治疗依从性差导致心血管疾病进展。

五、精神心理障碍的病理生理机制

1. 循环系统的病理改变

研究发现导致精神心理障碍的病理生理机制包括诸如交感神经紧张、儿茶酚胺水平增高、皮质醇增多、血小板激活、炎症反应增强等，使心率变异性减小，心肌负荷增加，心功能减低。血小板聚集作用增强，血液黏稠度增高，易形成血栓；内皮细胞激活促使黏附分子等炎症介质产生增多，更容易发生支架内再狭窄，这些均加重了心肌缺血，导致术后主要心血管事件的发生。近来研究显示冠心病 PCI 术后合并抑郁者其血清中炎症指标 IL-6 明显升高，且升高的幅度与抑郁的严重程度呈正相关。

2. 神经轴及介质作用

抑郁、焦虑、慢性应激等导致冠心病预后不良的病理生理机制主要表现为下丘脑—垂体—肾上腺轴和交感神经系统功能亢进导致血中皮质醇、去甲肾上腺素和肾上腺素水平升高，继而产生血小板功能异常、自主神经功能障碍、内皮功能损害及炎症反应等。

3. 共同的病理生理学机制

在精神心理问题和心血管疾病之间可能存在共同的病理生理学机理，有相同的神经生化、内分泌和神经解剖的改变。如下丘脑—垂体—肾上腺皮质轴（HPA）兴奋性增加，交感神经和肾上腺的过度兴奋、心率变异性降低、血小板受体改变、炎性介质分泌增加等，这些改变均可进一步导致心肌电生理活动的不稳定和高血压的加重。

4. 心率变异性的改变

抑郁焦虑患者表现为自主神经功能受损，尤其是伴有睡眠障碍的患者。自主神经兴奋性改变是导致高血压合并抑郁焦虑预后恶化的可能机理之一，中枢系统的神经介质如乙酰胆碱、去甲肾上腺素、5- 羟色胺和多巴胺也参与心率变异性的调节。

5. 内皮功能紊乱

Mazereeuw 研究探讨了冠心病伴有抑郁症的病因学，认为血小板活化因子如同炎症、氧化应激、血管内皮功能紊乱是导致冠心病伴有抑郁症的病因机理，不仅与抑郁症有关还与神经变性的病理学—认知功能下降有关。

6. 相互作用

心理因素和躯体因素均会引发紧张反应，紧张反应和抑郁焦虑的共同之处在于两者均会使血压升高，心率加快，应激能力增强，不同之处在于前者可作为良性应激出现调动人体潜能，具有一定的时限性；后者往往使患者不能适应机体的调节反应，致使原本正常的应激反应逐步演变为病理状态，使得原应短期存在的现象持久起来，如 HPA 的持续兴奋和交感神经的亢进。值得重视的是，尽管生活事件与抑郁密切相关，仍有部分抑郁患者并无明显的生活事件，这就是抑郁的"内源性"。

7. 心理障碍与睡眠紊乱

对于伴有心理障碍的冠心病危险因素的一个更为复杂系统方法的确认很难，而且这种心理障碍是集中发生在睡眠过程中，抑郁症、焦虑、精神病患者可增加冠心病的风险，但不清楚是否心理健康和冠心病的关联存在一个较宽的范围过程；冠心病事件风险增加是存在的，包括从开始到试验结束的一系列心理障碍过程中。

六、老年心血管科心理障碍病人常见的临床表现

作为心内科医师，常常发现有不少心脏病患者整日愁容满面，情绪低落，周身有各种的不舒服，但是不少症状与心血管疾病本身无关，且查无客观器质性病变证据，即为医学无法解释的症状（unexplaind medical symptom， UMS），而抗焦虑、抑郁治疗有效。老年心血管疾病患者更是主诉很多，并且常常涉及多个系统、多个脏器。他们可能是心力衰竭、心绞痛发作、心肌梗死以及发作性心动过速时心肌缺血、心功能下降导致心排血量减少的结果，表现为脑衰症状群，可出现焦虑、抑郁、恐惧等。即焦虑、抑郁的成因可能与心脏病的发作直接有关，由心血管病诱发，有因果关系，或伴发并存。且抑郁情绪的存在和心脏病的发作往往相互影响、相互作用、相互强化。如心脏病患者可出现情绪低落，注意力不集中，记忆力下降，睡眠障碍，疑病观念等。同时，抑郁情绪又会对冠心病的发生发展产生负性影响，增加急性心肌梗死患者的病死率。

心理障碍的大多数患者都可表现出各种各样身体多部位多系统的不适症状，这就是心理障碍的躯体形式化问题。值得关注的是，存在心理障碍躯体化症状的患者，常会比躯体疾病本身还要有更严重的社会功能残缺，所引起的绝望、无助也往往超过一般躯体疾病所带来的痛苦，其产生的后果有时是极其严重的。

心理障碍的躯体形式化，是个人的或社会的压抑所致的一种表现，是心理障碍的一种转移和替代。换言之，诉说的是躯体症状，表达的则是社会、心理方面的问题。在综合医

院心理障碍早期临床表现多程度较轻，像心理专科那样典型焦虑抑郁并不多见。

2013 年 5 月美国精神病学会（APA）年会上发布了最新《精神疾病诊断与统计手册》第 5 版（DSM-5），其中将综合医院主要以躯体症状为表现的心理障碍定名为躯体症状障碍，这是重新界定综合医院心理障碍的一个转折点。该手册不再强调综合医院患者心理障碍或焦虑抑郁的诊断，弱化心理疾病的标签，更好的贴近综合医院非心理专科心理障碍的表现形式。其次，综合医院的心理障碍患者对其心理障碍多持否认态度，其更愿意接受躯体疾病造成的症状，而不愿意接受由心理障碍所造成的症状，故常不能接受心理专科医生诊治。另外，综合医院心理障碍患者常常还伴有器质性躯体疾病，处理起来比单纯心理障碍更为棘手，显然这些患者由心理医生诊治会存在困难。

重新认识心理障碍发展的过程，有利于提高综合医院早期识别心理障碍的意识，毛家亮教授把心理障碍发展分为四个阶段：躯体症状阶段、焦虑阶段、焦虑抑郁阶段和抑郁阶段。综合医院心理障碍患者，往往处在躯体症状阶段、焦虑阶段或焦虑抑郁阶段，真正的抑郁发作相对不多见。

七、老年心血管疾病合并精神心理障碍的识别

对于精神心理障碍的识别方法，目前主要有定式访谈、他评焦虑抑郁量测评表、自评焦虑抑郁量表。然而前两者需要精神科专科医生或者经其特殊培训合格的人员完成。

由于心血管内科门诊具有病人数量大及临床诊疗节奏快等特点，心血管医生对患者的情绪体验难以逐一澄清，因此在心血管门诊，运用简洁的工具对患者进行焦虑抑郁的初筛和可靠的二次筛查非常重要。Lichtman 等推荐心内科医生使用健康问卷 PHQ-2 来筛查抑郁患者，也就是用两个问题来筛查。第一个问题："近 2 周是否做事情没有兴趣和乐趣？"问题二："近 2 周是否感到情绪低落、沮丧或者绝望？"对任何一个问题回答"是"，建议其进行 PHQ-9 测试，如果得分 >10 分建议转诊至更专业的抑郁诊疗机构。对于心血管科患者焦虑抑郁的筛查，《在心血管科就诊患者的心理处方中国专家共识》推荐采用简短的三问法，初步筛出可能有问题的患者：①是否有睡眠不好，已经明显影响白天的精神状态或需要用药？②是否有心烦不安，对以前感兴趣的事情失去兴趣？③是否有明显身体不适，但多次检查都没有发现能够解释的原因。三个问题中如有两个回答"是"，符合精神障碍的可能性为 80% 左右。

量表推荐使用患者健康问卷 -9 项（patient health question naire depression scale，PHQ9）、广泛焦虑问卷 7 项（generalized anxiety disorder 7-itemscale，GAD-7）和躯体化症状自评量表。

八、老年人"双心"疾病的治疗

精神心理障碍在心血管疾病人群中具有较高的发病率，心血管疾病合并抑郁，特别是心肌梗死后及急性冠脉综合征合并精神心理障碍的患者具有较高的死亡率和较差的预后，因此对合并精神心理障碍的干预是必要的。对于心血管疾病合并精神心理障碍的干预，需要综合的疾病管理模式，既要兼顾躯体疾病的治疗，加强心脏病的二级预防，又要注意精

神心理障碍的干预，这也是近年来胡大一教授提倡的"双心医学"的模式。在"生理—社会—心理的综合模式"下，"双心医学"模式既是人性化，也是理性化的治疗模式。"双心医学"提倡不仅关注患者心脏，更要关注患者心理，从而达到"心身"协调，真正体现了疾病诊治过程中"以人为本"的理念。"双心医学"的实践会将大量的心理疾患解决在普通门诊，从而方便患者，并节省大量的医疗资源。"双心门诊""双心查房"是"双心医学"在实践中的一个部分，理想的"双心门诊"和"双心查房"不是由心脏科医生和精神科医生来共同出门诊、共同查房，而是要培养一批既懂心脏又懂心理的临床"双心"医生，从而从疾病整体的角度对心血管病合并的精神心理障碍及早识别、及早诊断及综合治疗。

老年患者的双心疾病临床情况复杂，从环境因素和个性因素导致的单纯精神心理问题，到慢性神经症患者的特殊应对方式，到患病行为异常及适应障碍，到药物不良反应造成的精神症状以及心脏疾病严重时出现的脑病表现。因此，老年患者双心疾病的治疗需要多种方式融合。

1. 心理支持

由于老年人无工作，子女离家，与亲戚朋友沟通减少，孤独感和社会支持下降是发生精神心理问题的常见原因。因此，鼓励子女抽时间定期看望、陪伴老人，子女应理解老人出现的一些情绪异常或躯体不适症状，多倾听，少批评，积极带老人到医院看病；鼓励老年人积极与外界交流，参加老年大学、与朋友亲戚结伴旅行等；鼓励老年人学习一项新的技能；鼓励老年人饲养宠物，研究显示，宠物陪伴是一个缓解老年患者精神心理问题的有效方法。

2. 认知行为治疗

从心理上帮助患者重新认识疾病，合理解释患者心脏疾病转归和预后，纠正患者不合理的负性认知，恢复患者的自信心，可使很多患者的焦虑抑郁情绪得到有效缓解。临床医生须帮助患者认识到其目前的病情与精神心理障碍可能有关，同时帮助患者正确判断其心血管疾病的严重程度，客观评价患者临床症状与心血管疾病之间的关系，让患者自己认识到夸大的疾病和症状。详细解释精神心理障碍治疗的必要性，解释药物使用过程中的特点和注意事项，以取得患者对疾病诊断的充分理解和对治疗的积极配合。

3. 运动治疗

大量研究证明，运动改善心血管病患者生存率的同时能够改善患者的焦虑、抑郁症状。Lavie 等进行的随机对照研究显示，运动训练可改善冠心病患者的焦虑和抑郁症状，并且不论患者是年轻人还是老年人都有效。Lavie 等对 522 例冠心病患者追踪观察平均长达 4 年，结果显示运动治疗能使合并抑郁障碍的冠心病患者死亡率降低 73%，同时该研究结果还提示只需较小程度改善患者的心肺功能，即可降低抑郁障碍的发病率以及冠心病患者的死亡率。国内学者研究同样得出相似结论，运动治疗对心血管疾病和负性心理应激两方面都有肯定疗效。运动治疗对于冠心病的益处已成为医学界的共识。研究证明运动能够改善患者的焦虑、抑郁症状；运动治疗能使合并抑郁的冠心病患者病死率降低 73%。

4. 老年人健康生活方式

适当进食高质量蛋白、未加工碳水化合物、不饱和脂肪、足够量的蔬菜水果对保证老年人的营养和体能非常重要，避免进食过量高糖和精细碳水化合物，导致血糖代谢紊乱，继发一系列生理功能异常。老年人睡眠时间减少，失眠患病率非常高。睡眠质量下降可以导致焦虑抑郁或加重焦虑抑郁，因此指导老年人养成规律的睡眠作息习惯，营造安静舒适的睡眠环境，睡前避免咖啡、浓茶、酒精以及剧烈运动，避免阅读和观看情节紧张或兴奋的书籍或电视节目，对改善睡眠质量非常重要。必要时服用辅助睡眠药物。

5. 抗抑郁药物治疗

抗抑郁药物治疗对老年双心疾病患者的疗效同年轻个体一样有效。抗抑郁焦虑药物包括：单胺氧化酶抑制剂、三环类抗抑郁药和四环类抗抑郁剂、5-HT 受体拮抗和再摄取抑制剂（SARI）、5-HT 和去甲肾上腺素再摄取抑制剂（SNRI）、多巴胺和去甲肾上腺素再摄取抑制剂、氟哌噻吨美利曲辛复合制剂等。五羟色胺再摄取制剂（SSRI）是当今治疗焦虑、抑郁障碍的一线用药，由于一般 2 周以上起效，适用于达到适应障碍或更慢性的焦虑和抑郁情况，包括氟西汀、帕罗西汀、舍曲林和西酞普兰。研究认为该类药物用于心血管病患者相对安全。

6. 综合治疗

老年双心疾病患者的治疗要考虑到多种合并因素，如患者发生精神心理问题的主要原因是孤独，单纯药物治疗的效果有限，必须同时帮助患者改善孤独感，增加社会支持。又如患者的精神心理问题继发于心血管疾病，疾病症状的存在或加重是导致患者发生精神心理问题的主要原因，治疗上需要先积极治疗心血管疾病，缓解心血管症状，如仍存在影响疾病恢复和生活质量的精神心理问题，同时给予抗抑郁药物治疗。需要注意的是，老年患者本身代谢机能和器官功能下降，同时服用多种慢性病治疗药物，服用抗抑郁药物容易出现不良反应，因此服用抗抑郁药物时需要密切监测。心血管医生要注意一些"危险"病例，如难治性病例、依从性不佳的病例、重症和危险病例，伴有明显迟滞、激越、幻觉，或转为兴奋、敌对、有自伤或自杀危险，或有伤人危险的，尤其要转诊。对于投诉病例，抱怨不同医生处理不当，依据并不充分的也要注意会诊或转诊。

参 考 文 献

［1］陈琦玲,胡大一.建议双心医学三道干预防线[J].中国全科医学,2015,18(26):3134-3136.

［2］李婧.双心医学的研究现状[J].心血管病学进展,2015,36(1):117-119.

［3］丁荣晶.老年双心疾病的研究进展[J].实用老年医学,2016,30(9):711-714.

［4］Atlantis E,Shi Z,Penninx BJ,et al.Chronic medical mediate the association between depression and cardiovascular disease mortality［J］.Soc Psychiatry Psychiatr Epidemiol,2012,47(4):615-625.

［5］Rutledge T,Reis VA,Linke SE,et al.Depression in heart failure a meta analytic review of prevalence, intervention effects,and associations with clinical outcomes［J］.J Am Coll Cardiol,2006,48(8):1527-1537.

［6］肖良平,韩倩,何丽,等.老年心血管病患者抑郁情绪临床分析[J].四川医学,2012,32(8):18-22.

［7］胡大一.心血管疾病和精神心理障碍的综合管理[J].中国临床医生,2006,34(5):2-3.

［8］刘梅颜,胡大一,姜荣环,等.心血管内科门诊患者合并心理问题的现状分析[J].中华内科杂志,2008, 47(4):277-279.

［9］Schäfer I,von Leitner EC,Schön G,et al.Multimorbidity paterns in the elderly:a new approach of disease clustering identifies complex interrelations between chronic conditions［J］.Plos One,2010,5(12):e15941.

［10］Shalaby A,Brumberg G,El-Saed A,et al. Mood Disorders and Outcome in Patients Receiving Cardiac

Resynchronization Therapy［J］.Pacing Clin Electrophysiol,2012,35(3):294-301.

［11］ De Schutter A, Lavie CJ, Milani RV, et al. Relative importance of comorbid psychological symptoms in patients with depressive symptoms following phase ⅠⅠ cardiac rehabilitation［J］.Postgrad Med,2011,123 (6):72-78.

［12］ Player MS, Peterson LE. Anxiety disorder, hypertension and cardiovascular risk: a review［J］.Int J Psychiatry Med, 2011, 41(4):365-377.

［13］ Tully PJ, Bennetts JS, Baker RA, et al. Anxiety, depression, and stress as risk factors for atrial fibrillation after cardiac surgery［J］.Heart Lung, 2011, 40(1):4-11.

［14］ 刘孟昌,刘国树,张明华. 老年心血管疾病患者的心理特点[J]. 中国临床康复,2005,9(40):87-79.

［15］ Wildes JE, Harknedd KL, Simons AD.Life events, number of social relationships and twelve-month naturalistic course of major depression in a community sample of women［J］.Depress Anxiety,2002,16(3):104-113.

［16］ 胡大一,丁荣晶. 关注心血管疾病患者精神心理卫生的建议[J].中华心血管病杂志,2012,40(2):89-91.

［17］ 石卫晨,吴蓉,蔡利红. 浅谈"双心"疾病的研究现状及方向[J]. 现代临床医学,2015,41(3):230-236.

［18］ 杨天伦,郭兰燕,沈俐. 关注冠心病患者冠状动脉介入治疗术后的精神心理康复[J].中华心血管病杂志,2012,40(2):92-93.

［19］ Graham Mazereeuw, Nathan Herrmann, Hongbin Xu. Platelet activating factors are associated with depressive symptoms in coronary artery disease patients: a hypothesis-generating study［J］. Neuropsychiatr Dis Treat, 2015, 11 : 2309-2314.

［20］ Dickens C, Cherrington A, ADEYEMI I, et al. Characteristics of psychological interventions that improve depression in People with coronary heart disease: a systematic review and Meta-Regression ［J］. Psychosom Med,2013,75(2): 211-221.

［21］ Alcantara C, Davidson KW. Mental disorders and coronary heart disease risk: could the evidence elude us while we sleep［J］? Circulation,2014,129(2): 139-141.

［22］ 朱宁. 老年心血管疾病患者合并焦虑抑郁的现状及处理[J]. 医学与哲学,2012,33(3B):17-19.

［23］ 毛家亮,何奔.综合医院非心理专科患者心理障碍早期识别及对策［J/CD］.中华诊断学电子杂志,2015,3(2):138-142.

［24］ 吴文源,季建林.综合医院的精神卫生[M].上海:上海科技技术文献出版社,2001:203-212.

［25］ 杨菊贤,陈玉龙,毛家亮,等.内科医生眼中的心理障碍[M].上海:上海科学技术出版社,2007:107-137.

［26］ 陈子晨,汪新建.从DSM-Ⅳ躯体形式障碍到DSM-5躯体症状障碍[J].心理科学进展,2013,21(11):1967-1975.

［27］ Lichtman JH, Bigger JT, Blumenthal JA, et al. Depression and coronary heart disease: recommendations for screening, referral, and treatment: a science advisory from the American Heart Association Prevention Committee of the Council on Cardiovascular Nursing, Council on Clinical Cardiology, Council on Epidemiology and Prevention, and Interdisciplinary Council on Quality of Care and Outcomes Research: endorsed by the American Psychiatric Association ［J］. Circulation,2008,118(17) ： 1768-1775.

［28］ 何东方,刘梅颜,郭成军.读懂"双心"患者的心[J].中国临床医生杂志,2016,44(8):3-5.

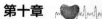

［29］ 中国康复学会心血管病专业委员会,中国老年学学会心脑血管病专业委员会.在心血管科就诊患者的心理处方中国专家共识［J］.中华医学杂志,2014,94(4):1-8.

［30］ Lavie CJ, Milani RV. Adverse psychological and coronary risk profiles in young patients with coronary artery disease and benefits of formal cardiac rehabilitation［J］.Arch Intern Med,2006,166(17):1878-1883.

［31］ Lavie CJ, Milani RV. Impact of cardiac rehabilitation on depression and its associated mortality［J］. Am J Med,2007,120(9):799-806.

［32］ 刘遂心,朱洁,孙明,等.有氧运动干预对心血管神经症的影响［J］.中国行为医学科学,2005,14(5):421-424.

（蒙绪卿　符秀虹）

第十一章

老年心血管疾病与药物

随着年龄的增长，机体从结构到功能开始退化。进入老年期后，不仅各组织、器官系统功能逐渐衰退，内环境稳定能力及免疫功能也随之减低。药物在体内的吸收、分布、代谢、排泄等过程均发生改变，影响药物的疗效和不良反应。而多病共存使老年人的联合用药更加复杂化，因此了解老年人的药代动力学和药效学特点，掌握老年人用药原则，对老年心血管疾病的合理用药有重要意义。

一、老年人药代动力学

药代动力学是通过研究药物及其代谢产物在体内各种体液、组织及排泄物中的浓度随时间的变化规律，以定量描述与概括药物在体内吸收、分布、代谢和排泄的动态过程的科学。药物进入机体至排出体外的过程，即药物在体内的转运和转化过程，称为药物的体内过程或称药物处置。其中药物在体内的吸收、分布和排泄称为药物在体内的转运，而药物在体内发生的化学改变则称为药物的转化。药物的吸收、分布、代谢和排泄直接影响着组织中的药物浓度和维持有效药物浓度的持续时间，而组织中药物的浓度决定着药物作用的强弱，与药物的疗效和毒性大小有着密切的关系。因此，临床用药时要了解药物在体内过程的特点，以便更好地发挥药物的疗效和减少不良反应发生。老年药动学改变的特点，总的来说是药代动力学过程降低，绝大多数口服药物被动转运吸收不变、主动转运药物吸收减少，药物代谢能力减弱，药物排泄功能减低，药物消除半衰期延长、血药浓度增高。

（一）老年机体的药物吸收

老年人给药后通过给药部位吸收进入血液循环的过程为药物的吸收。口服给药是最常用的给药途径，主要经胃肠黏膜吸收进入血液循环。因此老年胃肠道功能的改变均可影响药物的吸收，主要包括以下方面。

1. **胃酸、胃蛋白酶分泌减少及 pH 升高**

老年人胃黏膜萎缩，胃壁细胞功能下降，胃酸相对缺乏，尤以女性多见。胃内 pH 值升高对低酸状态下难溶解的碱性药物和需要在酸性条件下崩解的固体制剂的溶解速率和吸收率均减低，同时酸性药物的离子型也增加，吸收速率下降。

2. 胃排空速度减慢

多数药物在小肠内吸收。老年人胃肌萎缩，胃张力和运动性减低，胃蠕动减弱，使胃排空速度减慢。因而延迟药物到达小肠的时间，使药物吸收延缓、速率降低，有效血药浓度到达时间推迟，延缓了药物的起效时间。

3. 肠运动减弱和吸收面积缩小

老年人肠蠕动减弱，使药物与肠道表面接触时间延长，可使药物吸收增加；但因小肠绒毛变短、结缔组织增多，纤毛活动减弱，吸收面积减少，又影响药物的吸收。

4. 胃肠道及肝血流量减少

胃肠道和肝血流量随年龄增长而减少，65 岁以上老年人胃肠道血流量减少约 50%。胃肠道血流量的减少可影响药物的吸收速率。而肝血流量减少使药物首过效应减弱，对于主要经肝脏氧化消除的药物，可使其血药浓度升高。

尽管以上因素可影响老年人口服药物的吸收，但大多数口服药的吸收属于被动扩散过程，不需酸的活化，故老年人大多数药物的吸收并无明显的改变。对需要载体主动转运的药物如氨基酸、钙剂、铁剂等，老年人吸收能力差的特点就比较明显。

此外，老年人皮下或肌肉注射及直肠和舌下给药的吸收，也具有年龄相关性差异。老年人局部组织血流减少，血液循环较差，皮下和肌肉注射药物吸收较慢且不规则，生物利用度减低，因此对于危重或紧急状态的患者，还是宜静脉给药。

（二）老年机体的药物分布

药物吸收后随血液循环转运到各器官组织的过程称为药物的分布。药物分布不仅关系到药物的贮存蓄积、消除速率，也影响药效和毒性。影响药物分布的因素除药物本身的理化特性外，与机体的组织成分、血浆蛋白结合率、机体的血流量、体液 pH 值等体内因素亦相关。在这些因素中，最重要的因素是机体的组织成分和血浆蛋白结合率。总的来说，老年人药物分布的特点是水溶性药物分布容积减小，脂溶性药物分布容积增大；与血浆蛋白结合率高的药物浓度升高。

老年人机体组织的成分随年龄增长而变化：脂肪组织增多，非脂肪组织成分减少，机体总水量尤其是细胞内液量减少。这些机体组织成分的改变，使脂溶性药物如利多卡因在老年人组织中分布容积增大，在体内维持时间较长；而水溶性药物如普萘洛尔在脂肪组织中分布较少，血药浓度增高，易产生蓄积，增加毒副作用。

药物进入血液循环后，部分以游离型迅速转运分布到机体各部位及目标区发挥作用，大部分与血浆蛋白结合失去药理活性、不能被代谢而暂时储存。游离型与结合型药物可相互转化，处于动态平衡而发挥持久药效。老年人血浆蛋白减少，药物的血浆蛋白结合力较年轻人降低约 20%，因而使游离型药物增加，药理作用增强，同时毒副作用也增强，易引起不良反应。一些与血浆蛋白结合率高的药物如华法林，若老年人使用常规成人剂量，可因血浆游离药物增多而增加出血风险。除此之外，老年患者常需同时服用多种药物，由于不同药物对血浆蛋白结合存在竞争抑制，因而可改变其他游离型药物的作用强度和时间。

血液循环和机体各部位的血流量与药物的转运分布关系也很大。老年人心搏出量减少，而机体各部位血流量分布变化不均衡：肝肾等器官血流量改变明显，大脑、冠脉和骨骼肌的血流量改变较小，致使药物在体内各器官分布相应不均衡。

（三）老年机体的药物代谢

药物在体内发生氧化、还原、水解、结合等生物转化称为药物代谢。药物代谢主要部位在肝脏，大多需经肝微粒体药物代谢酶作用，结合成水溶性络合物从肾脏排出。由于老年人肝细胞数减少，肝血流量减少，首过效应减弱，故药物代谢减慢、半衰期延长。若按常规剂量连续给药，易造成某些主要经肝脏代谢的药物蓄积。因此，老年人的用药剂量需相应减少而间隔给药时间应延长。

值得注意的是，老年人肝脏代谢药物的能力改变不能采用一般肝功能检查来预测，肝功能正常不能说明肝脏代谢药物的能力正常。一般来说血药浓度可反映药物作用的强度，血浆半衰期可作为预测药物作用的指标。但还应注意，血浆半衰期并不一定能完全反映出药物代谢、消除过程和药物作用时间。如降压药物长压定其半衰期为 4~12 小时，但降压效果可持续 3~4 天，这是因为药物与血管平滑肌结合，使其作用时间远远超过血浆半衰期的预测时间。

（四）老年机体的药物排泄

药物在体内经吸收、分布、代谢后，最后以原药或其代谢物的形式通过排泄器官或分泌器官排出体外的过程称为药物排泄。老年人药物排泄能力下降。肾脏是最重要的药物排泄器官，少数药物也可通过肝胆、肠道、肺、唾液、汗腺和乳腺等排泄。老年人由于肾动脉硬化、肾血流量减少，肾小球滤过率减低，肾小管主动分泌功能和重吸收功能降低，导致肾排泄药物减少、药物半衰期延长。因此，老年人对以肾脏为主要排泄途径的药物清除率降低，导致药物血浆浓度升高，使其易发生药物蓄积中毒。

因此，老年人使用主要经肾排泄的药物，特别是以原形排泄、治疗窗窄的药物如地高辛等尤需引起注意。可采用内生肌酐清除率的方法评估肾功能，根据肾功能情况调整用药剂量，适当延长给药间隔时间，最好能监测血药浓度，安全应用药物。

二、老年人药效学

药效学是研究药物对机体的作用及作用机制的科学。老年人随着年龄的增长而出现药效学改变，主要表现为对药物耐受性下降，敏感性增高，用药剂量个体差异较大，对治疗的依从性下降。当药物使用过量时，老年人更易出现不良反应，而且症状往往严重。老年患者对药物剂量的耐受性降低，有时应用小剂量即可起到治疗作用，常规剂量可出现较强的药物效应；联合用药耐受性降低，多种药物联合使用不调整剂量时，很容易出现不良反应。对药物敏感性增高，如老年患者应用肝素及华法林易致出血。老年人对药物剂量有更大的个体差异性，同龄老年患者达到同样药效时剂量可相差数倍。此外，老年患者因记忆力减退，对药物了解不足或忽视按规定用药的重要性而导致药物治疗的依从性差，因此老年患者的治疗方案应尽可能简单，药物剂量的选择应更加个体化。

三、老年人用药的基本原则

老年人药代动力学和药效学的特点均表明老年人对药物的耐受程度及安全性下降，因此药物不良反应的发生率较年轻人明显升高。而且不良反应一旦出现，其程度往往更加严重，甚至导致死亡。因此，需掌握老年人用药的基本原则，合理使用药物，确保老年人药物治疗的安全性。

（一）严格掌握用药适应证

由于老年人生理衰老、病理变化，病情往往复杂多变，若药物使用不当可使病情恶化，甚至无法挽救。用药前需充分评估患者的整体健康状况、药物治疗史及过敏史，根据患者的病因、症状、年龄、个体差异、对其他病情的影响等方面选择最适合患者的药物。不要盲目对症治疗，妨碍对疾病的进一步检查和诊断。另一方面，老年人一般患有累及多系统或多器官的多种疾病，应用药物种类较多。应尽可能减少用药种类，避免不必要的多联用药，以减少可能发生的药物相互作用产生的不良反应。对于病情较复杂，单一用药达到一定剂量不足以产生疗效时，或多疾病共存需同时治疗时，可进行联合治疗，药物种类最好不超过 5 种。注意配伍的合理性，充分考虑药物的相互作用及药物对疾病的影响，避免重复用药。避免使用老年人禁忌或慎用的药物，尤其是肾毒性大的药物，有条件时可先作肝、肾功能检查。

（二）正确掌握用药剂量

掌握用药剂量是一个重要环节。由于老年人对药物耐受能力差，个体差异增大，药物剂量只能因人而异，应根据年龄、体重和体质情况而定。一般来说老年患者应从"最小剂量"开始，中国药典规定 60 岁以上老人用药剂量为成人的 3/4，剂量范围应当为成年人的 1/2~3/4。在使用过程中摸索合适的剂量，确实需要增加剂量时，应缓慢增加，逐渐调整至最低有效剂量。严格遵守剂量个体化原则，对肝肾功能明显损害的老年人应减少剂量或延长给药间隔时间，对体重过轻以及明显低蛋白血症的老年患者药物剂量也应减少。如能进行血药浓度监测，则可更准确地根据个体差异调整用药剂量。

（三）掌握最佳用药时间

一方面由于许多疾病的发作与缓解具有昼夜节律的变化，另外药代动力学和药效学也有昼夜节律变化，因此选择最合适的给药时间进行治疗，可以提高疗效，减少不良反应。如降压药选在清晨服用，因为存在血压晨峰现象，而血压上升前半小时是最佳服药时间。变异型心绞痛多在 0~6 时发作，因此主张睡前服用长效钙拮抗剂，而劳力型心绞痛多在白天活动时出现，故应在清晨服用长效硝酸盐、β 受体阻滞剂及钙拮抗剂。

（四）注意给药的方式和药物剂型

老年人若能口服给药的，就不必通过静脉和肌肉注射方式给药。这是因为老年人的血管壁较脆容易破裂，静脉给药易出现渗漏；而由于肌肉相对萎缩等原因其对肌注药物的吸收能力差，给药后疼痛较为显著或易形成硬结，因此应尽量减少注射给药。对于口服给药也应选用适合老年人方便服用的剂型，如溶液剂、糖浆剂、栓剂等。吞咽困难的老年人不宜用片剂、胶囊剂，对于经鼻饲管给药的患者不宜选用控释片和肠溶片。

（五）合理停药

许多药源性疾病多是由于用药时间过长或剂量过大所致，因此当病情好转或经过治疗达到疗程时，应及时停药或减量；治疗无效时，应及时更换其他药物。老年人应根据病情和所用药物确定用药疗程。如一些急性感染性疾病在症状改善及实验室指标正常后即可停药；而使用激素或 β 受体阻滞剂时突然停药可能出现症状反跳，应逐渐减量缓慢停药；而有些疾病可能需要终身用药。

（六）重视老年人的依从性

老年人因记忆力减退、同时用药过多等原因经常出现漏服、误服药物的情况，因此医务人员需耐心向老年患者解释处方中用药的目的、剂量、服用方法和疗程，要叮嘱家属协助其按时按量服药，以提高用药的依从性。药物的名称、标记（剂量及服用方法）也应简明醒目，包装开启方便，防止药物的误服。

（七）加强用药监测

除了定制合理的药物治疗方案和进行血药浓度监测外，还应重视老年患者的病情变化和药物反应，注意鉴别与疾病本身混淆的不良反应。对于毒性大、治疗窗口小的药物进行血药浓度监测，如地高辛、胺碘酮等；对使用降糖药和调脂药物的患者，除应定期监测血糖和血脂外，还应监测肝肾功能，注意药物的不良反应；而长期使用抗生素的患者应注意耐药性和二重感染的发生。

（八）注意合理饮食

很多药物容易因饮食因素而影响药效。如服用维生素 K 拮抗剂华法林，药效与食物中摄入维生素 K 的含量有关，需适当固定饮食的种类；服用洋地黄类和降血压药物则需控制食物中的盐分；利尿药与洋地黄类合用时要多选择含钾丰富的食物，避免利尿剂导致的低血钾加剧洋地黄对心脏的毒性。因此服药时要注意饮食，及时调整不合理的膳食结构。

四、老年人心血管常用药物的应用

（一）降压药

老年人对降压药的耐受性差，压力感受器对低血压反应不敏感，周围静脉压力低，加之交感神经反射能力下降，则更易发生体位性低血压；故可引起体位性低血压的药物如哌唑嗪、特拉唑嗪或对中枢神经有抑制作用的药物如利血平等，使用时应酌情减少剂量。钙拮抗剂（CCB）和利尿剂对老年高血压疗效显著，多由于老年高血压患者对盐更敏感常表现为低肾素活性，故其作为老年降血压药物的首选。此外，血管紧张素转换酶抑制剂（ACEI）和血管紧张素Ⅱ受体拮抗剂（ARB）也被列为老年高血压患者的一线用药。老年

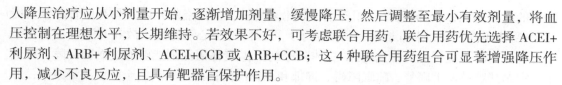

人降压治疗应从小剂量开始，逐渐增加剂量，缓慢降压，然后调整至最小有效剂量，将血压控制在理想水平，长期维持。若效果不好，可考虑联合用药，联合用药优先选择 ACEI+利尿剂、ARB+ 利尿剂、ACEI+CCB 或 ARB+CCB；这 4 种联合用药组合可显著增强降压作用，减少不良反应，且具有靶器官保护作用。

1. 钙拮抗剂（CCB）

我国老年高血压患者多具有盐敏感性、低肾素活性等特点，而 CCB 降压作用不受高盐饮食影响，适用于高盐摄入及盐敏感性高血压患者；另外 CCB 可影响动脉粥样硬化病变进展，因而对于大多数合并动脉粥样硬化的老年高血压也可作为首选。在 CCB 的选择中，应选用长效制剂，如硝苯地平控释片、氨氯地平、非洛地平缓释片等；避免使用可能诱发低血压和心肌缺血风险的硝苯地平普通片。钙拮抗剂均具有广泛的首过效应，老年人对其清除能力减低，且老年人应用 CCB 的降压作用比年轻人强，可能是由于老年人对压力感受及交感反射的反应降低所致，也可能由于药代动力学的变化而使血药浓度高于年轻人。因此，老年人在使用 CCB 过程中，应注意用药剂量，从小剂量开始，重视低血压等不良反应的监测，确保用药的安全性。

2. 利尿剂

利尿剂常用于治疗老年人高血压或并发心力衰竭的高血压病患者。因老年人对盐更敏感，而利尿剂可通过其利钠作用减少血管壁中钠离子的含量降低血管张力，故利尿剂更适合于老年高血压患者。利尿剂多与其他类型降压药联合使用，常选用小剂量噻嗪类或噻嗪样利尿剂。噻嗪类利尿剂与呋塞米均经肾脏排泄，其清除率在老年人中减低，因而不良反应则增加，易导致低钾血症，还常有失水、失钠和低血压。因此，老年人使用利尿剂时应从小剂量开始，定期监测电解质，注意体位性血压的改变。长期大剂量应用利尿剂单药治疗时还需注意糖代谢异常、高尿酸血症等不良反应。

3. 血管紧张素转换酶抑制剂（ACEI）和血管紧张素Ⅱ受体拮抗剂（ARB）

这类药物适用于治疗高血压并发心功能不全或糖尿病的患者，对于高血压患者具有良好的靶器官保护和心血管终点事件预防的作用。根据 ACEI 药代动力学分类，可分为肝肾双途径排泄及主要经肾排泄两类。当肾功能异常时，肾素释放增多以增加血管紧张素Ⅱ，后者可选择性收缩出球小动脉以维持肾小球灌注压，而 ACEI 可阻断这一过程，因而造成 GFR 下降及血肌酐升高。故对于老年肾功能异常患者在使用 ACEI 时应密切观察肾功能变化，特别是经肾排泄的 ACEI。在使用 ACEI 时，尽量选择长效制剂以平稳降压，同时避免使用影响降压效果的药物，如大部分的非甾体类抗炎药、激素等。ARB 类药物在降压和心血管保护方面作用与 ACEI 相似，但其主要作用于血管紧张素Ⅱ受体水平，避免了逃逸现象，故具有较好的降压效果，而相较 ACEI 引起的干咳、血管紧张性水肿等不良性反应发生率减低，治疗依从性更高。老年患者在使用这两类药物时，应定期监测电解质及肾功能，避免高钾血症、急性肾功能不全的发生。

4. β 受体阻滞剂

主要适用于合并心力衰竭、冠心病、快速性心律失常的高血压患者。但近 10 年来，由于临床研究发现其无减少卒中事件发生的作用，JNC8 等指南相继将其列为治疗高血压的二线用药，特别是不作为老年高血压患者的首选。而 β 受体阻滞剂对卒中的影响，主要归因于其降低中心动脉收缩压和脉压的能力较小。然而不同的 β 受体阻滞剂对中心动脉压的影响不同，β₁高选择性阻滞剂（如比索洛尔、美托洛尔）以及具有血管舒张功能的 β 受体阻滞剂（如卡维地洛、阿罗洛尔）可以降低中心动脉压，故在有适应证需在老年患者使用时，应优先选用这类 β 受体阻滞剂。β 受体阻滞剂能够通过血脑屏障，在老年人中尤其容易发生噩梦、睡眠障碍、抑郁和意识混乱；而老年人由于肝血流量减少，肝功能减退，致使对 β 受体阻滞剂的清除率减少，服用常规剂量时血药浓度较年轻人高，而且个体差异大；此外 β 受体阻滞剂有减慢心率及负性肌力的作用，在心脏传导功能退化的老年人中更易显现，故在使用过程中应由极小剂量开始慎重使用，可考虑应用短效药物以防止不良反应发生。使用中应密切评估血压、心率，监测血糖、血脂变化水平，评估意识改变，以最大限度保证老年患者的安全性。

（二）抗栓药物

1. 抗血小板药物

阿司匹林是一种非可逆性血小板环氧化酶抑制剂，低剂量的阿司匹林治疗目前主要用于心血管事件的预防。无论对于心血管疾病低危患者的一级预防还是高危患者的二级预防，其均存在年龄相关的获益。高龄患者，阿司匹林引起的出血风险增高 2~3 倍，75 岁以上患者上消化道出血风险显著增加。故从安全性考虑，在 75 岁以上人群中，不常规用于冠心病的一级预防；而对于动脉粥样硬化性心血管疾病的治疗和长期二级预防仍是无法撼动的基石。在使用时推荐小剂量阿司匹林，一般在 75~100mg，每日 1 次，使用过程中密切监测出血风险。

氯吡格雷是目前临床最常用的噻吩吡啶类抗血小板药物。在稳定型冠心病中，氯吡格雷可作为阿司匹林抵抗或不耐受的替代治疗，也可与阿司匹林双抗联合应用于冠脉支架术后。但对于 75 岁以上的高龄患者，不推荐使用负荷剂量。替格瑞洛是新型环戊基三唑嘧啶类口服 P2Y12 受体拮抗剂，停药后血小板功能恢复较快。其抗血小板作用与氯吡格雷相比不受多态性药物转运体和代谢酶基因型的影响，主要通过肝脏代谢，故老年肾功能不全患者可使用替格瑞洛代替氯吡格雷。

替罗非班及依替巴肽是可以静脉应用的糖蛋白 II b/ III a 类抗血小板制剂。对于年龄大于 70 岁的患者，出血风险明显增加。适用于高危的 PCI 患者，但需根据患者体质量调整药物剂量，在肌酐清除率下降时应慎用或减量使用。

2. 抗凝药物

（1）口服抗凝药：华法林是最常用的口服抗凝血药。老年人血浆白蛋白与华法林结合能力低，对华法林更敏感，因此在使用时应适当减少剂量，注意定期监测凝血酶原时间及国际正常值比率，及时调整药物剂量；而很多药物（如胺碘酮、辛伐他汀等）、食物均可与之相互作用，使其在老年患者服用时有较高的出血风险。达比加群和利伐沙班属于新型的口服抗凝制剂，与华法林相比，仅适用于非瓣膜性房颤的抗凝治疗且价格昂贵，在老年患者中使用常规剂量，一般无需根据年龄调整，但对于肾功能减低的患者，需减量或停用。

（2）非口服抗凝药：普通肝素和低分子肝素是常用的皮下给药的抗凝药物。普通肝素使用过程中需根据活化部分凝血活酶时间调整剂量，可用于肾功能严重损害的患者；低分子肝素则需根据分子量及适应证调整剂量，年龄大于 75 岁的患者需减低剂量。

（3）纤维蛋白溶解剂：替奈普酶是一种组织纤维溶酶原活化剂，适用于急性心肌梗死患者，在使用时应根据体质量调整静脉推注剂量。但对于年龄大于 75 岁的患者，使用剂量应减半，有脑出血或 6 个月内卒中患者禁用。

老年人接受抗栓治疗时出血风险会增加，出血并发症导致死亡率进一步增加，因此出血的预防尤为重要。更应注意血压管理、增加出血风险药物的管理（非甾体抗炎药、糖皮质激素等）、应用华法林患者的 INR 监测及限制酒精摄入。熟练掌握抗凝、抗血小板药物的作用机制、半衰期以及对肾功能的影响，安全有效的使用抗栓治疗。

（三）抗心律失常药物

大多数抗心律失常药物都具有减慢心率的作用，如 β 受体阻滞剂、美西律、胺碘酮等。而部分老年人发生阵发性快速心律失常可能是由于病态窦房结综合征所致，这类患者在应用上述药物时，可能出现过长的窦性停搏，甚至出现阿斯综合征，必须慎重使用。利多卡因在老年人的半衰期比年轻人长，此变化是由于其在老年人的分布容积大、血清清除率无差别所致，因此老年人在使用时，采取低滴注速率，必要时监测血药浓度。普罗帕酮在老年人使用时，同剂量所得平均血药浓度比年轻人高，心电图与心传导异常发生率也高，故老年人的剂量宜减少。胺碘酮为高脂溶性，口服使用时胃肠道吸收少，主要在肝脏代谢，能在脂肪组织聚集，故清除率较缓慢，老年人肝代谢能力下降，脂肪组织增加，故药物分布容积较大，需小剂量使用。老年患者在使用胺碘酮过程中，应监测肝功能及甲状腺功能，定期做肺部 X 线检查注意肺纤维化改变，观察心电图变化防止窦性心动过缓及 Q-T 间期延长而诱发尖端扭转型室速。

（四）强心药

强心类药物以强心苷最为常用。老年人对强心苷类比较敏感，治疗剂量与中毒剂量接近，服用小剂量亦可出现毒性反应。目前以口服地高辛应用最广，也是老年人发生不良反应最多的药物之一。此药 2/3 经肾排泄，1/3 经肝胆排泄。老年人服用同等剂量地高辛，其血药浓度较年轻人高 1 倍，因此在使用时，多主张服用小剂量维持量，并且剂量应根据肾功能调整和进行血药浓度监测，还应注意与其他药物的相互作用。地高辛中毒常见的危险因素有低血钾、高血钙、肾功能不全、慢性阻塞性肺疾病、酸碱平衡失调等；老年患者在中毒时症状往往不典型，常以精神错乱、食欲减退等多见，亦可出现心律失常及黄视、绿视等视觉改变。而钙剂、维拉帕米、普萘洛尔等均可增加其血药浓度及敏感性，故在联合应用时要谨慎。

（五）硝酸酯类药物

硝酸酯类药物主要用于治疗和预防各种类型的心绞痛。高龄患者机体调节和代偿功能减退，个别患者对硝酸酯类药物高度敏感，小剂量即可引起体位性低血压、晕厥和心动过速。长期持续应用硝酸酯类易产生耐药性，多发生在连续用药 1~2 周后，可采用调整用药时间和次数，使每日有 10 小时以上的空药间隔；补充巯基或与其他非硝酸酯类血管扩张剂交替使用等方法可预防耐药性的产生。

（六）他汀类药物

他汀类药物主要用于调血脂及稳定动脉粥样斑块。老年人对他汀类药物安全性和耐受性良好，应用相对安全，仅有少数老年患者出现肝酶异常、肌酶异常、肌病等不良反应。这些不良反应的发生一方面是由于他汀类药物剂量的增大而导致，因此，应使用老年患者达标的药物剂量，避免盲目应用大剂量而导致不良反应。另一方面，虽然他汀类药物无明显肾毒性，但肾功能不全患者容易发生药物相关的不良反应，故在使用时应认真评估肾功能，关注肾功能变化，及时调整药物剂量和种类。

综上所述，老年人药物治疗相对复杂，且影响老年人合理用药的相关因素混杂。通过掌握老年人药代动力学和药效学与病理生理学的相互关系，严格掌握适应证，遵循个体化原则，选择药效好，副作用小的药物，注意药物间的相互作用，密切监测不良反应，确保老年患者药物使用的安全性和有效性。

参 考 文 献

[1] 胡大一，刘梅林. 老年心血管病学[M]. 北京：人民军医出版社，2011：252-260.

[2] Alhawassi TM, Krass I, Bajorek BV, et al. A systematic review of the prevalence and risk factors for adverse drug reactions in the elderly in the acute care setting [J]. Clinical interventions in aging, 2014, 9：2079-2086.

[3] By the American Geriatrics Society Beers Criteria Update Expert P. American geriatrics society 2015 updated beers criteria for potentially inappropriate medication use in older adults [J]. Journal of the American Geriatrics Society, 2015, 63(11):2227-2246.

[4] Cerreta F, Eichler HG, Rasi G. Drug policy for an aging population-the european medicines agency's geriatric medicines strategy [J]. The New England journal of medicine, 2012, 367(21):1972-1974.

[5] Chrischilles EA, Hourcade JP, Doucette W, et al. Personal health records: A randomized trial of effects on elder medication safety [J]. Journal of the American Medical Informatics Association: JAMIA, 2014, 21(4): 679-686.

[6] O'Brien EC, Greiner MA, Xian Y, et al. Clinical effectiveness of statin therapy after ischemic stroke: Primary results from the statin therapeutic area of the patient-centered research into outcomes stroke patients prefer and effectiveness research(prosper) study [J]. Circulation, 2015, 132(15):1404-1413.

[7] Swanlund SL. Successful cardiovascular medication management processes as perceived by community-dwelling adults over age 74 [J]. Applied nursing research: ANR, 2010, 23(1):22-29.

[8] Zia A, Kamaruzzaman SB, Tan MP. Blood pressure lowering therapy in older people: Does it really cause postural hypotension or falls [J]? Postgraduate medicine, 2015, 127(2):186-193.

[9] Benetos A, Rossignol P, Cherubini AJ, et al. Polypharmacy in the aging patient: Management of hypertension in octogenarians [J]. JAMA, 2015, 314(2):170-180.

[10] Bibbins-Domingo K, Force USPST. Aspirin use for the primary prevention of cardiovascular disease and colorectal cancer: U.S. Preventive services task force recommendation statement [J]. Annals of internal medicine, 2016, 164：836-845.

［11］Budnitz DS，Lovegrove MC，Shehab N，et al. Emergency hospitalizations for adverse drug events in older americans［J］. The New England Journal of Medicine，2011，365（21）：2002-2012.

［12］Hijazi Z，Hohnloser SH，Oldgren J，et al. Efficacy and safety of dabigatran compared with warfarin in relation to baseline renal function in patients with atrial fibrillation：A rely（randomized evaluation of long-term anticoagulation therapy）trial analysis［J］. Circulation，2014，129（9）：961-970.

［13］Jacobson TA. Nla task force on statin safety-2014 update［J］. Journal of clinical lipidology，2014，8（3 Suppl）：S1-S4.

（王琦　崔晓红）

第十二章

老年心血管疾病与中医

一、前言

本文的目的是探讨老年人群心血管疾病与中医诊疗和康复的特点，为老年人群心血管疾病治疗和保健提供一定帮助。

德国著名科学家、量子力学的创始人马克思·普朗克有一段话："科学是内在的整体，它被分解为单独的部门不是取决于物质的本质，而是取决于人类认识的局限性。实际上存在由物理到化学，通过生物学和人类学到社会科学的连续链条，这是任何一处都打不断的链条。"科学是内在的整体，其中任何一处都是不能被打断的链条，说明客观世界是不以人的意志为转移的客观存在。中医称天人合一。

《易传》中《系辞》上传的第十一章中认为："是故，易有太极，是生两仪，两仪生四象，四象生八卦，八卦定吉凶，吉凶生大业。"事物相互联系即为整体观。

中国有着五千年文明历史，在这片神奇广袤的土地上，勇敢勤劳而智慧的中国先民创造出了举世瞩目的卓越成就，强大的统治王朝、先进的科学技术、光辉的治理思想、灿烂的文化艺术，所有这些成就，不仅在中国的史书上留下了浓墨重彩，而且对整个世界产生了深远的影响，为整个人类世界的发展做出了重要贡献。

中国曾经长时间地走在世界的前列，中国的政治、经济以及文化等各个方面都创造出了辉煌的成就并对世界产生过深远的影响。作为中国传统文化重要组成部分和杰出代表之一的中医，参与并见证了中华文明曾经的辉煌，在历史传播的过程中，中医不但造福了许多人，也通过不断汲取文化精髓，使自身得以不断丰富、完善、发展。

作为一个复杂的体系，中医一直来都不是孤立存在和单独发展的，而是深深地植根于中国社会当中，从中国社会生活的方方面面汲取营养，也受到来自中国社会方方面面因素的影响，而这些影响也不可避免地作用到了中医的传播上。

我国原卫生部长陈竺 2007 年 10 月 15 日在太平洋健康高层论坛上曾表示，我们中医的整体观、辨证施治、治未病等核心思想如能得到进一步诠释和光大，可能将对新世纪医学模式的转变以及医疗政策、医药工业乃至整个经济领域的改革和创新带来深远而广泛的影响。运用现代生物学手段，运用中医原始和质朴的、讲究整体、注重变化为特色的治未病和辨证施治理念来研究分析亚健康以及慢性复杂性疾病，是东西方两种认知力量的汇聚，是现代医学向更高境界提升和发展的必然趋势。可以说，治未病—生物—心理—社会的医学模式也是中西医文化和合的最佳文化统一，将集中体现医学行为模式转变的核心价值。

进入 21 世纪后，我国政府高度重视中医，2009 年 4 月下发的《国务院关于扶持和促进中医药事业发展的若干意见》明确指出："中医药作为中华民族的瑰宝，蕴含着丰富的哲学思想和人文精神。"2016 年 12 月 25 日由全国人民代表大会常务委员会发布，自 2017 年 7 月 1 日起施行的《中华人民共和国中医药法》，以进一步继承和弘扬中医药，保障和促进中医药事业发展，保护人民健康。

人体是一个以脏腑为中心的有机整体，外联四肢百骸、五官九窍，以气血津液为物质基础，以经络为通路。因此，内伤杂病虽多，但其病机变化始终不离脏腑功能紊乱、经络通路障碍、气血津液生成运行输布失常。故内伤杂病的分类，则必须按照不同脏腑生机病机变化而分为肺系病证、心系病证、肝系病证、肾系病证、经络病证、气血病证和津液病证等所属病证。本篇讨论涵盖心系病证中的心悸、胸痛、不寐、多寐、癫狂、痫证、痴呆、厥证等范畴。

二、中医对老年心血管疾病的认识

（一）老年生理特点的中医认识

衰老是与增龄相关的脏腑功能衰弱、精气血亏虚、阴阳虚弱的生命过程。正如《素问·上古天真论》说："女子七岁，肾气盛，齿更发长；二七而天癸至，太冲脉盛，月事以时下，故有子；三七而肾气平均，故真牙生而长极；四七筋骨坚，发长极，身体盛壮；五七阳明脉衰，面始焦，发始堕；六七三阳脉衰于上，面皆焦，发始白；七七任脉虚，太冲脉衰少，天癸竭，地道不通，故形坏而无子也。丈夫八岁而肾气实，发长齿更；二八肾气盛，天癸至，精气溢泻，阴阳和故能有子；三八肾气平均，筋骨劲强，故真牙生而长极；四八筋骨隆盛，肌肉满壮，五八肾气衰，发堕齿槁；六八阳气衰竭于上，面焦，发鬓斑白，七八肝气衰，筋不能动；八八天癸竭，精少，肾藏衰，形体皆极，则齿发去。肾者主水，受五脏六腑之精而藏之，故五脏盛乃能泻，今五脏皆衰，筋骨解堕，天癸尽矣，故发鬓白，身体重，行步不正，而无子耳。"通过这份女子以七年为周期，男子以八年为周期的研究成果，我们可以清晰看到，《内经》已经揭示出了老年生理基本特点：阴阳俱虚、气精俱亏、脏腑俱衰、功能减退，形体渐弱。

《素问·阴阳应象大论》说："阴阳者，天地之道也，万物之纲纪，变化之父母，生杀之本始，神明之府也。"阴阳的运动变化，是一切事物发生发展的核心要素。人和自然万物一样，都有一个发生、发展、壮大、衰减、消亡的过程。这一过程在植物界则称为生、长、化、收、藏，在动物界则称为生、长、壮、老、已。

《灵枢·天年》也说："五十岁，肝气始衰，……六十岁，心气始衰，苦忧悲……七十岁，脾气虚，皮肤枯。八十岁，肺气衰，魄离，故言善误。九十岁，肾气焦，四脏经脉空虚。百岁，五脏皆虚，神气皆去，形骸独居而终矣。"这说明随着年龄的增长，人体的肾气和脏腑之气的日益虚衰，机体也随之逐渐衰老。

刘完素对老年人的论述："五脏空洞，犹蜕之蝉，精精浮荡，筋骨沮池"。

朱丹溪在《格致余论·养老论》中说："人生六十、七十以后……头昏、目眵、肌痒、尿数、鼻涕、牙落、涎多、寐少、足弱、耳聩、健忘、眩晕、肠燥、面垢、发脱、眼花、久坐兀睡，未风先寒，食则易饥，笑则有泪，但至老境，无不有此"；又说："人生至六十，七十以后，精血俱耗"。人之渐老，必见虚损，一旦虚损，必有所偏，非偏阴即偏阳，阴阳乃失平衡；脏腑虚损，气血化生乏源，因而易出现气血两虚或气虚血瘀之证。诸种虚损，五脏为本，五脏之中，肾虚是核心。正如宋·陈自明所云："夫人之生，以肾为主，人之病，多以肾虚而致。"

心居胸中，心包围护其外，与小肠互为表里，在体为脉，其经脉下络小肠，舌为心之窍。心主血脉，故为人体生命活动的中心；又主神明，故为情志思维活动之中枢。

（二）老年心血管疾病的病因

中医学的病因学说是在古代与巫术斗争中逐渐发展起来的。唯有科学才客观求因。

先秦春秋时期秦国著名的医生医和提出六气病因学说，指出因晦淫过度可以使人发生内热蛊惑之疾，可说是比较原始的病因学说。

《黄帝内经》已经较为清楚认识到疾病与自然环境的关系，而且提供了防病的知识。这种预防思想的提出另一方面亦证实了当时对病因的认识已经相当深刻。

张仲景在《伤寒杂病论》中把复杂的病因粗略地概括为三大类，让我们可见病因学之端倪。该书指出："千般灾难，不越三条，一者，经络受邪入脏腑，为内所因也；二者，四肢九窍，血脉相传，壅塞不通，为外皮肤所中也；三者，房室、金刀、虫兽所伤。此以详之，病由都尽。"

隋代被认为我国最早的病因病机学专著，巢氏《诸病源候论》一书，对一些疾病病因、病机的描述相对比较详尽及科学。如某些寄生虫病的感染，则明确指出与饮食有关，犹如寸白虫病认为是食用了不熟的肉类所致；同时指出，某一些传染病是因感受外界的有害物质（乖戾之气）所致；另一些病证的发生与人体的过敏体质有关，如接触生漆而生漆疮则与素体禀赋有关等。至此以后的医学著作对病证的论述中，多是先论病因，然后再论脉证方药等，正如《太平圣惠方》《圣济总录》，从这一层次说明病因已为当时人们所重视。

宋代医家陈言则在仲景病因学的基础上，结合当时《黄帝内经》理论，自己对病因进行了深入研究，终于著成我国第一部病因学专著《三因极一病证方论》，该系统地阐述了"三因学说"，同时指出：内因为七情，即喜、怒、忧、思、悲、恐、惊，所谓"七情动之，内伤脏腑，外形于肢体"；外因为六淫，即风、寒、暑、湿、燥、火，起于经络，发于脏腑，如伤寒、中暑、温疫等；不内外因为饮食饥饱、叫呼伤气、虫兽所伤、中毒、金疮、跌损压溺等。这种分类方法更符合临床实际，而且明确、具体。后世医家结合当时社会背景对发病的影响，对具体的病因不断有新的发挥，如李杲的"饮食劳倦"，朱丹溪的"郁"及"房劳"，吴又可的"戾气"，王孟英的"新感"与"伏气"等，但都未出三因之约。至今，三因学说仍被沿用。分述如下：

1. 虚衰

脏腑衰老，功能减退，阴阳气血不足，是老年病的基本病理生理基础和特征。肾虚在脏腑功能衰弱中占有重要地位，而心阳不振、阳气不足在气血津液虚弱占有主导作用。现代中医学多项研究发现，许多老年性疾病的发生、发展和变化，与脏腑虚衰密切相关。

2. 郁滞

主要指心情抑郁和气机郁滞，这与脏腑功能减退有直接关系。老年人多方面能力下降，活动空间缩小，家庭结构改变，都引发和加重了心理异常，主要表现为抑郁、忧虑、焦虑等。老年人多坐少动，也加重了气机郁滞。郁滞的后果是造成病理性代谢产物的产生，诱发或加重病变。

3. 痰饮

痰饮在脏腑虚弱、气机郁滞、不良生活方式等因素综合作用下，尤其是肺、脾、肾功能失调，水液代谢障碍所变生。古人有"水泛为痰"，"水沸为痰"之说。痰黏稠而饮清稀，痰无处不到，症状多端，而饮则易停留空腔或组织疏松之处。痰其性多属阳，而饮其性多属阴，但二者又可互相转化。痰饮致病有部位广、病程长、表现多等特点，是老年慢性疾病发病的重要因素。

4. 血瘀

凡血脉中血液流行不畅、停滞，或离经之血停积体内，称之瘀血。多由气滞、气虚、血热、阴血不足、阳气不振以及外伤等产生。典型常导致疼痛如刺、固定不移，肿块，肌肤甲错，唇舌青紫，瘀斑瘀点等。老年人脏腑功能衰弱、温运乏力是血行瘀滞的主要原因，气机郁滞、痰湿阻滞、六淫为病是次要原因。血瘀可引起许多病变，临床上的缺血性病变一般都和血瘀明显相关。血瘀是老年常见病的主要病因病理机制。

5. 外感

老年人正气不足，容易感受外邪，可见卫阳不足，反复感受寒邪。感受外邪后病邪性质转化，传变入里，或与基础病变交织在一起，形成表里两感。对于原有基础病变的患者，感受外邪往往是导致病情恶化和致死的主要原因。

6. 劳逸太过

劳指劳累，逸指安逸。过度劳累或过度安逸均可致病。劳包括劳力过度，劳神过度，房劳过度。逸包括长期既不劳动，也不运动，致使人体气血不畅，脾胃功能减弱，《内经》所说"久卧伤气"就是此意。

（三）老年心血管疾病的病机

中医认为脏腑是构成人体的一个相对密切联系的整体，五脏之间是有着生克乘侮，脏之与腑又互为表里，所以在疾病演变过程中，反映出来的病机变化和证候，就极为错综复杂；尤其是病机的演变发展，虚实寒热的参合更迭，都是辨证论治的关键，故需明确脏腑病机的基本概念，由浅入深，分辨各种内科杂病的不同证候，分清病情主次、病性虚实、病机转化，从而运用理、法、方、药，一线贯通，为临床实践和深入钻研打下良好基础。

从脏腑病机生理学理解，心主血脉，血脉充足则颜面红润肤色光泽；又主神明，主宰情志思维活动；舌为心之苗，又为心窍，心与小肠互为表里，故心热常反映出舌尖色红，而移热于小肠，则见舌疮心烦、小溲短赤。心包为心之外卫，保护心主，故外邪内侵，则

183

心包代心受邪为病。

肾为先天之本，水火之宅，肾主一身之气。老年患者，年过半百，肾气渐衰。如肾阳虚则不能鼓舞五脏之阳，则心气不足或心阳不振，则血脉失于温煦而痹阻不畅；心阳不足，寒邪易侵，寒邪直中，凝于脉中，胸阳失展，则心脉痹阻；脾气不足，脾失健运，蕴湿为痰，痰浊内生，阻碍血脉运行，进而形成痰瘀交结，痹阻心脉，则均可发为胸痹。肾、心、脾之阳气虚衰，水湿停聚而发为水肿，水饮上凌于肺，又可发为喘咳之证。肾气不足，肾不纳气，还可出现喘证。若肾阴亏虚，则不能滋养五脏之阴，则使心阴内耗，心阴亏虚，心火偏旺，灼津为痰，痰瘀交结，痹阻心脉，亦可发为胸痹。心火内扰，心神不宁，而发心悸。心之气阴不足，心神失养，亦可出现心悸。肝肾不足，肝阳上亢，可出现眩晕、头痛之病证。肺阴不足，则出现久咳不愈。从五脏之间的相互关系可以看出，老年患者由于肾气虚衰而引起诸脏虚损，进而引起痰浊、瘀血、水饮内生，寒邪内侵，而发为胸痹、心悸、不寐、癫狂、痫证、痴呆、厥证等多种病症。

1. 痰火扰心

情志所伤，五志过极化火，灼津为痰，或过食肥甘辛辣，痰热内蕴，引起痰火扰心或蒙蔽清窍，导致心悸、失眠、癫狂等。

2. 气滞血瘀

或由情志不遂，气滞血瘀，或因感受寒邪，寒凝血瘀，或为久病阳气亏虚，血运无力，而致瘀滞，引起心悸、胸痹心痛等。

3. 心气虚

常见禀赋薄弱，年老脏器虚衰，亦可久病体虚，伤耗心气，导致心失气之温养，引起心悸，胸闷气短等；汗为心之液，心气虚失于固摄而自汗。

4. 心阴虚

多由失血过多，或阴血生化不足，或久病心火亢盛，火盛伤阴，或房劳过度，伤耗肾阴，致阴血、阴精不足，阴不制阳而生内热，表现为心悸、心烦失眠、五心烦热等。

5. 心血虚

或由失血之后，或思虑过度，阴血暗耗，或禀赋不足，阴血生化不足，引起心血虚失于滋养，表现为心悸、失眠、健忘等。

6. 心肾阳虚

多由年老阳气虚衰，或久病伤阳，导致心失于阳气之温煦，而表现为心悸怔忡、心胸疼痛、汗出肢冷等。

（四）老年心血管疾病的辨证特点

1. 以脏腑辨证为主

老年心血管疾病是以心系病证为突出表现，症状典型，如胸痹，心悸，心痛等，其定位明确，脏腑属性一目了然，故以辨证角度看，应以脏腑辨证为主，同时，参照其他辨证方法，尤其是八纲辨证，方能纲举目张。

2. 病理性质本虚标实，虚实夹杂，因实至虚，因虚至实

《灵枢·营卫生会篇》云："年老之人，营气衰而卫气少，故营卫运行失常而诸病从生"。说明了年老之人体虚是其最基本生理特点，而肾虚是本虚的核心。由于脏腑虚损，内不能化生气血，导血运行，外不能御邪侵袭，故病变多表现为虚实夹杂，而以本虚为根本。纵观心病之病证无不以心气、心阳、心阴虚等为发病根本，痰凝、气滞、血瘀、水停为其标实。

3. 以心为主，以肾为核心，多涉五脏

老年心血管疾病多发生于60岁以上的人，其脏腑虚损，功能低下显然易见，故心病者，无不以虚为主。同时由于脏腑之间相互关系，五脏之间常相互影响，从而除心虚征象之外，又见他脏病变征象。如心与肾的关系，明代著名医学家张景岳已经指出："心本乎肾，所以上不宁者，未有不由乎下，心气虚者，未有不因乎精"，精辟的揭示出其核心所在。而老年心血管患者有其独特的病理特点，即肾虚是本虚的核心，换而言之，老年心血管病其病位在心，其根在肾。另外，心病患者亦常见肺脾气虚，肝气郁结等征象，无不反映心病以心为主亦指脑，多涉他脏。

4. 易出现心阳暴脱或卒死之象

老年人之心血管疾病，其发病常见五脏虚损，正不胜邪，而其中心气心阳虚损尤为主要及典型。心阳不振，邪气内侵，最易耗伤阳气，出现阳虚不复而现心阳暴脱之象。甚或平时邪气隐匿，正气已虚，一旦劳累或情绪刺激或饱餐受寒等，则邪气盛而心阳不支，诱发卒死，即使平时外观亦显健康，而危险仍易出现。正如《灵枢·五色篇》云："雷公曰人不病，碎死何以知之？黄帝曰：大气入于脏腑者，不病而卒死矣"。

（五）老年心血管疾病的中医治疗

以辨证论治为指导思想，结合辨病、对症治疗可以提高治疗效果。

1. 治未病

《素问·四气调神大论》说："圣人不治已病治未病，不治已乱治未乱"。预防为主，未病先防，即病防变，注重养生。积极防病而后治病。分述如下：

①顺应四季气候变化，慎防外邪侵袭，以减少疾病的发生。

②调节精神情志，平和心态，正如《素问·上古天真论》说："恬淡虚无，真气从之，精神内守，病安从来"。

③适当进补，延缓衰老，可以药物和食物相结合，中医讲究药食同源，药膳就包含营养和治疗双重作用，但使用的前提还是要辨证。

2. 扶正祛邪　扶正即补虚，祛邪攻实。攻补兼施，分述如下：

①补虚：包括补益脏腑、气血、阴阳等不足，由于"肾为先天之本、脾为后天之本"，所以治疗老年病特别重视补益脾肾，治病求本。

②祛邪：包括祛除风、寒、暑、湿、燥、火、痰、瘀等病邪，常用的治法有祛风、散寒、清暑、除湿、清热、祛痰、化瘀等，而对老年患者应中病即止，不能过用、久用，过则损伤正气。

③由于老年病虚实夹杂，临床很少单一使用补虚法和攻实法，经常是既扶正又祛邪并用，故应注意把握两者的尺度分寸，扶正不能留邪，驱邪不应伤正。

3. 掌握标本缓急

抓住主要矛盾，急则治其标，缓则治其本。首先重点治疗影响重大、危及生命的主要病证，待其缓解后，再调理其他。

4. 因人、因时、因地制宜

由于老年人各自的体质特点、人生经历、生活环境和所患病证不同，常常制订个体化的治疗方案，因人制宜，仍是中医辨治老年病证的重要原则。

老年心血管疾病的中医治法应紧扣病机，治疗必当以补肾固本，益心复脉为主，酌情辅以活血、化瘀、理气、祛痰、温阳、利水、宣痹等，常用治法如：温肾活血法，温肾祛痰法等；病情危重，心阳暴脱，阴阳将绝之时，应以回阳救逆为主，亦可结合现代医学之方法抢救。

另外，借鉴现代医学的诊断、防治理念和手段，中西医结合，对提高治疗效果，改善老年患者的生活质量，益寿延年都很有帮助，更有利于提高中医药治疗的依从性，发挥中医药的优势和特长。

（六）老年心血管疾病的治疗原则

1. 调整阴阳，以平为度

《素问·生气通天论》云："阴平阳秘，精神乃治；阴阳离决，精气乃绝。"《素问·阴阳应象大论》云："年四十，而阴气自半也，起居衰矣；年五十，体重，耳目不聪明矣，年六十……九窍不利，下虚上实，涕泣俱出矣。"不论是阳气虚衰，还是阴气不足，老年人常因阴阳失调而致病，或"阴胜则阳病，阳胜则阴病"或"阴虚则热，阳虚则寒"，这都说明二气不能太过，又不能不及，所以，调整阴阳、纠其偏颇是防治老年病的根本法之一。在具体治疗时，不要单纯补阳或滋阴，而要根据阴阳的道理。张景岳谓："善补阳者，必于阴中求阳，则阳得阴助而生化无穷；善补阴者，必于阳中求阴，则阴得阳升而泉源不竭。"因此保全阳气就有助于化生阴精，聚存阴精就有益于护养阳气。这是老年病防治研究中值得重视的方面。

《华氏中藏经·人法天地论》曰："人有百病，病有百候，百候百变，皆天地阴阳之逆从而生"。验之脏腑，尤其老年，皆因脏腑阴阳失平而诸病自生，心者五脏六腑之大主，心动则五脏六腑皆摇，是故调理心之阴阳尤为重要。调理之法，以平为度，否则偏而为病不可不知。正如张元素在《医学启源》中指出："一阴一阳之谓道，偏阴偏阳之谓疾。阴阳以平为和，以偏为病"。

心脑病实证治疗，宜祛邪以损其有余，兼用重镇安神。痰火扰心者，宜清心豁痰泻火；饮遏心阳，宜温阳化饮；心血瘀阻，宜活血化瘀通络；脑脉受损，宜活血化瘀，化痰开窍；痰火、水饮、瘀血扰动心神，心神不安，宜重镇安神。心脑病证多属本虚标实之证，多表现为虚实夹杂，宜在上述治疗原则的基础上，结合气血阴阳虚损的不同，辨证论治。

心脑病证虽然病位在心，但与肺、肝、脾、肾都有密切关系，应综合分析，全面治疗。心主血，肺主气，气以帅血，若心气不足，血行不畅，致使肺气宣降输布失常；肺气虚弱，宗气不足，血运无力，临床表现为心肺两虚，治宜补益心肺。肝主疏泄，调理全身气机，情志所伤，气机郁滞，可产生气滞血瘀，或气郁化火生痰；气血逆乱，还可痹阻脑脉或血溢脑脉。心主血，脾统血，思虑过度伤及心脾，或脾虚气血生化乏源，统摄无权，引起心血亏耗，表现心脾两虚，治当补益心脾。正常人心肾相交，若肾阴不足，心火独亢，或心火炽盛，独亢于上，不能交下，表现为心肾不交证，治宜滋阴降火，交通心肾。肾主骨生髓，年老或久病肾精亏虚，以致脑髓空虚，治疗则应多从补肾填精着手。即为重视结合他脏治疗心脑病证。

2. 以心为主，补肾固本

人之有形不外血，人之有用（功能）不外气。人体随着年龄的增长，长期受到七情、六淫、外伤跌仆以及各种疾病的影响，出现气血失调，正常流通受阻，瘀血停滞。由于瘀血的产生和存在，造成气血平衡的破坏，脏腑得不到正常濡养，各种病理变化随之产生，然后出现脏腑虚衰，虚与瘀的恶性循环正是老年疾患常见病理过程。孙思邈在《千金方》中首先提出老人要"常须小劳，但莫大疲及强所不能堪耳"，这些都是遵循"流水不腐，户枢不蠹"之理。因为老年人慢性病居多，适当活动，可以"疏其血气，令其条达，而致和平"。气血流通，冲和活泼，则虚者得补，损者受益。因此，调补气血、护养正气，积极预防疾病的发生，是治疗关键。

心病证之虚证，当补其不足，兼以养心安神。心气虚者，宜补心气；心血虚，宜养心血；心阴虚，宜滋心阴；心阳虚，宜温心阳；脑髓空虚，宜补肾填髓。气血亏虚，心神失养，故多兼用养心安神之法。由于气属阳，血属阴，故心气虚进一步发展，气损及阳而成心阳虚，心阴虚亦多兼心血虚，所以治疗心阳虚必加用补心气药，治心阴虚亦加用养心血药。而治疗心气虚可酌加少许温心阳药，取少火生气之意；养心血时可加补气之药，益气以生血。若心脑气血双亏，阴阳俱虚，应两者兼治。

心病，应以虚为主，兼见标实，其中以肾虚为本虚的核心，故临证治疗应以温肾益心为主，同时兼顾他脏，方能知标本而求生存。

3. 治分标本，心痛宜速

急性期重视病情监护。心脑病证在急性发作期，应强化病情监护，注意神志、舌苔、脉象、呼吸、血压等变化，加强夜间巡视，做好各种急救措施准备，必要时予以吸氧、心电监护及保留静脉通道等，危重者应当中西医结合救治。

心病之病机以本虚标实为主，尤其标实之证，常致卒然心痛而成急症，是故必须标本分清而缓解施用，解心痛应速效用药，如芳香温通之类，近年来的针剂、气雾剂、丸剂等疗效均很显著。

4. 药宜平和，药量宜小

老年人脏腑脆弱，不耐攻伐，故组方用药宜平和，忌峻猛剧毒和大热大寒之品，若必用之时，亦应中病即止，或佐以调和之剂。同时即使他病用药，亦防伤心，因部分大毒大辛之药常伤心而见心悸甚至心阳暴脱之证。

人至老年期，全身功能明显减退，脏腑逐渐虚衰，尤其是脾胃功能减退，运化乏权，多食易滞阻中焦，不易消化。孙思邈反复强调"常时不可极饥而食，极饱而方彻，常欲不饥不饱"。亦主张"觉肚空，须索食，不得忍饥"。以上主张在老年人的养生防病中都是极为重要的。岳美中指出："人之衰老，肾精先枯，此时全仗脾胃运化，吸收精致，使五脏滋荣，元气得继，才能却病延年。"因为脾运化水谷精微功能的旺盛，才能使脏腑、经络、四肢百骸以及筋肉皮毛等组织得到充发的营养，而进行正常的生理活动。因此，调补脾胃在防治老年病方面有着重要的意义。

5. 怡情忘忧，保持乐观

缓解期重视调养，缓解期应使患者保持心情舒畅，避免情志过极；饮食应予易消化吸收、营养结构合理、少食刺激性的饮食，保持大便通畅；劳逸适度，保证充分休息及充足的睡眠，力所能及地适当活动，以不加重病情为度。

对老年人来说，保持愉悦的心情和良好的精神状态，对防治老年病的发生和发展有着积极的意义。老人尤应寡私欲、和喜怒、节思虑、去忧悲。因嗜欲不止，会劳心扰神，影响健康；而性急易怒，则使肝血更虚，神气疲惫；思虑不节，忧悲无度均暗耗气血，致心力不济。总之，各种不良的精神刺激可致正气内虚，招致外邪致病。所以老人应避免持久、反复、强烈的精神刺激，顺应自然养生，《灵枢·本输》指出："故智才之养生也，必须四时而适寒暑，和喜怒而安居处，节阴阳而调刚柔"。预防为主，未病先防，即病防变，注重养生。

遵从以上原则，使老年人保证心境平和，怡然自乐，不仅能忘忧，还能流通气血，安定神气，达到延缓衰老健身长寿的目的。

三、老年心血管疾病的辨证论治

随着我国老龄化的加快，老年人心血管疾病日益突出，其发病率和死亡率日趋升高，提高心血管疾病的防治水平刻不容缓，随着现代医学的快速发展，心血管疾病的预防，诊断和治疗等反面都取得一定进展，近年来，中药在心血管疾病治疗中得到广泛应用，并体现出整体观念，辨证论治，临床经验和方药丰富，同时，老年心血管疾病患者的心理状态对疾病的发展和疗效也有重要影响。有针对性的进行心理干预和调整起居，可提高整体治疗效果。

心主血脉，主神明，心病的证候特征主要表现为血脉运行障碍主要证候分述为气滞心胸型，痰浊闭阻型，痰火扰心型，瘀阻心脉型，气阴两虚型，心肾阳虚型予以辨证施治。

（一）气滞心胸证

主要脉症：心胸满闷，隐痛阵发，时欲太息，情绪波动时容易诱发或加重，或兼有脘痞胀满，得嗳气或矢气则舒，苔薄或薄腻，脉细弦。

证候特征：本证以心脉血瘀引起心痛为主要表现，可兼见舌脉的血瘀征象，或伴有气滞、寒凝、气虚表现。情志失调，肝失条达，气机郁滞，肝胆络脉失和，故胁肋胀痛窜痛，甚则引及胸背肩背；情志变化最易引起肝气失畅，故疼痛每因情志变化而增减；肝气乘脾犯胃，故胸闷腹胀、嗳气纳少；弦脉为肝病之象。

治则治法：疏肝理气，和络止痛。

饮片方药：柴胡疏肝散加减。本方疏肝解郁，理气止痛，适用于肝郁气滞，气机不畅之胁痛。方中：柴胡、枳壳、香附、陈皮疏肝理气，解郁止痛；白芍、甘草养血柔肝，缓急止痛；川芎活血通络。若胁痛甚，可加青皮、延胡索以增强理气止痛之力；若气郁化火，胁肋掣痛，口干口苦，烦躁易怒，溲黄便秘，舌红苔黄者，可加山栀、丹皮、黄芩、夏枯草；若胃失和降，恶心呕吐者，可加半夏、陈皮、生姜、竹茹等和胃止呕。若心痛明显可合用失笑散。

中成药：

（1）麝香保心丸：由麝香、蟾酥、人参等组成。每次含服或吞服 1~2 粒，适用于心气虚弱、心脉不通之心痛。

（2）速效救心丸：由川芎、冰片等组成，理气活血止痛。每日 3 次，每次 4~6 粒。

（3）冠心苏合香丸：由苏合香、冰片、木香、檀香等组成，芳香温通、活血化瘀，理气止痛。适用于寒凝心脉心痛。每次 1~2 丸，每日 3 次。

（4）复方丹参滴丸：由丹参、三七和冰片组成，可活血通脉，适用于血瘀心脉心痛，每次 10 粒，每日 3 次。

（5）丹参川芎嗪注射液：每支 5ml，每次 5~10ml 加入 5% 葡萄糖注射液或 0.9 氯化钠注射液 250ml 中静脉滴注。适用于血瘀阻滞心脉心痛。

中医特色疗法：

1. 耳穴压豆法：常用穴：所选主穴为心、肾上腺、小肠、皮质下；配穴为肺、交感、肝、内分泌、神门。方法：将胶布剪成 7mm×7mm 的小方块，将生王不留行子贴在胶布中央备用。然后用 75% 乙醇棉球消毒耳郭，将贴有王不留行子的胶布对准穴位贴压。贴压后用手指按压穴位半分钟，嘱患者每天自行按 5 次，每次 10 分钟，局部微热微痛为宜。每次贴一只耳朵，下次轮换对侧，症状较重者可双耳同时贴。

2. 毫针针灸法：［主穴］心俞、厥阴俞。［配穴］合谷、太冲，每次取主穴一对配穴一对或一侧，不留针。每日 1 次，12~15 天为一疗程。疗程间休息 3 天~5 天。［手法］针料向脊柱方向与皮肤呈 45 度。用力迅速刺入皮肤，然后慢慢进针。深度为 2~3.5 寸。在抵脊柱横突根部时，可提插，寻找敏感点，然后进行轻中度刺激或轻捻针柄 1~3 分钟，根据病人的耐受程度予以增减。注意切勿直角进针，以防止气胸。

3. 膏药穴位敷贴法：磁疗贴膏敷心俞、厥阴俞或膻中，适用于胸痹之胸闷、胸痛者。

4. 药浴疗法：中药药浴双足，每次 20 分钟，再疗 5~10 分钟，以 20~25 次为一疗程。水温 40℃左右，以无不适为佳，出浴休息 10 分钟。休息 5~7 天再进行一疗程，效果较为理想。

生活调摄：

1. 畅情志：宜乐观开朗，多与他人相处，不苛求自己也不苛求他人。如心境抑郁不能排解时，要积极寻找原因，及时向朋友倾诉。宜欣赏节奏欢快、旋律优美的乐曲如《金蛇狂舞》等，还适宜看喜剧、励志剧，以及轻松愉悦的相声表演。

2. 适饮食：宜选用具有理气解郁作用的食物，如黄花菜、菊花、玫瑰花、茉莉花、大麦、金橘、柑橘、柚子等。少食收敛酸涩的食物，如石榴、乌梅、青梅、杨梅、草莓、杨桃、酸枣、李子、柠檬、南瓜、泡菜等。如三花茶，黄花菜瘦肉汤。

3. 宜起居：尽量增加户外活动和社交，防止一人独处时心生凄凉。居室保持安静，宜宽敞、明亮。平日保持有规律的睡眠，睡前避免饮用茶、咖啡和可可等饮料。衣着宜柔软、透气、舒适。

4. 适运动：宜多参加群体性体育运动项目，坚持做较大强度、较大负荷的"发泄式"锻炼，如跑步、登山、游泳。也可参与下棋、打牌等娱乐活动，分散注意力。

5. 忌烟酒：戒烟；限酒。不提倡饮酒（特别是高度烈性酒），尽可能戒酒；如饮酒，男性每日饮酒精量不超过 25 克，即葡萄酒 <100~150ml，或啤酒 <250~500ml，或白酒 <25~50ml；女性则减半量，孕妇不饮酒。

（二）痰浊闭阻证

主要脉症：胸闷重而心痛，痛引肩背，痰多气短，倦怠肢重，遇阴雨天易发作或加重，伴有纳呆便溏，口黏恶心，舌体胖大且边有齿痕，苔白腻或白滑，脉滑。

证候特征：痰为阴邪，重浊黏滞，横阻于心脉，胸阳失展，气机不畅，故胸闷痛如窒。心之络脉、支脉布两肩，通背俞，而痰浊盘踞，阻滞心之脉络，故痛引肩背。痰湿困脾，脾失健运，故肢体沉重。心脾气虚则疲乏气短。痰多，舌质淡，苔腻，脉滑，皆气虚而痰浊内阻之征。久痛入络，久病必瘀，痰阻血瘀，痰瘀互结，则胸闷时刺痛，痛处不移，舌质紫暗，苔厚腻。若痰浊化热，痰热互结，则胸闷时灼痛，舌质或淡或紫暗，苔黄腻，脉滑数。

治则治法：通阳化浊，豁痰开结。

饮片方药：栝蒌薤白半夏汤和涤痰汤，方中栝蒌宽胸散结化痰；薤白辛温通阳，散结，豁痰下气；半夏化痰降逆。本方为治痰浊内阻胸痹的代表方剂。若痰浊较重，舌质淡，苔白腻，脉滑者，宜加重化痰除湿之力，可合用涤痰汤。

中成药：

（1）麝香保心丸：由麝香、蟾酥、人参等组成。每次含服或吞服1~2粒，适用于心气虚弱、心脉不通之心痛。

（2）速效救心丸：由川芎、冰片等组成，理气活血止痛。每日3次，每次4~6粒。

（3）冠心苏合香丸：由苏合香、冰片、木香、檀香等组成，芳香温通、活血化瘀，理气止痛。适用于寒凝心脉心痛。每次1~2丸，每日3次。

（4）复方丹参滴丸：由丹参、三七和冰片组成，可活血通脉，适用于血瘀心脉心痛，每次10粒，每日3次。

（5）丹参川芎嗪注射液：每支5ml，每次5~10ml加入5%葡萄糖注射液或0.9氯化钠注射液250ml中静脉滴注。适用于血瘀阻滞心脉心痛。

中医特色疗法：

1. 耳穴压豆法：常用穴：所选主穴为心、肾上腺、小肠、皮质下；配穴为肺、交感、肝、内分泌、神门。方法：将胶布剪成7mm×7mm的小方块，将生王不留行子贴在胶布中央备用。然后用75%乙醇棉球消毒耳廓，将贴有王不留行子的胶布对准穴位贴压。贴压后用手指按压穴位30秒，嘱患者每天自行按5次，每次10分钟，局部微热微痛为宜。每次贴一只耳朵，下次轮换对侧，症状较重者可双耳同时贴。

2. 毫针针灸法：［主穴］心俞、厥阴俞。［配穴］足三里、丰隆穴，每次取主穴一对配穴一对或一侧，不留针。每日1次，12~15天为一疗程。疗程间休息3~5天。［手法］针料向脊柱方向与皮肤呈45度。用力迅速刺入皮肤，然后慢慢进针。深度为2~3.5寸。在抵脊柱横突根部时，可提插，寻找敏感点，然后进行轻中度刺激或轻捻针柄1~3分钟，根据病人的耐受程度予以增减。注意切勿直角进针，以防止气胸。

3. 膏药穴位敷贴法：磁疗贴膏敷心俞、厥阴俞或膻中，适用于胸痹之胸闷、胸痛者。

4、药浴疗法：中药药浴双足，每次20分钟，再疗5~10分钟，以20~25次为一疗程。水温40℃左右，以无不适为佳，出浴休息10分钟。休息5~7天再进行一疗程，效果较为理想。

生活调摄：

1. 畅情志：宜多参加社会活动，培养广泛的兴趣爱好；欣赏较为激进、振奋的音乐，如二胡《赛马》等。

2. 适饮食：宜选用健脾助运、祛湿化痰的食物，如冬瓜、白萝卜、薏苡仁、赤小豆、荷叶、山楂、生姜、荠菜、紫菜、海带、鲫鱼、鲤鱼、鲈鱼、文蛤等。少食肥、甜、油、黏（腻）的食物。如荷叶粥，冬瓜海带薏米排骨汤。

3. 宜起居：居住环境宜干燥，不宜潮湿，穿衣面料以棉、麻、丝等透气散湿的天然纤维为佳，尽量保持宽松，有利于汗液蒸发，祛除体内湿气。晚上睡觉枕头不宜过高，防止打鼾加重；早睡早起，不要过于安逸，贪恋沙发和床榻。

4. 适运动：坚持长期运动锻炼，强度应根据自身的状况循序渐进。不宜在阴雨季节、天气湿冷的气候条件下运动。可选择快走、武术以及打羽毛球等，使松弛的肌肉逐渐变得结实、致密。如果体重过重、膝盖受损，可选择游泳。

5. 忌烟酒：戒烟；限酒：不提倡饮酒（特别是高度烈性酒），尽可能戒酒；如饮酒，男性每日饮酒精量不超过 25 克，即葡萄酒 <100~150ml，或啤酒 <250~500ml，或白酒 <25~50ml；女性则减半量，孕妇不饮酒。

（三）痰火扰心证

主要脉症：心悸怔忡，心悸时发时止，受惊易作，胸闷心烦，怔忡惊悸，失眠多梦，甚或癫或狂，痰多黏稠色稍黄，口干口苦，大便干硬，小便短赤，舌质红，苔黄腻，脉弦滑。

证候特征：心火亢盛，扰动心神，故心悸少寐；本证表现以心神不安为特征，或胸中躁动烦热，时发动悸；或心烦多梦，躁扰难寝；或急躁易怒，毁物伤人。

治则治法：清热化痰，宁心安神。

饮片方药：黄连温胆汤加减，黄连，半夏，陈皮，茯苓，枳实，竹茹，生姜，甘草，山栀子，紫苏，瓜蒌等。

中成药：

（1）速效救心丸：由川芎、冰片等组成，理气活血止痛。每日 3 次，每次 4~6 粒。

（2）复方丹参滴丸：由丹参、三七和冰片组成，可活血通脉，适用于血瘀心脉心痛，每次 10 粒，每日 3 次。

（3）丹参川芎嗪注射液：每支 5ml，每次 5~10ml 加入 5% 葡萄糖注射液或 0.9 氯化钠注射液 250ml 中静脉滴注。适用于血瘀阻滞心脉心痛。

中医特色疗法：

1. 耳穴压豆法：常用穴：所选主穴为心、肾上腺、小肠、皮质下；配穴为肺、交感、肝、内分泌、神门。方法：将胶布剪成 7mm×7mm 的小方块，将生王不留行子贴在胶布中央备用。然后用 75% 乙醇棉球消毒耳郭，将贴有王不留行子的胶布对准穴位贴压。贴压后用手指按压穴位半分钟，嘱患者每天自行按 5 次，每次 10 分钟，局部微热微痛为宜。每次贴一只耳朵，下次轮换对侧，症状较重者可双耳同时贴。

2. 毫针针灸法：[主穴] 心俞、厥阴俞。[配穴] 支沟穴、阴陵泉穴，每次取主穴一对配穴一对或一侧，不留针。每日 1 次，12~15 天为一疗程。疗程间休息 3~5 天。[手法]

针料向脊柱方向与皮肤呈 45 度。用力迅速刺入皮肤，然后慢慢进针。深度为 2~3.5 寸。在抵脊柱横突根部时，可提插，寻找敏感点，然后进行轻中度刺激或轻捻针柄 1~3 分钟，根据病人的耐受程度予以增减。注意切勿直角进针，以防止气胸。

3. 膏药穴位敷贴法：磁疗贴膏敷心俞、厥阴俞或膻中，适用于胸痹之胸闷、胸痛者。

4. 药浴疗法：中药药浴双足，每次 20 分钟，再疗 5~10 分钟，以 20~25 次为一疗程。水温 40℃左右，以无不适为佳，出浴休息 10 分钟。休息 5~7 天再进行一疗程，效果较为理想。

生活调摄：

1. 畅情志：宜稳定情绪，尽量避免烦恼，可选择不同形式的兴趣爱好。宜欣赏曲调悠扬的乐曲，如古筝《高山流水》等。

2. 适饮食：宜选用甘寒或苦寒的清利化湿食物，如绿豆（芽）、绿豆糕、绿茶、芹菜、黄瓜、苦瓜、西瓜、冬瓜、薏苡仁、赤小豆、马齿苋、藕等。少食羊肉、动物内脏等肥厚油腻之品，以及韭菜、生姜、辣椒、胡椒、花椒及火锅、烹炸、烧烤等辛温助热的食物。如绿豆薏米粥、老黄瓜赤小豆煲猪肉汤等。

3. 宜起居：居室宜干燥、通风良好，避免居处潮热，可在室内用除湿器或空调改善湿、热的环境。选择款式宽松，透气性好的天然棉、麻、丝质服装。注意个人卫生，预防皮肤病变。保持充足而有规律的睡眠，睡前半小时不宜思考问题、看书、看情节紧张的电视节目，避免服用兴奋饮料，不宜吸烟饮酒。保持二便通畅，防止湿热积聚。

4. 适运动：宜做中长跑、游泳、各种球类、武术等强度较大的锻炼。夏季应避免在烈日下长时间活动，在秋高气爽的季节，经常选择爬山登高，更有助于祛除湿热。也可做八段锦，在完成整套动作后将"双手托天理三焦"和"调理脾胃须单举"加做 1~3 遍，每日 1 遍。

5. 忌烟酒：戒烟；限酒：不提倡饮酒（特别是高度烈性酒），尽可能戒酒；如饮酒，男性每日饮酒精量不超过 25 克，即葡萄酒 <100~150ml，或啤酒 <250~500ml，或白酒 <25~50ml；女性则减半量，孕妇不饮酒。

（四）瘀阻心脉证

主要脉症：心悸不安，胸闷不舒，短气喘息，心痛时作，痛如针刺，形寒肢冷，舌质暗或有瘀斑，脉涩或结代。

证候特征：心血瘀阻，心脉不畅，故心悸不安，胸闷不舒，心痛时作；若因气虚致瘀者，则气虚失养，兼见神疲乏力，少气懒言；如因阳气不足、心阳不振致瘀者，则阳虚生外寒而见形寒肢冷；若因肝气郁结，气滞致瘀者，则因肝郁气滞而兼见两胁胀痛，痛如针刺，善太息；脉络瘀阻，故见面色晦暗，唇甲青紫；舌紫暗，舌边有瘀斑、瘀点，脉涩或结代，为瘀血内阻之征。

治则治法：活血化瘀，理气通络。

饮片方药：桃仁红花煎。方中桃仁、红花、丹参、赤芍、川芎活血化瘀通络；延胡索、香附、青皮理气通络止痛；生地黄、当归养血和血滋阴。合而用之有活血化瘀，理气通络之功。若因气滞而血瘀者，酌加柴胡、枳壳、郁金；若因气虚而血瘀者，去理气药，加黄芪、党参、白术；若因阳虚而血瘀者，酌加附子、桂枝、生姜；夹痰浊，症见胸闷不舒，舌苔浊腻者，酌加瓜蒌、半夏、胆南星；胸痛甚者，酌加乳香、没药、蒲黄、五灵脂、三七等。瘀血心悸亦可选丹参饮或血府逐瘀汤治疗。

中成药：

（1）麝香保心丸：由麝香、蟾酥、人参等组成。每次含服或吞服 1~2 粒，适用于心气虚弱、心脉不通之心痛。

（2）速效救心丸：由川芎、冰片等组成，理气活血止痛。每日 3 次，每次 4~6 粒。

（3）冠心苏合香丸：由苏合香、冰片、木香、檀香等组成，芳香温通、活血化瘀，理气止痛。适用于寒凝心脉心痛。每次 1~2 丸，每日 3 次。

（4）复方丹参滴丸：由丹参、三七和冰片组成，可活血通脉，适用于血瘀心脉心痛，每次 10 粒，每日 3 次。

（5）芪苈强心胶囊、心悦胶囊等。

（6）丹参川芎嗪注射液：每支 5ml，每次 5~10ml 加入 5% 葡萄糖注射液或 0.9 氯化钠注射液 250ml 中静脉滴注。适用于血瘀阻滞心脉心痛。

（7）心脉隆注射液：每次 100mg 加入 0.9 氯化钠注射液 100ml 中静脉滴注。每天 2 次。活血化瘀通阳强心，适用于心阳不振胸痹心痛。

中医特色疗法：

1. 耳穴压豆法：常用穴：所选主穴为心、肾上腺、小肠、皮质下；配穴为肺、交感、肝、内分泌、神门。方法：将胶布剪成 7×7mm 的小方块，将生王不留行子贴在胶布中央备用。然后用 75% 酒精棉球消毒耳廓，将贴有王不留行子的胶布对准穴位贴压。贴压后用手指按压穴位 30 秒，嘱患者每天自行按 5 次，每次 10 分钟，局部微热微痛为宜。每次贴一只耳朵，下次轮换对侧，症状较重者可双耳同时贴。

2. 毫针针灸法：［主穴］心俞、厥阴俞。［配穴］期门穴、血海穴，每次取主穴一对配穴一对或一侧，不留针。每日 1 次，12~15 天为一疗程。疗程间休息 3~5 天。［手法］针料向脊柱方向与皮肤呈 45 度。用力迅速刺入皮肤，然后慢慢进针。深度为 2~3.5 寸。在抵脊柱横突根部时，可提插，寻找敏感点，然后进行轻中度刺激或轻捻针柄 1~3 分钟，根据病人的耐受程度予以增减。注意切勿直角进针，以防止气胸。

3. 膏药穴位敷贴法：磁疗贴膏敷心俞、厥阴俞或膻中，适用于胸痹之胸闷、胸痛者。

4. 药浴疗法：中药药浴双足，每次 20 分钟，再疗 5~10 分钟，以 20~25 次为一疗程。水温 40℃左右，以无不适为佳，出浴休息 10 分钟。休息 5~7 天再进行一疗程，效果较为理想。

生活调摄：

1. 畅情志：遇事宜沉稳，努力克服浮躁情绪。宜适当欣赏流畅抒情的音乐，如《春江花月夜》等。

2. 适饮食：宜选用具有调畅气血作用的食物，如生山楂、醋、玫瑰花、桃仁（花）、黑豆、油菜等。少食收涩、寒凉、冰冻之物，如乌梅、柿子、石榴、苦瓜、花生米，以及高脂肪、高胆固醇、油腻食物，如蛋黄、虾、猪头肉、猪脑、奶酪等。还可少量饮用葡萄酒、糯米甜酒，有助于促进血液运行，但高血压和冠心病等患者不宜饮用。如黑豆川芎粥、红花三七蒸老母鸡等。

3. 宜起居：居室宜温暖舒适，不宜在阴暗、寒冷的环境中长期工作和生活。衣着宜宽松，注意保暖，保持大便通畅。不宜贪图安逸，宜在阳光充足的时候进行户外活动。避免长时间打麻将、久坐、看电视等。

4. 适运动：宜进行有助于促进气血运行的运动项目，持之以恒。如步行健身法，或者八段锦，在完成整套动作后将"左右开弓似射雕"和"背后七颠百病消"加做 1~3 遍。避免在封闭环境中进行锻炼。锻炼强度视身体情况而定，不宜进行大强度、大负荷运动，以防意外。

5. 忌烟酒：戒烟；限酒：不提倡饮酒（特别是高度烈性酒），尽可能戒酒；如饮酒，男性每日饮酒精量不超过 25g，即葡萄酒 <100~150ml，或啤酒 <250~500ml，或白酒 <25~50ml；女性则减半量，孕妇不饮酒。

（五）气阴两虚证

主要脉症：心胸隐痛，时作时止，胸闷气促，心悸自汗，动则喘促益甚，倦怠懒言，面色少华，舌淡红，苔薄白，脉虚细缓或结代。

证候特征：病久心痛，气阴两虚常见。气虚无以运血，阴虚则络脉不利，均可使血行不畅，气血瘀滞，故胸闷隐痛，时作时止。气虚则疲乏气短，舌有齿痕，苔薄白，脉细弱无力；阴血虚则心悸，眩晕，手足心热，脉细数。气阴两虚重症，气不运血，血不养心，气血瘀滞，则可见脉细缓或结代。偏于气虚，脾失健运，则痰浊内生，而见肢体沉重，肥胖，苔厚腻，脉沉缓而滑。偏于阴虚则心悸，手足心热，舌质嫩红，苔少，脉细数。若兼有血瘀则胸闷而刺痛，舌质淡青有瘀斑，脉沉缓而涩。若痰浊化热则脉沉滑而数，舌苔黄腻。

治则治法：益气养阴，活血通脉。

饮片方药：生脉散和人参养营汤加减，人参，黄芪，炙甘草，肉桂，麦冬，五味子，熟地黄，当归，白芍，茯苓，白术，陈皮，若兼口燥咽干，失眠加酸枣仁，茯神。

中成药：

（1）麝香保心丸：由麝香、蟾酥、人参等组成。每次含服或吞服 1~2 粒，适用于心气虚弱、心脉不通之心痛。

（2）复方丹参滴丸：由丹参、三七和冰片组成，可活血通脉，适用于血瘀心脉心痛，每次 10 粒，每日 3 次。

（3）芪参益气滴丸、芪苈强心胶囊、心悦胶囊等。

（4）丹参川芎嗪注射液：每支 5ml，每次 5~10ml 加入 5% 葡萄糖注射液或 0.9 氯化钠注射液 250ml 中静脉滴注。适用于血瘀阻滞心脉心痛。

（5）心脉隆注射液：每次 100mg 加入 0.9 氯化钠注射液 100ml 中静脉滴注。每天 2 次。活血化瘀通阳强心，适用于心阳不振胸痹心痛。

（6）参麦注射液：20~50ml 加入 5% 葡萄糖注射液或 0.9 氯化钠注射液 250ml 中静脉滴注，每日 1 次，益气养阴复脉，适用于气阴两虚胸痹心痛。

中医特色疗法：

1. 耳穴压豆法：常用穴：所选主穴为心、肾上腺、小肠、皮质下；配穴为肺、交感、肝、内分泌、神门。方法：将胶布剪成 7mm×7mm 的小方块，将生王不留行子贴在胶布中央备用。然后用 75% 乙醇棉球消毒耳郭，将贴有王不留行子的胶布对准穴位贴压。贴压后用手指按压穴位 30 秒，嘱患者每天自行按 5 次，每次 10 分钟，局部微热微痛为宜。每次贴一只耳朵，下次轮换对侧，症状较重者可双耳同时贴。

2. 毫针针灸法：［主穴］心俞、厥阴俞。［配穴］气海穴、关元穴、太溪穴、三阴交穴，每次取主穴一对配穴一对或一侧，不留针。每日 1 次，12~15 天为一疗程。疗程间休息 3~5 天。［手法］针料向脊柱方向与皮肤呈 45°。用力迅速刺入皮肤，然后慢慢进针。深度为 2~3.5 寸。在抵脊柱横突根部时，可提插，寻找敏感点，然后进行轻中度刺激或轻捻针柄 1~3 分钟，根据病人的耐受程度予以增减。注意切勿直角进针，以防止气胸。

3. 膏药穴位敷贴法：磁疗贴膏敷心俞、厥阴俞或膻中，适用于胸痹之胸闷、胸痛者。

4. 药浴疗法：中药药浴双足，每次 20 分钟，再疗 5~10 分钟，以 20~25 次为一疗程。水温 40℃左右，以无不适为佳，出浴休息 10 分钟。休息 5~7 天再进行一疗程，效果较为理想。

生活调摄：

1. 畅情志：宜保持稳定乐观的心态，不可过度劳神；加强自我修养、培养自己的耐性，尽量减少与人争执、动怒，不宜参加竞争胜负的活动，可在安静、优雅环境中练习书法、绘画等。有条件者可以选择在环境清新凉爽的海边、山林旅游休假。宜欣赏节奏明快的音乐，如笛子曲《喜相逢》等，或曲调轻柔、舒缓的音乐，如舒伯特《小夜曲》等。

2. 适饮食：宜选用性平偏温、健脾益气的食物，如大米、小米、南瓜、胡萝卜、山药、大枣、香菇、莲子、白扁豆、黄豆、豆腐、鸡肉、鸡蛋、鹌鹑（蛋）、牛肉等。尽量少吃或不吃空心菜、槟榔、生萝卜等耗气的食物。不宜多食生冷苦寒、辛辣燥热的食物。或选用甘凉滋润的食物，如鸭肉、猪瘦肉、百合、黑芝麻、蜂蜜、荸荠、鳖、海蜇、海参、甘蔗、银耳、燕窝等。少食温燥、辛辣、香浓的食物，如羊肉、韭菜、茴香、辣椒、葱、蒜、葵花子、酒、咖啡、浓茶，以及荔枝、龙眼、樱桃、杏、大枣、核桃、栗子等。如山药粥，黄芪童子鸡、蜂蜜银耳蒸百合、莲子百合煲瘦肉等。

3. 宜起居：提倡劳逸结合，不要过于劳作，以免损伤正气。平时应避免汗出受风。居室环境应采用明亮的暖色调。居住环境宜安静，睡好"子午觉"。避免熬夜及在高温酷暑下工作，不宜洗桑拿、泡温泉。节制房事，勿吸烟。注意防晒，保持皮肤湿润，宜选择选择蚕丝等清凉柔和的衣物。

4. 适运动：宜选择比较柔和的传统健身项目，如八段锦。在做完全套八段锦动作后，将"两手攀足固肾腰"和"攒拳怒目增力气"各加做 1~3 遍。避免剧烈运动。还可采用提肛法防止脏器下垂，提肛法：全身放松，注意力集中在会阴肛门部。首先吸气收腹，收缩并提升肛门，停顿 2~3 秒之后，再缓慢放松呼气，如此反复 10~15 次。

宜做中小强度的运动项目，控制出汗量，及时补充水分。不宜进行大强度、大运动量的锻炼，避免在炎热的夏天或闷热的环境中运动。可选择八段锦，在做完八段锦整套动作后将"摇头摆尾去心火"和"两手攀足固肾腰"加做 1~3 遍。也可选择太极拳、太极剑等。

5. 忌烟酒：戒烟；限酒：不提倡饮酒（特别是高度烈性酒），尽可能戒酒；如饮酒，男性每日饮酒精量不超过 25 克，即葡萄酒 <100~150ml，或啤酒 <250~500ml，或白酒 <25~50ml；女性则减半量，孕妇不饮酒。

（六）心肾阳虚证

主要脉症：心悸而痛，胸闷气短，动则气喘，自汗，动则更甚，神倦祛寒，面色㿠白，四肢不温或肿胀，舌淡胖，苔白或腻，脉沉细迟。

证候特征：心肾阳虚，胸阳失运，气机滞涩，血行瘀阻，故胸闷气短，遇寒加重。心肾阳虚，则心悸汗出，腰酸乏力，畏寒肢冷，唇甲淡白，舌质淡，苔白，脉沉细。若阴寒凝聚，直中心阳，胸阳阻遏，又感外寒，则胸痛彻背，四肢厥冷，唇色紫暗，脉微欲绝。心肾阳虚，开阖失常，水饮凌心射肺，而动则气喘，不能平卧，面浮足肿。舌质紫暗，脉沉细迟或结代，皆为心肾阳虚，瘀血阻络，水饮凌心所致。

治则治法：大补元气，温肾壮阳。

饮片方药：参附汤合右归饮。右归饮中肉桂易桂枝。方中人参大补元气；附子、桂枝温壮心肾之阳；熟地、山茱萸、枸杞子、杜仲补益肾精。即所谓"善补阳者，必于阴中求阳"之意。若胸痛彻背，四肢厥冷，唇色紫暗，脉微欲绝者，可重用红参、附子，并加用龙骨、牡蛎以回阳救逆。同时送服冠心苏合丸，芳香温通止痛。若心肾阳虚重症，水饮凌心射肺者，可用真武汤加桂枝、防己、车前子以温阳利水。

中成药：

（1）麝香保心丸：由麝香、蟾酥、人参等组成。每次含服或吞服1~2粒，适用于心气虚弱、心脉不通之心痛。

（2）速效救心丸：由川芎、冰片等组成，理气活血止痛。每日3次，每次4~6粒。

（3）冠心苏合香丸：由苏合香、冰片、木香、檀香等组成，芳香温通、活血化瘀，理气止痛。适用于寒凝心脉心痛。每次1~2丸，每日3次。

（4）复方丹参滴丸：由丹参、三七和冰片组成，可活血通脉，适用于血瘀心脉心痛，每次10粒，每日3次。

（5）芪参益气滴丸、芪苈强心胶囊、心悦胶囊等。

（6）丹参川芎嗪注射液：每支5ml，每次5~10ml加入5%葡萄糖注射液或0.9氯化钠注射液250ml中静脉滴注。适用于血瘀阻滞心脉心痛。

（7）心脉隆注射液：每次100mg加入0.9氯化钠注射液100ml中静脉滴注。每天2次。活血化瘀通阳强心，适用于心阳不振胸痹心痛。

（8）参麦注射液：20~50ml加入5%葡萄糖注射液或0.9氯化钠注射液250ml中静脉滴注，每日1次，益气养阴复脉，适用于气阴两虚胸痹心痛。

中医特色疗法：

1. 耳穴压豆法：常用穴：所选主穴为心、肾上腺、小肠、皮质下；配穴为肺、交感、肝、内分泌、神门。方法：将胶布剪成7mm×7mm的小方块，将生王不留行子贴在胶布中央备用。然后用75%酒精棉球消毒耳郭，将贴有王不留行子的胶布对准穴位贴压。贴压后用手指按压穴位半分钟，嘱患者每天自行按5次，每次10分钟，局部微热微痛为宜。每次贴一只耳朵，下次轮换对侧，症状较重者可双耳同时贴。

2. 毫针针灸法：［主穴］心俞、厥阴俞。［配穴］关元穴、命门穴，每次取主穴一对配穴一对或一侧，不留针。每日1次，12~15天为一疗程。疗程间休息3~5天。［手法］针料向脊柱方向与皮肤呈45°。用力迅速刺入皮肤，然后慢慢进针。深度为2~3.5寸。在抵脊柱横突根部时，可提插，寻找敏感点，然后进行轻中度刺激或轻捻针柄1~3分钟，根据病人的耐受程度予以增减。注意切勿直角进针，以防止气胸。

3. 膏药穴位敷贴法：磁疗贴膏敷心俞、厥阴俞或膻中，适用于胸痹之胸闷、胸痛者。

4. 药浴疗法：中药药浴双足，每次 20 分钟，再疗 5~10 分钟，以 20~25 次为一疗程。水温 40℃左右，以无不适为佳，出浴休息 10 分钟。休息 5~7 天再进行一疗程，效果较为理想。

生活调摄：

1. 畅情志：宜保持积极向上的心态，正确对待生活中的不利事件，及时调节自己的消极情绪。宜适当欣赏激昂、高亢、豪迈的音乐，如《黄河大合唱》等。

2. 适饮食：宜选用甘温补脾阳、温肾阳为主的食物，如羊肉、鸡肉、带鱼、黄鳝、虾、刀豆、韭菜、茴香、核桃、栗子、腰果、松子、红茶、生姜等。少食生冷、苦寒、黏腻食物，如田螺、螃蟹、海带、紫菜、芹菜、苦瓜、冬瓜、西瓜、香蕉、柿子、甘蔗、梨、绿豆、蚕豆、绿茶、冷冻饮料等。即使在盛夏也不要过食寒凉之品。如当归生姜羊肉汤、韭菜炒胡桃仁。

3. 宜起居：居住环境以温和的暖色调为宜，不宜在阴暗潮湿寒冷的环境下长期工作和生活。平时要注意腰部、背部和下肢保暖。白天保持一定活动量，避免打盹瞌睡。睡觉前尽量不要饮水，睡前将小便排净。

4. 适运动：宜在阳光充足的环境下适当进行舒缓柔和的户外活动，尽量避免在大风、大寒、大雪的环境中锻炼。日光浴、空气浴是较好的强身壮阳之法。也可选择八段锦，在完成整套动作后将"五劳七伤往后瞧"和"两手攀足固肾腰"加做 1~3 遍。

5. 忌烟酒：戒烟；限酒：不提倡饮酒（特别是高度烈性酒），尽可能戒酒；如饮酒，男性每日饮酒精量不超过 25g，即葡萄酒 <100~150ml，或啤酒 <250~500ml，或白酒 <25~50ml；女性则减半量，孕妇不饮酒。

四、结语

心血管疾病是当今威胁老年人健康的疾病之一，中医中药对老年心血管疾病的治疗是现代中医中药研究的热点之一，随着医学知识的全面普及，老年人对自己的疾病预后也有一定程度了解，处在不同生活状态的老年人会伴随出现不同的心理异常，药物治疗的同时也需要辅助心理治疗及饮食起居的调整。

中医中药在我国的应用有数千年的历史，是我国现代药物研究和开发的重要资源，对心血管疾病尤其是老年心血管疾病从抗氧化、改善微循环、扩张冠脉、增加微血管血流量、调控血脂、抗血小板聚集、抗凝血、抗心律失常等方面可同时发挥作用。根据中医辨证理论，从整体入手，辨证论治，调整机体平衡，同时平时生活工作方面调整，达到稳定病情的目的。现代中医中药学的发展开启了另一条治疗方式即静脉用药，丰富了中医中药治疗的途径。急性期首选静脉药物治疗，配合传统中医汤剂、针刺、敷熨等方式治疗。由于生活方式的进步，医药知识的普及，因自身的病情大多老年患者容易出现某些心理异常，常见的有焦虑型、恐惧型、轻视型和盲目型等，针对性的心理辅导将有利于提高临床治疗依从性，有效稳定病情。

我们中华民族是一个极易接受外来文化的民族、包容性强，我们生活方式的改变就是一个典型的例证，所以一百多年来，我们受西方多元文化的影响，使我们逐渐地摒弃了自己许许多多的传统文化，我们今天能够面对古人如此丰厚的中医药文化遗存的时候，我们内心充满的是深深的愧疚和无限的敬意，我们有惭愧的地方，我们也有对中医药存有一种尊敬，祖国中医药给我们带来的享受是深层次的，给我们带来的乐趣是不经意的，正是这些享受和乐趣，让我们有机会与古人对话，与中医药文化同行……

参 考 文 献

［1］山东中医学院,河北中医学院.黄帝内经素问校释[M].北京:人民卫生出版社,1982:7-8.

［2］河北中医学院.灵枢经校释[M].北京:人民卫生出版社,1982:126.

［3］(明)张景岳.景岳全书[M].上海:上海科技出版社,1959:325.

［4］周仲瑛.中医内科学[M].北京:中国中医药出版社,2003:131-186.

（王勉　秦扬）

第十三章

老年心血管疾病与护理

随着年龄增长，机体出现老化现象。老年人的各器官功能逐渐下降，新陈代谢功能也大大降低，相应的心血管系统也出现了衰老性改变。随着我国进入人口老龄化，心血管疾病在老年人群中的患病率、发病率和死亡率都呈逐年上升的趋势，成为现代社会中老年人口健康的最大威胁，因此对于老年心血管疾病的治疗与护理越来越得到医学界以及社会各方面的广泛关注。

一、老年心血管疾病的常见护理问题

1. 活动无耐力：与心搏出量下降、心肌供血不足、心功能减退所致体力下降、乏力有关。老年人主诉疲乏无力，活动后心悸、气促。

2. 疼痛：与心肌缺血、缺氧，血压升高有关。表现为头痛、头晕、头胀、耳鸣，心前区压迫或紧缩性疼痛。

3. 心搏出量减少：与心脏前后负荷改变、心肌收缩力降低、心律失常、心脏瓣膜关闭不全有关。老人主诉咳嗽、咳粉红色泡沫样痰、端坐呼吸、眩晕等。

4. 体液过多：与右心衰竭致体循环淤血、水钠潴留、低蛋白血症有关。表现为下肢对称性凹陷性水肿、腹水、全身乏力等。

5. 恐惧、焦虑：与病程漫长、症状多变、治疗效果欠佳及对预后缺乏信心有关。

6. 知识缺乏：对疾病的病因、危险因素、治疗、预后等知识不了解。表现为不能正确描述所患疾病的症状或对疾病的认识有误。

7. 有皮肤完整性受损的危险：与心力衰竭引起的组织水肿及长期卧床有关。

8. 有受伤的危险：与晕厥突然发作，头晕、视力或意识障碍、体位性低血压有关。

9. 有便秘的危险：与进食少，活动减少，不习惯床上排便等有关。

10. 潜在并发症：心脏骤停、心源性休克、心律失常、高血压危象。

二、老年心血管疾病的常见护理措施

1. 心理护理

老年患者因心血管慢性病的反复发作，心情沮丧、恐惧，加之新入院，对周围的环境陌生，容易导致情绪不稳定。对于此类患者，要采用"双心护理"模式，即在注重病人心血管疾病整体护理的同时，强化心理护理的现代护理模式。护理人员要鼓励患者说出内心感受，有针对性地进行心理疏导，帮助患者解决生理、心理问题，使其精神状态处于最佳的治疗状态。提供安全、舒适的治疗环境，护理操作应从容、镇定，避免紧张、忙乱，增强患者的舒适感、安全感、信任感。用通俗易懂、和蔼的语言向患者耐心讲解心脑血管疾病的相关知识和预防保健，也可发放宣传画册、播放健康教育视频等方式使患者更容易理解。邀请治疗成功的病患现身说法，加强患者对疾病的认识，消除其恐惧心理，帮助患者增强战胜疾病的信心。我们还要做好家属的工作，让家属多抽时间陪伴患者，让患者感受到生活的温暖。随着沟通的深入，不断调整患者的心理状态，使其维持良好的心态，有利于病情的控制和康复。

2. 活动与休息

（1）休息：为患者提供整洁、安静、舒适的环境，湿度：50%~60%，温度 20~26℃。护理操作要相对集中、动作要轻柔，保证患者有充足的睡眠；协助患者采取舒适的体位，改变体位时动作要慢，避免劳累、情绪激动、精神紧张、环境嘈杂等不良因素；病房注意通风，每天消毒液清洁地面，注意房间卫生，预防交叉感染。冬季应注意防寒保暖。心绞痛发作、呼吸困难、头晕、头痛等不适症状应立即停止活动，卧床休息，根据病情给予半卧位、端坐卧位或者舒适的体位，在给病人合适体位的同时要确保患者的安全及舒适。并协助患者做好生活护理。

（2）活动：适宜的运动对健康、保健、预防起着积极的作用，并能促进食欲、改善睡眠、放松心情。运动可促进全身血液循环，促进冠状动脉的血液循环，增加心肌供氧量，降低血压。但是要禁止剧烈运动，并要量力而行，根据病情及个人情况选择适宜的运动项目，如散步、游泳、打太极拳、打门球、慢跑等。运动时应避免穿着过多、过厚，以免影响机体散热；尽量不要选择在寒冷、酷热、大风、大雾、雾霾等恶劣天气外出活动。运动环境要选择合适位置，尽量在公共运动场所，避免到偏僻地段，以免发生意外。运动量以运动后无明显不适（如胸闷、胸痛、心悸、气促、面色苍白等）为宜，同时教会患者自测脉搏，以运动后脉搏应低于（170– 年龄）次/分为宜。运动后要适当休息，补充水、电解质。有心衰、心肌梗死、严重心律失常者禁止运动，待病情好转后，循序渐进，适当增加运动量。合理安排日常生活，不要把运动集中于一天中的某一时段内，以免造成疲乏，加重循环系统负担；在运动时出现眩晕、面色苍白、出冷汗、恶心、呼吸急促、心绞痛等症状，须立即停止运动，并在下次活动时减少运动量。

3. 合理饮食

老年患者消化吸收能力下降，再加上患病，食欲不好，进食量减少。应根据平时患者的饮食习惯和疾病的特点合理安排饮食，少食多餐，不宜过饱。饮食以低盐、低脂、低热量、清淡易消化饮食为宜。注意色香味搭配，促进患者食欲。限制饮食热量，节制主食，少吃甜食、咸食。进食过多糖类，可引起血脂升高，增加血小板凝聚，促进血栓形成，增加动脉硬化症和冠心病的发生率。盐可通过内分泌、体液等多种途径升高血压，加重动脉硬化，增加心脏负担，故应少吃咸鱼、咸菜、咸肉等，每日食盐摄入量 5~6g（1 啤酒瓶盖约 5g），合并高血压者每日食盐摄入量 3g。少食或禁食牛、羊、猪油和蟹黄、蛋黄、猪肝、猪脑等富含胆固醇的食物。可进食动物瘦肉、禽类、鱼肉、虾、海带、紫菜等富含优质蛋白和不饱和脂肪酸及矿物质的食物，这些食物可阻止胆固醇在肠道内的吸收，并且减少钙盐在血管壁的沉淀，减少动脉粥样硬化的发生。进食足量的绿叶蔬菜和新鲜水果可促进心肌代谢，改善心脏机能和血液循环。另外，老年人牙齿稀疏，容易脱落，咀嚼不便，应尽量给予柔软、易咀嚼、富含粗纤维的食物。少食辛辣、刺激性食物。严禁烟酒，因为烟中尼古丁会使血液中儿茶酚胺分泌增多，心率加快，也可使血小板黏附性增强，纤溶酶活性降低，易生成血栓；饮酒可使血脂升高，故应严格控制。老年人饮水量要根据身体需要适量饮水，每日饮水量约 1500~2000ml，以防血液黏稠度增加。发生心力衰竭的老年人必要时应控制饮水量。

4. 便秘的护理

由于老年人体力活动减少，结肠平滑肌、腹肌及提肛肌张力下降，使肠蠕动减慢，加之疾病、药物、环境及排便方式改变等均可引起便秘。排便时过度屏气可使心率加快、血压骤升，诱发血管破裂、脑出血、急性心梗和脑疝等。所以心血管老年患者排便问题需十分重视。嘱患者建立规律的排便习惯，保持大便通畅；增加富含粗纤维的食物及水果、蔬菜的摄入每日 800g 左右，病情允许的情况下多饮水，保证每日液体摄入量在 1500~2000ml，无糖尿病患者每天清晨给予蜂蜜 20ml 加温开水同饮；疾病急性期患者加强自我腹部按摩，方法是取仰卧位，屈膝，放松腹肌，两手掌重叠，自右向左沿升结肠、横结肠、乙状结肠方向按摩，当按摩至左下腹时，稍用力指压，以不感觉疼痛为宜，达到促进肠蠕动，增强腹肌紧张度，促进排便的目的；疾病恢复期可适当进行锻炼，如散步、做操、打太极拳等；叮嘱病人排便时不能太用力，向病人及家属强调预防便秘的重要性。患者排便时应保持舒适体位，床边以座便器替代便盆，并提供隐蔽条件，如屏风遮挡等。一旦出现排便困难，遵医嘱给予大便软化剂或缓和性泻药，清晨或睡前口服；还可用开塞露、甘油栓肛门用药，必要时温盐水灌肠，但心肌梗死急性期应禁止灌肠，以免因排便次数增加而加重心脏负担。

5. 皮肤的护理

保持皮肤清洁、干燥，嘱患者着柔软、宽松的衣服；协助患者定时更换体位，保持床单整洁、干燥、平整无皱，防止翻身擦破皮肤；避免过冷、过热的刺激，使用热水袋保暖时水温不宜过高，防止烫伤，使用冰袋降温时要适当包裹，避免冻伤；水肿部位适当抬高，操作时动作轻柔，避免损伤皮肤；长期卧床患者要及时做好皮肤评估，根据评估结果采取相应措施，必要时使用气垫床或减压贴等预防压疮的发生；如有皮肤破损，按压疮分期针对性的给予处理。

6. 病情观察

心血管患者病情变化快，要及时、认真倾听患者的主诉，如胸闷，心悸，头晕，头痛，胸痛等症状，观察疼痛的部位、性质、范围、持续的时间，有无诱发因素，含服硝酸甘油是否缓解等。注意患者的血压、呼吸频率、心率、尿量等。观察心电监护的频率、节律、波型等。一旦发现急性心肌梗死、心源性休克、心力衰竭、心律失常等先兆症状应及时通知医生，立即准备配合抢救及采取相关护理。病情严重的患者应置于抢救室或者心电监护室给予床边心电、呼吸、血压监测，室内应配备必要的抢救设备和用物，如简易呼吸器、吸氧装置、负压吸引装置、呼吸机、急救车、除颤仪、起搏器及各种抢救机械包等。及时、准确记录患者的病情变化。

7. 用药护理

老年人各脏器功能减退，药物代谢减慢，易在体内蓄积，发生不良反应或者中毒，因此需合理安排用药。适当控制输液速度，不宜过快。严格遵医嘱使用治疗药物：①使用硝酸酯类药物，硝酸甘油片剂应舌下含化，如口唇干燥者应先用水湿润口腔，再将药物置于舌下，有条件的老人最好使用硝酸甘油喷雾剂。静脉使用硝酸甘油时需要避光且使用微量泵控制滴速，须监测血压、心率的变化，根据血压调节滴度，嘱患者及家属不得擅自调节滴数，避免滴速过快造成低血压。硝普钠要现配现用，避光输注，定时更换，连续使用时间不得超过72小时。用药期间要注意观察患者是否出现头痛、心动过速、血压下降过快等不良反应，发现异常及时报告医生。②应用利尿剂宜在日间或者清晨使用，使用过程中密切观察用药后反应及尿量变化；定时监测电解质变化，及时处理电解质紊乱，按需补充钾盐，指导食用含钾丰富的食物，如香蕉、海带、蘑菇等。③应用降压药，应从小剂量开始，逐渐加量，不得随意停药、换药，不可擅自增减药量，切忌急剧降压和血压大幅度波动，以免诱发心绞痛、心肌梗死、脑血管意外和肾功能不全等。用药期间注意监测患者心率、血压、尿量，注意体位性低血压等药物不良反应。指导患者口服缓释剂时勿嚼碎。④洋地黄类药物在急性心肌梗死后24小时内尽量避免使用。使用时密切观察洋地黄中毒表现（如食欲减退、恶心、头痛、视力模糊、黄绿视，心电图出现各种心律失常表现），如有中毒及时处理（停用洋地黄类药物；补充钾盐；纠正心律失常）。用此类药期间要监测地高辛浓度。⑤使用抗血小板聚集药物，注意观察有无出血倾向，包括皮肤黏膜出血、血尿、黑便、便血、咯血、颅内出血等。一旦出血，立即就医，观察患者各项凝血指标，必要时按医嘱给予减量或停用。⑥使用他汀类药物，大多数人对他汀类药物的耐受性良好，少数人可出现肝脏转氨酶升高，肌病，包括肌痛、肌炎和横纹肌溶解。使用他汀类药物时，要检测肝脏转氨酶和CK，治疗期间定期监测复查。肝功能异常者禁用。

加强安全用药管理，老年心血管患者病情复杂，病情多变，用药种类多，剂量要求严格，因而护理人员一定要做好用药安全管理。给药前应详细评估，仔细核对药物，做好用药指导。

8. 安全防护

老年人神经、血管反应性下降，骨骼、关节、肌肉疾病及药物的不良反应等原因，容易发生体位性低血压、跌倒。故患者入院时要做好准确的跌倒评估，为患者及家属进行预防跌倒的健康教育。对行动不便的患者，行走时需有人搀扶，必要时专人陪护。告知患者避免剧烈活动和快速变换体位，做好起床"三部曲"，"3个30秒"，即醒来在床上躺30秒，起来后在床上坐30秒，再将双脚移到床下，站立30秒后方可行走，这样可有效预防突然改变体位引起眩晕，造成低血压而发生跌倒。有头晕、黑矇等先兆时，应立即就地平卧或坐下，以免跌倒。老年人应避免蹲便、蹲着吃饭、聊天、下棋等，因为蹲位时，血压会暂时性升高，突然站立，血压会骤降，造成跌倒。老年人应减少单独外出机会，防止意外发生。对服用降压药、镇静催眠药患者，要告知药物的不良反应及服药注意事项，并且需密切关注其行动，做好预防和处理。

9. 并发症的护理

（1）心脏骤停的护理：①立即进行心肺复苏；②给氧，保持呼吸道通畅，必要时配合医师行气管插管；③建立静脉通道，准确、迅速、及时的遵医嘱给药；④心室颤动时立即电除颤；⑤必要时配合医师安装人工心脏起搏器；⑥严密观察病情变化，给予心电、血压、血氧监护，监测 24 小时出入量，及时作好记录。

（2）心源性休克的护理：急性心肌梗死后的休克属心源性休克，亦可伴有外周血管舒缩障碍或血容量不足。①绝对卧床，去枕，腿部抬高 30°，注意保暖；保持呼吸道通畅，鼻导管、面罩、气管插管等方式吸氧；②心电监护，建立有效的静脉通道；③遵医嘱应用升压药、镇痛药、血管扩张剂、补充血容量及纠正酸中毒；④留置尿管，监测尿量和尿比重；⑤密切观察用药后反应及病情变化，做好记录；⑥必要时行急诊冠状动脉球囊扩张术或支架植入，使冠脉及时再通。

（3）心律失常：①心肌梗死急性期应严密心电监护，及时发现心率及心律的变化，特别是在溶栓治疗即刻至溶栓后 2 小时内应设专人床边心电监护；②发现频发室性期前收缩，成对出现或呈短阵室速，多源性或 RonT 现象的室性期前收缩及严重的房室传导阻滞时，应立即通知医生，遵医嘱使用利多卡因等药物，警惕室颤或心脏停搏的发生；③监测电解质和酸碱平衡状况，按照医嘱及时纠正；④准备好急救药物和抢救设备如除颤器、起搏器等，随时准备抢救。

（4）高血压危象的护理：一旦发现血压急剧升高、剧烈头痛、呕吐、大汗、视力模糊、面色及神志改变、肢体运动障碍等症状，立即通知医生；发生高血压危象应让患者绝对卧床休息，床头抬高 30°，头偏向一侧，防止呕吐物窒息，避免搬动和一切不良刺激；给予心电、血压、血氧、呼吸监测；保持呼吸道通畅，吸氧；密切观察患者生命体征、神志、瞳孔变化；迅速建立有效的静脉通道，遵医嘱准确给予速效降压、脱水、镇静剂，并密切观察疗效和副作用：①硝普钠或硝酸甘油：降压迅速，应根据血压随时调节输液速度。②脱水剂：常用 20% 甘露醇 250ml 快速静脉滴注，呋塞米 20~40mg 静注。注意观察患者意识状况、尿量，监测电解质，及时补钾，防止电解质紊乱。③镇静剂：常用哌替啶、地西泮或水合氯醛，注意观察患者呼吸情况，防止呼吸抑制。

三、老年心血管疾病的出院健康教育

1. 行为矫正指导

（1）饮食指导：通过健康知识宣教，让患者建立合理、科学的生活饮食习惯。饮食宜低盐、低脂、低热量、高纤维、易消化饮食，多吃新鲜水果和蔬菜，保持大便通畅，有利于心肌及血管功能的恢复；忌饱餐，少食多餐，每顿七八分饱；禁烟限酒；少食甜食、浓茶、咖啡、腌制品，多食含钾、钙高的食物，如牛奶、海带、香蕉、西红柿等。

（2）生活指导：指导患者合理安排工作和日常生活，注意劳逸结合，疾病急性发作期应多注意休息，缓解期、恢复期适当参加室外活动。选择合适的运动方式，如散步、慢跑、跳舞、打太极拳等，避免剧烈运动；运动应在饭后 2 小时后进行；气候变化时要注意保暖防寒，高温、严寒季节不宜进行户外锻炼；避免在运动后即用热水或冷水洗澡。保证充足的睡眠，保持乐观、稳定的情绪，愉快生活。外出活动时，随身携带硝酸甘油以应急。

2. 疾病相关知识指导

向患者及其家属讲解疾病的常见原因、诱发因素（情绪激动、精神紧张、身心过劳）、临床表现和防治知识。定期门诊复查，出现血压控制不理想、心慌气短等症状，用药后仍不能缓解，须及时就诊。

3. 用药指导

指导老年患者坚持按医嘱服药，不可自行减量或擅自换药，并教会患者观察药物疗效和不良反应。告知患者常用药物的不良反应如下：①降压药血管紧张素转化酶抑制药（ACEI）卡托普利、贝那普利，不良反应有血压下降、刺激性干咳；② β 受体阻滞药，常用的有美托洛尔、普萘洛尔，不良反应有心动过缓、窦性停搏、房室传导阻滞、乏力、胃肠道不适及停药综合征等，注意不要突然停药；③硝酸酯类药物，常用的有硝酸甘油、单硝酸异山梨酯，硝酸甘油 0.5mg 舌下含化，1~3 分钟起效，作用持续 10~45 分钟，15 分钟内用药不得超过 3 片；硝酸异山梨酯 5~20mg 口服，30 分钟起效，持续 3~5h；不良反应有头痛、头胀、面红、心悸、体位性低血压等。服药后应安静休息 15~20 分钟，过早活动易引起眩晕，体位改变应缓慢，起床时可在床上稍坐片刻，再下床活动。硝酸甘油应放在易取之处，用后放回原位；硝酸甘油见光易分解，应放在棕色瓶中，6 个月更换一次，以防药物受潮、变质而失效。④洋地黄类药物，常用的有地高辛，治疗量与中毒量很接近，易发生过量而中毒，故应严格遵医嘱服用；洋地黄中毒的表现最常见者为室性期前收缩，注意有无心悸、头晕等症状；还有胃肠道反应如食欲下降、恶心、呕吐和神经系统症状如头痛、倦怠、视物模糊、黄视等表现。服药前监测脉搏变化，当低于 60 次 / 分或节律不规则应暂停服药并及时就医，长期服用洋地黄类药物应定期监测血药浓度。可定期采用问卷调查方法了解患者对药物知识的了解程度，并依据结果来制订干预措施，纠正患者对自身疾病和服用药物错误的看法，提高患者的用药依从性。

4. 建立支持系统

指导患者及家属掌握有关心血管疾病预防和急救知识，以备不时之需。教会患者家属测量血压、脉搏的正确方法，做到三固定：固定使用同一血压计，采用同一体位，固定同一人测量。指导家属协助改变老年患者的不良生活习惯，给患者营造一个良好的身心修养环境。

5. 建立和推广"医院 – 社区 – 家庭一体化"的延续护理新模式

延续性护理是近年来提倡的护理新模式，旨在使患者在不同的健康照看场所均可受到不同程度的护理，是护理服务从医院到社区和家庭的延续。延续性护理的措施包括为出院患者制订全面的出院计划，在其病情康复期间提供医疗和护理指导，及时帮助调整患者的治疗及护理措施，使得患者能够得到最适宜的医护服务从而早日康复。在信息化发达的现代社会，除了上门随访外，可以选择电话随访、建立微信群、线上咨询服务等多种模式来实施延续护理。

参 考 文 献

［1］邵子明.老年护理学［M］.北京:高等教育出版社,2004.

［2］邹继华.老年护理［M］.北京:高等教育出版社,2004.

［3］张蕴,杜卫京.老年护理学［M］.北京:清华大学出版社,2007.

［4］范荣兰,何利.老年护理学［M］.西安:第四军医大学出版社,2010.

［5］郭建星,张玉平,张慧旭,等."双心护理"模式在心血管内科病人护理中的应用［J］.护理研究,2013(28):3154-3155.

［6］陶宝明,梁静,曹癸兰.我国心血管疾病患者医院-社区-家庭一体化延续护理发展现状［J］.护理学杂志,2016(5):17-20.

［7］熊璐,罗淑平,吴艳,等.延续护理对脑卒中失语照顾者焦虑和抑郁状态的影响研究［J］.重庆医学,2017(20):2875-2877.

［8］董碧蓉.新概念老年医学［M］.北京:北京大学医学出版社,2015.

［9］刘晓红,朱鸣雷.老年医学速查手册［M］.北京:人民卫生出版社,2014.

［10］胡秀英.老年护理手册［M］.北京:科学出版社,2015.

［11］Farrell T C, Keeping-Burke L. The primary prevention of cardiovascular disease: nurse practitioners using behaviour modification strategies［J］. Can J Cardiovasc Nurs, 2014, 24(1):8-15.

［12］Sieben A, van Onzenoort HA, van Laarhoven KJ, et al. A Multifaceted Nurse- and Web-Based Intervention for Improving Adherence to Treatment in Patients With Cardiovascular Disease: Rationale and Design of the MIRROR Trial［J］. JMIR Res Protoc, 2016, 5(3):e187.

［13］Zhou Y, Liao J, Feng F, et al. Effects of a Nurse-Led Phone Follow-up Education Program Based on the Self-efficacy Among Patients With Cardiovascular Disease［J］. J Cardiovasc Nurs, 2017, 33(1):E15-E23.

（熊璐　李斌　李秋敏）

第十四章

老年心血管疾病的综合管理

一、老年心血管疾病综合管理的必要性

（一）老年心血管疾病综合管理的意义

威胁人类健康的主要疾病为慢性疾病，慢性疾病导致的死亡人数已占我国死亡人数的86.6%，其中心血管疾病为慢性疾病死亡的首要原因。《中国心血管病报告2016》指出，目前心血管病死亡占城乡居民总死亡原因的首位，农村为45.01%，城市为42.61%。心血管疾病住院率也呈逐年上升的趋势，就ST段抬高型心肌梗死而言，住院率从2001年的3.5/10万增至2011年的16.4/10万，而且继续呈现增长趋势。因此，心血管疾病是人类健康的"头号杀手"。另外，随着经济水平的快速发展，我国老龄化速度加快，已进入老年型社会。而心血管疾病的主要人群为老年人，因此老年心血管疾病综合管理的及早建设规划运行，将有利于社会医疗卫生资源的配置、利用，提高老年人的生活质量及健康有重要的指导意义。

（二）老年心血管疾病特点

步入老年阶段后（≥ 60 周岁），衰老是心血管疾病产生的主要原因，表现为心脏收缩力减弱、心脏顺应性下降、左心室后负荷增加、窦房结自律性下降、心脏瓣膜退行性病变、交感神经兴奋性减低等。由于机体功能的减退，老年患者服用药物后，出现药物代谢及药效动力学的变化，导致服药后出现不良反应的比例增加，另外老年人多为多种疾病共存，可导致服用多种药物后出现疗效的差异，进而降低治疗的有效性。因此，老年人心血管疾病的治疗策略面临巨大的挑战。心血管病的预防、诊断、治疗以及治疗后管理，已成为心血管疾病领域医生、专家、设备科医务人员乃至医院领导共同关心的话题。

（三）老年心血管疾病综合管理的重要性

心血管疾病所导致的致残率、致死率，使得心血管疾病患者健康问题成为医疗卫生领

域的重大经济负担。2009《世界卫生组织》疾病负担研究表明，心血管疾病如死亡率减少1%，产生的经济价值相当于 2010 年国内经济生产总值的 6%，达 10.7 亿万元美元。因此实施综合、有效的老年心血管防治综合管理，不仅可以改善患者的预后及生活质量，而且可以减少国家的医疗卫生经济负担。

由于老年人机体功能的退化，患者一般存在多病共存，使得病情复杂化，且因需服用多种药物，使得药物的疗效减低、不良反应增加比例较一般患者高，例如出血风险、心律失常、低血压等，严重可危及患者生命。因此老年心血管疾病患者作为一个特殊的群体，需要全面了解其特点，根据患者具体疾病特点制订个体化治疗方案，制订针对老年心血管疾病患者的综合管理方案有重大的指导意义。

尽管目前中国已开始创建老年医学医疗保健体系，包括综合医院的老年医学专科、老年医院、社区保健和家庭护理等，已基本具备实现急性期救治、慢性病管理与长期健康保健的无缝链接的能力。但目前我国进行老年心血管疾病的管理过于注重疾病急性期的治疗，而对患者出院后的药物治疗、疾病控制及预防复发等，缺乏系统的跟踪、控制及管理，导致患者依从性的大幅降低，从而增加患者疾病的复发，恶化甚至死亡的风险，由此无法满足目前国内老年心血管健康保健的实际需求。因此，全面展开对老年心血管疾病患者的综合管理迫在眉睫。

要做好老年心血管疾病患者的综合管理，需开展"三医联动"，即心血管医师—心脏康复医师—社区医师的一体化管理模式。目前我国现在开始推行分级诊疗治疗，开展医联体的模式，做好医院—社区—家庭一体化的管理模式可以使三医联动模式得到有效的推广。从体重、血压、血脂、糖尿病等可控危险因素的防治入手，为患者提供合理的预防、诊治以及疾病长期管理的综合预防治疗管理方案。我国将在 2018 年出台《社区心脑血管疾病防治指南》，将对高危因素的筛查、指导预防、疾病随访，进行规划，使综合管理及时有效。

二、老年心血管疾病患者综合管理的具体措施

对老年心血管疾病的预防、治疗和康复坚持"尽早、综合、适度"的三大原则，做到全方位管理，降低心脑血管事件拯救生命。我们需要做到控制心血管危险因素，减少疾病发病率，干预疾病的进程减少心血管事件的发生率，进行疾病康复，从而改善患者的生活质量。大量研究证实，国人的主要心血管危险因素包括高血压、吸烟、超重 / 肥胖、糖脂代谢异常、体力活动减少和不良膳食习惯，因此上述因素均可成为临床干预的必要靶点。生活方式改变是各项心血管疾病防控措施的基石，而良好的血压、血糖与血脂控制是实现心血管健康的必要保障。

（一）疾病预防与危险因素管理

1. 合理膳食

随着我国生活水平的提高，我国居民转变成高能量、高脂肪、高蛋白、低纤维素的饮食结构，导致营养过剩。尤其是心血管疾病患者大多存在热量过度、摄入过量胆固醇、饱和脂肪酸，摄入过多的盐分，少吃新鲜水果蔬菜的饮食特点。目前已有大量研究表明，营

养过剩是心血管疾病、糖尿病、肥胖等疾病的共同危险因素。因此，建议心血管疾病患者调整饮食结构，要粗细搭配，食用松软、易于消化的食物，如存在有糖尿病风险的患者，还需注意限制糖份的摄入，进食不宜过饱，禁止暴饮暴食。避免出现心血管急症风险。根据最新的 2017 年《中国居民膳食指南》，建议平日需要注意以下几点：①食物多样，谷类为主。②吃动平衡，保持健康体重。③多吃蔬果、奶类及大豆。④适量吃鱼、禽、蛋、瘦肉。⑤少盐少油，控糖限酒。

根据老年人的特点，还需注意膳食以补充优质蛋白质为主，纠正老年患者的偏食习惯，加强对于老年人护理者的营养知识教育，定期监测老年人的体重以评估其营养状态。

2. 戒烟

在我国，吸烟导致的心血管疾病死亡是仅次于癌症的第二位死亡原因，吸烟可以导致血脂异常、血管内皮功能失调、促进炎症反应、促进血栓形成、破坏心肌组织氧的供需平衡等，进而促成心血管疾病的形成。但吸烟是可防治的心血管危险因素，原则上是唯一可完全控制的危险因素。多项研究表明，戒烟可以减少心血管疾病发病风险，而对于心血管疾病患者而言，戒烟相对于控制血压和胆固醇，能更大程度减少全因死亡的风险。因此，指导吸烟者戒烟，干预心血管患者戒烟，是老年心血管疾病综合管理的重点之一。需要心血管专科医师、社区医师及家庭共同监管督促及干预患者的戒烟进程。

3. 体育锻炼

老年人随着年龄的增长，出现机体功能的下降，运动耐力的减低，随之不愿进行体育锻炼。但有研究表明，适当的体育锻炼可以增强机体各脏器机能，可以降低心脑血管疾病的风险。因老年人运动耐力的下降，需注意科学的运动方式及适宜的运动量。根据老年人身体素质，可以建议老人避免久坐，适当增加行走、慢跑、太极拳等轻中等程度的运动，避免高强度的锻炼运动，制定循序渐进的运动计划，每天半小时，每周五次，运动前评估运动强度的风险，避免出现关节肌肉损伤，以及运动过度导致急性心血管疾病的风险。

4. 体重管理

肥胖或超重不仅是促进血压、血糖及血脂升高的危险因素，而且是导致心血管事件发生的独立危险因素之一。有研究表明，不分性别，随着个体体重的增加，心血管疾病的发生率呈平稳上升趋势，而体质指数（IBM）作为评价超重及肥胖的指标，可以较好预测冠心病的发病率。因此，建议维持理想的体重，体质指数 IBM 在 20~24kg/m^2 为宜。要维持体重的平衡，平时需注意控制饮食，并进行适当的运动。超重和肥胖人群 BMI 控制目标 <24kg/m^2，高血压、糖尿病患者 BMI 控制目标 <23.9 kg/m^2。合理的体重控制对改善高血压、胰岛素抵抗、糖尿病、高脂血症及左心室肥厚均有益。

5. 心血管疾病健康教育

老年人是心血管疾病发生的高危人群，因此，平日需对老年人普及心血管疾病的知识，相关心血管危险因素的预防，心血管疾病急救知识等。对于患病的老年人，需增强平日生活保健意识，做好规律服药的管理，社区家庭医生做好心血管疾病患者及高危老人的家庭随访工作，可以有效预防心血管疾病的发生及疾病的复发。

6. 血压管理

目前我国高血压患者已达 3.3 亿，且在中国人群中，血压与心血管事件风险的相关性远高于其他危险因素。在众多心血管危险因素中，高血压诊断简便、监测普及、控制目标明确、管理成本相对较低。高血压防治应作为心血管病防治的核心策略，充当第一道防线，最终实现一石多鸟，带动多重危险因素的综合防治，最大限度地减少心血管病风险！

老年高血压患者有以下特点：①收缩压升高为主；②脉压差大；③昼夜节律异常；④血压波动大。老年患者进行合理的降压治疗，不仅可以保护靶器官，还可以降低非致死性心血管事件风险，能够显著降低病死率。目前针对80岁以上的高龄人群降压治疗随机对照试验HYVET证实，有效的降压治疗可以使心血管死亡率下降23%，总死亡率下降21%，并可以节省患者的医疗费用。

老年患者的血压控制目标：①不合并临床并存疾病的老年患者，血压目标值<145~150/90mmHg。②合并心、脑、肾并存疾病的患者，第一阶段血压<150/90mmHg，若耐受性良好，则进一步降到<140/90mmHg。③高龄患者血压不宜<130/60mmHg。④应平稳降压，避免过快降低血压，3个月内血压达标。

老年患者降压药物的选择有以下建议：①先选用小剂量单药进行初始治疗，避免血压过低。②选择平稳、安全、有效、不良反应少、服药简单、依从性好的降压药物，如长效钙拮抗剂、血管紧张素转换酶抑制剂、血管紧张素受体拮抗剂等。③若单药治疗不达标，推荐小剂量联合用药。④高血压合并心血管疾病患者，若无禁忌证，可加用β受体阻滞剂。⑤伴发有症状的良性前列腺增生患者，也可以选用α受体阻滞剂。

老年患者常存在多重用药，在选择降压药物的同时，需注意用药个体化，防止用药不良反应及风险。

7. 血糖管理

糖尿病是老年人中最常见的慢性疾病之一，中国心脏调查结果显示，在慢性稳定性心绞痛、陈旧性心肌梗死及急性冠脉综合征患者中，约有80%的人存在不同程度的糖代谢异常，其中52.9%为糖尿病。与非糖尿病患者相比，糖尿病患者心血管风险增加2~4倍。有研究表明，60%~80%或以上的2型糖尿病患者死于心血管疾病。另外，合并有心血管疾病的老年糖尿病患者，如出现低血糖，可诱发严重心血管急性事件的风险增加。因此，合理的血糖控制可以有效降低心血管疾病的风险。

老年糖尿病患者一般病程长，病情复杂，肝肾功能较差，易导致低血糖，因此老年糖尿病患者的治疗尚无统一的标准化方案。目前常用的药物包括二甲双胍、胰岛素促分泌剂、α-葡萄糖苷酶抑制剂、DPP-4抑制剂、胰岛素等。多项研究表明，严格控制血糖可增加低血糖的风险，从而导致急性心血管事件的发生。因此，建议遵循个体化原则，在控制血糖的同时避免发生低血糖。针对合并心血管疾病的老年糖尿病患者，根据实际情况，HbA1c控制目标应适度宽松<7.5%~8.0%。

8. 血脂管理

以低密度脂蛋白胆固醇（LDL-C）或总胆固醇（TC）升高为特点的血脂异常是动脉粥样硬化性心血管疾病（ASCVD）的重要危险因素。而人群血清胆固醇的升高将导致2010—2030年期间我国心血管病事件增加约920万。老年人是ASCVD的高危人群，而降低LDL-C水平，可显著减少ASCVD发病率及死亡风险。建议所以血脂异常的老年患者进行生活方式管理，鼓励具有多种ASCVD危险因素的患者使用他汀类药物。临床证据表明，血脂异常的老年人应用他汀类药物可以降低心脑血管疾病事件的发生率及病死率。考虑老年人常合并多种疾病，且联合多种药物治疗，在应用他汀类药物需注意药物相互作用影响，严密监测药物不良反应。使用他汀类药物治疗前需要评估老年人心血管疾病危险因素，充分衡量他汀类药物治疗的获益/风险，根据个体情况制定他汀类药物治疗的目标及及剂量。调脂治疗目前见表14-1。

表 14-1　老年人血脂异常调脂治疗的目标值［mmol/L（mg/dl）］

临床疾病和（或）危险因素	LDL-C 目标值	非 HDL-C 目标值
动脉粥样硬化性心血管疾病	<1.8（70）	<2.6（100）
糖尿病 + 高血压或其他危险因素*	<1.8（70）	<2.6（100）
糖尿病	<2.6（100）	<3.4（130）
慢性肾脏病（3 或 4 期）	<2.6（100）	<3.4（130）
高血压 +1 项其他危险因素*	<2.6（100）	<3.4（130）
高血压或 3 项其他危险因素*	<3.4（130）	<4.1（160）

注：非 HDL-C 为 TC-HDL-C；* 其他因素包括：年龄（男 ≥ 45 岁，女 ≥ 55 岁）、吸烟、HDL-C<1.04mmol/L（40mg/dl），BMI ≥ 28kg/m²、早发缺血性心血管病家族史。

（二）合理用药，提高用药依从性

老年心血管疾病患者因机体功能退化，药代动力学发生改变，例如：药物吸收减少、药物分布变化、药物代谢降低、药物排泄减少、药物敏感性增强、药物相互作用及不良反应增加。多项研究表明，老年患者服药依从性差，主要原因在于：①因老年人常多病共存，导致服药种类多，频率多，抵抗服药；②老年人记忆力减退，行为能力下降，不能按时正确服药；③药物经济负担重，不能坚持长期服药；④对疾病认识不足，影响用药依从性；⑤家庭管理不足，缺乏对老年人服药的监管；⑥容易听信广告保健药物的宣传，停止正规药物的服用；⑦专科医师、社区医师缺少对出院患者的监管及随访，影响用药的持续性。

因此，对于老年人用药，需要根据个体情况进行具体评估，个体化用药，最大限度提高药物有效性，并减少药物不良反应，做到"双有效"。

（三）运动康复

维持心脏功能结构的正常是维持心功能的基础。而对于老年心血管疾病患者而言，随着心脏结构功能的病理性改变，更容易出现心脏功能的障碍，表现为运动耐量的下降，体力活动的受限，严重影响着患者的生活质量。运动康复可以改善脂质代谢异常，降压及改善胰岛素抵抗，进而减少冠心病的发病率。而对于心血管疾病患者，进行运动康复可达到有以下心血管效应：①增强心肌收缩力；②增加冠状动脉血流，促进冠脉侧支循环形成；③可调节血压和心率，降低血管阻力；④可以抑制心肌纤维化和病理性重构；⑤抑制或延缓动脉硬化的发生和进展；⑥减少血小板聚集；⑦改善血管内皮功能；⑧抑制炎症反应等，有研究表明，老年冠心病患者接受运动康复治疗可以有明显获益：①改善运动能力；②脂质的改善；③减少肥胖指数；④改善血液流变学；⑤减少冠心病整体死亡率，减少充血性心力衰竭的发生。多项指南表明，心脏运动康复是治疗稳定性冠心病患者的 IA 推荐。而对于慢性心力衰竭患者，适当的运动可以改善患者的运动能力，增加心搏出量，提高患者的生活质量。

目前因临床医师及患者的认知不足，缺乏可行的运动康复管理措施，患者合并症较多且临床情况复杂等综合因素，导致老年心血管疾病患者参与运动功能锻炼的比例低。考虑老年患者的心脏康复以社区为主，因此，建立以社区康复锻炼为中心的健康管理系统是促进老年心血管患者健康生活的重要基础。尽可能减少老年患者运动康复治疗中的风险，使更多的患者可从运动康复中获益，建议患者可先至三甲综合医院或专科医院，根据患者的病史、体格检查及辅助检查结果进行综合评估及危险分层。通过运动负荷试验可以观察患者在运动中有无心肌缺血、心律失常、血压波动等异常，另外评估患者实际的运动耐力，从而为患者的运动康复提供必要的安全保障。根据患者的实际情况制订运动康复方案，待患者训练处方制订后再转入社区卫生服务中心继续康复治疗。考虑老年患者机体功能呈逐年下降趋势，建议需定期进行评估，根据情况调整运动处方。

目前运动康复主要包括主动康复和被动康复，具体内容包括以下几个方面。

1. 主动康复

（1）有氧运动：这是主动运动康复的核心，以大肌群节律性运动为首选。考虑老年患者机体功能的下降，建议强度应以中低等强度为宜，开始时可以采取间断式运动逐渐过度为连续运动，逐渐延长运动时间比增加运动强度更为重要。建议开始阶段可以先从 10 分 / 次，逐渐延长至 20~60 分 / 次，不宜超过 90 分 / 次。

（2）肌力训练：老年患者常见为肌肉萎缩、肌力的下降，有研究表明，60 岁以上的老年肌少症的发生率高达 10%~50%。肌力训练以大肌群循环抗阻训练为主，其间需避免屏气、valsava 动作等，运动强度通常以 RM 值进行表示，其中 1RM 代表仅能完成 1 次抗阻收缩时的阻力值。抗阻运动与有氧运动相比，主要增加心脏的压力负荷，增加心肌氧供。建议肌力训练安排在有氧运动后进行，强调大负荷与少重复，避免时间过长。如能规律的进行抗阻训练，可以有效增加患者的肌容积、提高肌力、改善个体性质耐力肌及日常生活能力。建议开始时在专业人员监督指导下进行，如熟练掌握后可自行进行。

（3）平衡协调训练：老年患者因多病共存，机体运动能力下降，平衡能力较成年人差，存在明显的跌倒风险。平衡协调能力的提高可以显著降低跌倒风险，节省体能的消耗。因此，适当增加平衡协调能力训练是必不可少的。一般在一次完整的心脏运动康复训练中，建议安排 10~15 分钟的平衡协调训练。可以将其放在有氧运动的前面，当作热身运动，进而提高康复训练的效率。

主动康复运动的运动频率建议隔天一次为宜，各项训练可以穿插进行，两次运动的时间间隔不应超过 3 天，一周运动不宜 <3 次。建议以运动后稍出汗、轻度呼吸加快，自觉身体舒适，无明显疲劳感为宜。另外，运动期间需注意预防心血管时间、跌倒、过多疲劳、运动损伤及骨关节劳损加重等意外的发生。建议保持适合的运动量，以运动后稍出汗、轻度呼吸加快，自觉身体舒适，无明显疲劳感为宜。

2. 被动康复

（1）被动运动：该运动适合于大多数病情稳定的患者。

（2）助力运动：适合于病情中低危，稳定恢复中的患者。被动康复运动主要通过物理因子治疗，治疗师手法康复及传统中医康复等手段进行。

老年心血管患者的运动康复需遵循：个体化、科学性、有效性及安全性等四大原则，根据患者的具体情况，进行综合评估，制订合理的个体化运动康复方案。对于未患心血管疾病的老年人，进行规律的运动康复，可以降低心血管疾病危险因素，减少心血管疾病发病率；对于心血管病的老年患者，可以降低病死率，改善心功能，提供老年患者的生活质量。因此运动康复在心血管疾病初级预防及二级预防中占有重要地位。

（四）心理康复

心血管疾病常伴随着心理疾病，在 2005 年北京多家心血管门诊联合进行的调查中发现，在心血管疾病患者中，27.7% 合并有精神症状。由于传统的以疾病为中心的诊疗模式，常忽略患者的精神心理状态，使得患者治疗的依从性、疾病预后及生活质量明显下降。已有多项研究表明精神心理问题影响心血管疾病的预后，其作用机制可能与增加血小板聚集、导致炎症反应增强、促进动脉粥样硬化发生发展等因素有关。在心理行为异常的患者中，发生和再发心血管事件的相对危险度较一般人明显升高，成为明确的心血管危险因素。2014 年 2 月美国《循环》发表了美国心脏协会专家组的一份声明，正式将抑郁症列入心脏病风险因素。对老年心血管疾病患者及时进行心理干预，对疾病的有效治疗及心脏康复有重要意义。而老年心血管疾病患者的感知能力随着年龄的增长逐渐减退，导致老年患者与他人的交流交往逐渐减少，更容易产生孤独、焦虑、抑郁等心理问题，因此，提示对老年心血管疾病患者的精神心理问题需引起重视，进行及时、准确的诊疗。而对于严重的精神心理症状，还需要心血管医师、全科医师及精神科医师密切合作，对患者进行心理康复治疗。实现心血管和精神心理的"双心"康复。

在 2014 年发表的《在心血管科就诊患者的心理处方中国专家共识》提出精神心理障碍包括心境恶劣、轻中度焦虑和（或）抑郁（定义为超过患者所能承受或自我调节能力，对其生活和社会功能造成一定影响，但严重程度没有达到或符合精神疾病的具体诊断标准）、惊恐发作和谵妄。其中，最常见的心理问题为焦虑、抑郁症状。有研究表明，急性冠脉综合征、心力衰竭和高血压病等心血管疾病患者可能出现不同程度的持续性抑郁或焦虑等心理精神障碍，可导致其病死率增加。

如何识别老年心血管疾病患者的心理问题？在接触老年患者的过程中，可以在面诊时，通过 3 个问题对患者进行筛查：①是否有失眠，其程度是否已经严重影响白天的工作生活或需要用药治疗进行辅助支持？②是否有心情烦躁，对以往感兴趣的事情或事物失去兴趣？③是否有明显的身体不适，但多次检查未能发现可用于解释的疾病。如果有 2 个问题答案都是肯定的，那么说明患者有 80% 的可能有精神心理障碍。如初筛阳性，则可进一步进行情绪状态的量表筛查评估。如《躯体化症状自评量表》《患者健康问卷 –9 项（PHQ–9）》《广泛焦虑问卷 7 项（GAD–7）》《综合医院焦虑抑郁量表（HAD）》等。

老年心血管疾病患者可以通过：①认知行为治疗：其中包括健康教育、心理支持和提高治疗依从性及定期随访；②运动疗法：该方法不仅可以改善心血管疾病患者的预后，还可以改善焦虑、抑郁症状。③药物治疗：在心血管疾病中进行精神心理治疗的药物主要包括选择性 5– 羟色胺再摄取抑制剂、苯二氮䓬类及氟哌噻吨美利曲辛等药物。在药物治疗过程中，需根据患者疾病症状、药代动力学、并发症等因素进行综合评估后进行选用，避免出现不良反应。

心血管疾病使老年患者处于焦虑、抑郁或惊恐等不良的心理状态中，这些负面情绪可能导致机体内环境的紊乱，从而诱发或加重心血管事件的风险，导致患者病死率的增加。因此，及早的对患者进行心理干预，可以去除患者的负面情绪，改善预后。

（五）老年心血管疾病患者综合管理的网络建设

世界卫生组织研究报告指出，人类 1/3 的疾病通过预防保健是可以避免的，1/3 的疾病通过早期的发现是可以得到有效控制的，1/3 的疾病通过信息的有效沟通能够提高治疗效果。老年心血管疾病的综合管理，不仅包括疾病的管理，而且需将重心前移到心血管疾病危险因素的管理，有可能获更佳的长期管理效益。虽然心血管疾病有难以改变的因素如年龄、性别和基因等，但对一些可以改变的行为因素如吸烟、饮酒、饮食和运动等能够进行自我或约束管理，以及对心血管慢性疾病的中间危险因素如高血压、高血脂、肥胖 / 超重和糖尿病的管理，可以显著降低冠心病、心力衰竭等心血管疾病的发生率。因此，构建一套能承上启下，将上级医院、社区卫生服务中心（站）、社区居民家庭共同构成有效的三级网络模式。以社区医院为中心纽带，将患者、社区卫生基层单位、中心医院有机的联系到一起，并真正的实现管理的实时和网络化。将现有服务体系由"倒三角形"转化为有效"正三角形"。人们要在防病治病的基础上，以健康管理为中心，采取"前移下移"战略，主动地从"病人"前移到"高危人群"，从"病"前移到"健康危险因素"，从"医院"下移到"社区卫生服务中心（站）"。

随着我国卫生体制改革的不断深入与卫生事业的不断发展，大力发展社区卫生服务已是大势所趋，社区成为解决我国慢性病的最有效平台。建立以社区为基础，充分发挥社区卫生服务的功能实施健康管理，是实现老年心血管疾病有效的防治的最佳途径，为探索一套适合我国的心血管疾病健康管理体系具有重大实践意义。

社区卫生服务是实现心血管疾病有效管理的中心，先进的管理理念与体系必须通过优良的组织结构加以科学的实施，才能取得良好的效果。心血管疾病社区健康管理工作涉及多方组织或机构，建立以社区卫生服务中心（站）为主体，在卫生行政部门的组织协调下，由疾病预防控制机构、大中型医院共同组成的慢性病综合防控网络，并加以社区行政部门，如社区居委会、街区办事处等部门的充分支持与高度协作。

1. 社区卫生服务中心（站）

（1）在社区中心成立心血管疾病社区健康管理小组，承担老年心血管疾病患者的首诊工作，以及老年心血管疾病高风险人群发现、登记、指导和管理工作，并建立辖区内老年心血管疾病患者的健康档案。

（2）承担辖区内老年心血管疾病患者康复工作，提供康复指导、随访、治疗、护理、用药咨询等服务，并与上级医院建立双向转诊机制，强化远程医疗、远程咨询等服务。

（3）落实卫生行政部门与疾病预防控制机构相关政策，承担辖区内老年心血管疾病患者监测及统计工作。

（4）积极联合社区行政管理相关部门开展辖区老年心血管疾病健康教育、健康促进工作，如设立健康驿站、开设健康课堂、组织健康宣传等。

（5）建立社区卫生服务中心（站）人员继续教育机制，积极参与相关专业培训，有条件可申报国家级、省级、市级心血管疾病管理的课题项目，完成调研报告并实施推广。

2. 卫生行政部门

（1）负责辖区内慢性病工作的领导与协调，制订辖区老年心血管疾病防控管理工作的方针政策及工作计划，并组织实施；

（2）建立老年心血管疾病管理的联动机制，加强部门间的沟通与协作。

（3）积极开展老年心血管疾病管理督导、考核与评估工作。

3. 疾病预防控制机构

（1）协助卫生行政部门制订老年心血管疾病管理工作计划与管理规范，为社区公共卫生发展提供技术支持。

（2）负责基层社区卫生服务中心（站）心血管疾病防控工作的技术指导和人员培训，设计与制订心血管疾病防控的技术规范、指南、标准，并积极推广应用。

（3）组织开展主要老年心血管疾病及其危险因素的检测和流行病学调查，分析和预测老年心血管疾病流行形势及发展趋势，撰写综合评估报告，提出健康管理对策。

4. 医院

（1）完善与社区卫生服务中心（站）建立双向转诊机制，承担对辖区内对接社区卫生服务中心（站）的技术指导与培训，落实远程医疗、远程咨询等工作。

（2）开展重大疑难心血管疾病的救治、科研、教学等工作。

5. 社区行政部门

（1）帮助社区老年人获取与了解卫生行政管理部门的相关政策，开展以疾病预防、医疗、保健、康复、健康教育和人口计生技术服务等为主要内容的社区卫生服务，方便群众就医，不断改善社区居民的卫生条件。

（2）支持与配合社区卫生服务中心（站），组织引导社区居民开展心血管疾病管理的教育、宣传等活动，营造社区居民广泛参与健康活动的积极氛围。

（3）透过社区的公共事务和公益事业的组织，开展相关便民利民的社区服务活动（如志愿者服务等），为社区老年心血管疾病患者提供社会福利性服务，为其排忧解难。

心血管疾病的发生率随增龄而明显增加，对老年患者生活质量及寿命产生重要影响。目前，多数心血管病研究并没有入选足够年龄≥75岁的患者，甚至排除了患有复杂并发症、活动或认知明显受限的高龄患者。2016 AHA 联合 ACC、美国老年病学会（AGC）共同发布了《老年人心血管病管理知识缺口的科学声明》，指出当前指南均缺乏高龄老年患者的临床证据及关注老年人生活质量、独立生活能力、认知功能的研究等。在临床诊疗工作中，现有指南及诊疗规范并非完全适用于老年人群。指南推荐的普遍成年人能够获益的措施在老年人群中并不一定完全获益。临床研究应关注老年人群的特殊性而广泛纳入老年患者，结合解剖、功能等改变制定治疗方案并减少风险，确立治疗方案的同时，应重视生活方式的干预，并结合患者自身意愿进行个体化治疗。在老年心血管领域，期待在未来的临床研究中可以获取新的研究结果，积累临床证据，不断探索和努力，建立属于老年人心血管健康预防和治疗康复的综合管理模式。

参 考 文 献

［1］张虹,孙帅,马长生.吸烟 – 心血管病不可忽视的危险因素［J］.中国心血管病研究,2013,11(3):223-226.

［2］Kim KS,Owen WL,William D,et al,A comparison between BMI and conicity index on predicting coronary heart disease:the Framingham Heart Study［J］.Ann Epidemiol,2000,10(7):424-431.

［3］中华人民共和国卫生部疾病控制司.2003 中国成人超重和肥胖症预防控制指南(2016 年修订版)［M］.北京:人民卫生出版社,2003:4.

［4］中国老年学学会老年医学会老年内分泌代谢专业委员会,老年糖尿病诊疗措施专家共识编写组.老年糖尿病诊疗措施专家共识(2013 年版)［J］.中华内科杂志,2014,54(3):243-251.

［5］Moran A,Gu D,Zhao D,et al. Future cardiovascular disease in china:markov model and risk factor scenario projections from the coronary heart disease policy model-China［J］.Circ Cardiovasc Qual Outcomes,2010,3(3):243-252.

［6］Baigent C,Keech A,Kearney PM,et al. Efficacy and safety of cholesterol-lowering treatment:prospective meta-analysis of data from 90,056 participants in 14 randomised trials of statins［J］.Lancet,2005,366(9493):1267-1278.

［7］刘梅林,陈亚红.2015 年《血脂异常老年人使用他汀类药物中国专家共识》解读［J］.中国循环杂志,2015(Z2):75-76.

［8］Fihn SD,Gardin JM,Abrams J,et al. 2012 ACCF/AHA/ACP/AATS/PCNA/SCAI/STS guideline for the diagnosis and management of patients with stable ischemic heart disease:a report of the American College of Cardiology Foundation/American Heart Association task force on practice guidelines,and the American College of Physicians,American Association for Thoracic Surgery,Preventive Cardiovascular Nurses Association,Society for Cardiovascular Angiography and Interventions,and Society of Thoracic Surgeons［J］.Circulation,2012,126(25):e354-e471.

［9］Montalescot G,Sechtem U,Achenbach S,et al. Corrigendum to:'2013 ESC guidelines on the management of stable coronary artery disease'［J］.Eur Heart J,2014,35(33):2260-2261.

［10］中华医学会心血管病学分会等.冠心病康复与二级预防中国专家共识［J］.中华心血管病杂志,2013,41(4):267-275.

［11］Fielding RA,Vellas B,Evans WJ,et al. Sarcopenia:an undiagnosed condition in older adults. Current consensus definition:prevalence,etiology,and consequences. International working group on sarcopenia［J］.J Am Med Dir Assoc,2011;12:249-256.

［12］Kubzansky LD,Kawachi I. Going to the heart of the matter:do negative emotions cause coronary heart disease［J］? Psychosom Res,2000,48:323-327.

［13］郭建君,郭航远等.吸烟对心血管疾病的影响及最新进展［J］.中国全科医学,2017:3328-3331.

［14］张璐,孔灵芝.预防慢性病:一项至关重要的投资——世界卫生组织报告［J］.中国慢性病预防与控制,2006,14(1):1-4.

［15］卫生部疾病预防控制局.全国慢性病预防控制工作规范(试行)［s］.2011

（林文婷　曾敏）

第十五章

老年心血管疾病诊治进展

近年老年心血管领域公布了多个临床研究结果和指南的更新，对老年心血管疾病有了新的认识，为这些疾病的诊治提供了参考和依据。以下对近几年老年心血管领域进展进行综述。

一、高血压领域

高血压是老年人最为常见的疾病之一，近年来多个国家和地区纷纷出台了指南和共识。2014 年美国高血压指南发表，其中推荐在 ≥ 60 岁的一般人群中，在收缩压（SBP）≥ 150mmHg 或舒张压（DBP）≥ 90mmHg 时起始药物治疗，将血压降至 SBP<150mmHg 和 DBP<90mmHg 的目标值。初始降压治疗应包括噻嗪类利尿剂、钙拮抗剂（CCB）、血管紧张素转换酶抑制剂（ACEI）或血管紧张素受体拮抗剂（ARB）。同年发表的《日本高血压指南》提出老年人初始治疗目标血压 ≥ 140/90mmHg，但对于年龄 ≥ 75 岁者，收缩压为 140~149mmHg 的老年患者则需要个体化考虑。老年高血压推荐药物与普通人群相同，也是 4 种一线药物：CCB、ARB、ACEI 或低剂量利尿剂。治疗过程中应缓慢降压，避免并发症的发生，同时非常看重老年人的生活质量评分。2015 年发布了收缩期血压干预试验（SPRINT），该试验的研究者在 2010—2013 年期间将受试者随机分配至收缩血压治疗控制标准低于 120mmHg 组（强化降压组）和低于 140mmHg（标准降压组）。主要复合终点为：首次发生心肌梗死、急性冠脉综合征、卒中、心衰或心血管死亡。结果显示，强化降压组较标准降压组的心血管事件减少 30%，全因死亡率降低 25%；提示积极有效的降压治疗对于改善患者预后具有积极意义。2016 年加拿大高血压教育计划发布《高血压指南：血压的测量、诊断、风险评估、预防和治疗》建议对年龄 ≥ 50 岁、收缩压 ≥ 130 mmHg 心血管病高危者，应考虑降压治疗，收缩压目标值为 ≤ 120mmHg，但继续坚持一般高血压患者的降压目标值为 <140/90mmHg，年龄 ≥ 80 岁高血压患者的收缩压目标值为 <150mmHg。

那么是否老年人血压下降得越低，受益就越大呢？ 2016 年发布 HOPE-3 研究显示，对于女性 >60 岁或男性 >55 岁无心血管疾病的中危患者，降压治疗不能降低主要复合终点事件风险；血压水平低于 140/90mmHg 患者，常规应用降压药物治疗不能带来明显获益，主要治疗措施应是生活方式干预。研究作者认为此结果符合 J 形曲线效应。用到常规临床实践中可能会带来较高的不良反应或较差的结局，特别是对于年老患者。主要原因是由于随着年龄增长，血管损伤累积，导致其失去弹性和"硬化"的动脉粥样硬化的血管，从而引起血压升高。相反，如研究所述，如不考虑药物引起的不良反应，监测血压和早期预防血压随年龄升高或大大降低心血管事件的终身风险。所以老年人如过度降压，将会适得其反。*Lancet* 杂志于 2016 年 10 月发表了 CLARIFY 注册研究，降压治疗后血压和心血管结局间的关系分析显示，冠心病合并高血压患者的收缩压 <120mmHg、舒张压 <70mmHg 时，发生不良心血管事件的风险增加，提示老年冠心病患者的降压治疗应采取谨慎态度，不应过分追究低目标值。《2016 年欧洲心血管疾病预防临床实践指南》提出：年龄 >60 岁、收缩压 ≥ 160mmHg 的患者，可以收缩压降至 140~150mmHg；年龄 >80 岁、收缩压 ≥ 160mmHg 的患者，若身体和精神状态良好，可以将收缩压降至 140~150mmHg，不建议过分降低血压。因为血压过低容易发生心脑血管疾病。所以 2016 年发表的《中国高龄老年人血压管理中国专家共识》指出 80 或 80 岁以上高龄老年患者的血压管理尽管缺乏循证医学证据，但结合我国现状及当前的相关临床研究结果，做了如下建议：①高龄患者在治疗前，首先由接诊医师综合考虑其健康状况、并存疾病、多重用药风险以及依从性，继而决定是否开始药物治疗。治疗过程中，密切监测血压，并关注降压治疗对患者的影响和耐受性，以便及时调整治疗方案。对于暂不适合药物治疗的患者，可选择生活方式干预，并监测血压，定期随访，再次评估。②起始药物治疗的血压水平：≥ 160/90mmHg。③降压治疗目标值：①未合并临床并存疾病的高龄患者（如慢性脑血管病、冠心病、心力衰竭、糖尿病和慢性肾功能不全等疾病），血压目标值 <145~150/90mmHg。②合并心、脑、肾并存疾病的患者，首先将血压降低至 <150/90mmHg，若耐受性良好，则进一步降到 <140/90mmHg。③应平稳降压，避免过快降低血压，3 个月内血压达标。

综上指南及研究考虑，与中青年患者相比，老年高血压患者更常伴存临床型或亚临床型靶器官损害与代谢异常，在此情况下，过于严格的血压控制很可能会对机体产生不利影响。因此老年患者已采取适度宽松的血压管理策略。正是基于这些考虑以及现有研究结论，我国高血压指南将 <150/90mmHg 作为多数老年高血压患者的降压目标值。当然，对于年龄较轻、一般健康状况好、应用降压药物无不良反应者，可考虑将血压进一步降低。

二、血脂管理领域

近年来，研究表明老年心血管疾病患者同样可以从调脂治疗中获益。所以，2013 年 ACC/AHA 血脂指南推荐：①临床动脉粥样硬化性心血管疾病（ASCVD）且年龄 <75 岁需高强度他汀，使 LDL-C 至少降低 50%，除非存在禁忌证或出现他汀类相关不良事件；②LDL-C ≥ 4.2mmol/L，推荐同上：③糖尿病，年龄 40~75 岁，LDL-C 在 1.8~4.1mmol/L 患者，但估测 10 年 ASCVD 风险 ≥ 7.5%，可能需要高强度他汀；④没有临床 ASCVD 或糖尿病的患者，如果 LDL--C 在 1.8~4.1mmol/L，且估测的 10 年 ASCVD 风险 ≥ 7.5%，高强度他汀类药物治疗则为合理选择。高强度他汀指阿托伐他汀 40~80mg 或瑞舒伐他汀 20~40mg。但这种推荐是否适合中国人群还有待于进一步验证。

已知他汀类药物具有肝损害、肌肉损害或疾病及对血糖等的影响，所以他汀类药物在老年患者中运用的安全性应引起我们的重视。随机对照试验中，与他汀类药物相关肌病发生率为 1.5%~5.0%，中老年患者因肌肉不良反应不耐受他汀的比率可能更高。GAUSS-3 试验纳入 18~80 岁、因服用他汀类有肌肉不良反应而不能耐受的高胆固醇患者 511 例，平均年龄 60.7 岁，结果表明 PCSK9- 抑制剂依伏库单抗（Evolocumab）可明显减低 LDL-C 水平，且效果优于依折麦布，为他汀类药物不耐受的老年患者提供了新的降脂选择。《2015 血脂异常老年人使用他汀类药物中国专家共识》指出血脂异常老年人应用他汀类药物治疗明确获益。《共识》汇集了多项老年人心脑血管疾病一级和二级预防的临床研究或荟萃分析。临床证据表明，血脂异常老年人应用他汀类药物降低心脑血管事件发生率及病死率。老年人应用他汀类药物治疗安全性良好大量临床研究证实，老年人应用常规剂量他汀类药物安全性良好。同样肝酶异常是他汀类药物最常见的不良反应，丙氨酸氨基转移酶（ALT）升高 >3 倍正常上限的发生率为 0.5% ~2.0%，多发生在开始用药后的 3 个月内。老年人由于脏器功能异常、多种疾病并存、多种药物合用、围手术期患者容易发生他汀类药物相关的肌病。大剂量他汀类药物增加肝酶、肌酶异常及其他不良事件发生的风险。使用他汀类药物应同时认真评估肾功能（如血肌酐、肾小球滤过率），并关注肾功能变化，及时调整药物剂量和种类。另外，他汀类药物还可增加新发糖尿病风险并可升高血糖，糖耐量异常者更容易发生他汀类药物相关的糖尿病。《共识》建议使用他汀类药物治疗前应认真评估老年人 ASCVD 危险因素，充分权衡他汀类药物治疗的获益 / 风险，根据个体特点确定他汀类药物治疗的目标、种类和剂量，并制定了危险级别分层级调脂治疗目标。老年人使用他汀类药物的建议和注意事项：鼓励所有血脂异常的老年患者进行生活方式治疗，不提倡老年人过分严格控制饮食和过快减轻体质量。使用他汀类药物使血脂达标后，应坚持长期用药，可根据血脂水平调整剂量甚至更换不同的他汀类药物。如无特殊原因不应停药。

　　对于他汀类药物不耐受或存在他汀类药物禁忌的患者，新的《2016 年欧洲心脏病学会（European Society of Cardiology，ESC）/ 欧洲动脉粥样硬化学会（European Atherosclerosis Society，EAS）血脂异常管理指南》推荐，PCSK-9 可单用或与依折麦布联用。关于高龄老年患者调脂治疗的临床证据仍然有限。《2016 ESC/EAS 血脂异常管理指南》指出：①推荐老年及年轻心血管疾病患者接受他汀类药物治疗。②由于老年患者经常会并发其他疾病，药物代谢发生改变，首次使用降脂药物时应该降低剂量，随后逐渐增加剂量以达到与年轻受试者相同的目标脂质水平。③建议无心血管疾病但存在高血压、糖尿病或吸烟的老年人服用他汀类药物。由于老年患者常合并多种慢性疾病、多种药物同服，应关注他汀类药物与其他药物相互作用导致不良反应增加，包括肌痛、肌病、横纹肌溶解等，并根据治疗效果谨慎加量以达到 LDL-C 目标水平。同时，《2016 中国成人血脂异常防治指南》指出：高龄老年高胆固醇血症合并心血管疾病或糖尿病患者可从调脂治疗中获益；年龄≥ 80 岁的老年患者因存在不同程度肝肾功能减退，调脂药物剂量选择要个体化，建议监测肝肾功能和肌酶；因尚无高龄老年患者他汀类药物治疗靶目标的随机对照研究，对高龄老年患者他汀类药物治疗的靶目标未做特别推荐。

　　所以对老年人调脂药物的选择，需注意以下几个方面：首先用药前审慎评估。对服用他汀药的获益与风险比做出评估，然后确定是否有必要选用他汀。然后根据血脂水平、用药情况、危险分层等个体情况来选择合理的药物及合适的剂量。其次是严密的观察监测，监测肝肾功能、血脂、肌酶等。再次是考虑多系统疾病并存、从小剂量开始，逐渐增加剂量，达到目标脂质水平。最后是要注意药物之间的相互作用。

三、冠心病领域

老年冠心病患者如何选择安全有效的抗血小板治疗药物一直是困扰临床医师的问题。近年研究也取得了一些进展。噻吩吡啶类药物是急性冠状动脉综合征患者的重要抗血小板治疗药物。尽管普拉格雷和氯吡格雷用于拟行经皮冠状动脉介入（PCI）的 ST 段抬高型心肌梗死（STEMI）患者比较研究（TRITON-TIMI38）显示了普拉格雷的有益作用。但对 >75 岁人群的亚组分析未显示普拉格雷组比氯吡格雷组有更多的获益。2011 年发表的老年患者 PCI 治疗预后的比较研究，总体研究人群 30 天和 1 年的死亡率分别是 9.2% 和 18.1%；与稳定心绞痛患者相比，不稳定心绞痛 /NSTEMI、STEMI 患者的 1 年死亡率明显升高；随着时间推移，稳定心绞痛患者需要进行靶血管血运重建的比例降低。在为期 8 年的研究期间，老老年患者接受 PCI 治疗的比例逐年增高，其中稳定心绞痛患者 PCI 治疗术后 1 年死亡率及靶血管血运重建的比例最低。因此对于老老年 STEMI 患者来说，PCI 仍是最佳的再灌注策略。由于现有临床试验中老年患者群代表性不足，针对目前指南在老年患者冠心病管理方面的知识缺口，AHA 联合 ACC、美国老年病学会（American Geriatrics Society，AGS）发布《老年人心血管病管理知识缺口的科学声明》建议：对老年急性冠状动脉综合征患者，评价保守治疗及积极治疗的风险与获益，建立危险评估工具从而筛查可从积极干预中获益的老年患者；对初次接受经皮冠状动脉介入治疗（percutaneous coronary intervention，PCI）老年患者，对比 DES 与 BMS 的长期预后；根据年龄相关的血小板、凝血功能的变化和不同疾病状态，对比不同抗栓方案的疗效、获益和风险。

对于老年人的抗栓治疗的选择，《2015 年 ESC 老年抗栓治疗专家共识》建议，无禁忌症老年患者可长期使用低剂量阿司匹林，大量研究报道已证实阿司匹林可用于心血管事件的二级预防，常规剂量为一日 75~100mg。不耐受者选用氯吡格雷。PCI 术后患者联用阿司匹林 + 氯吡格雷一年；推荐无禁忌的老年急性冠脉综合征直接 PCI 者接受替格瑞洛治疗，替格瑞洛慎用于 COPD 和哮喘患者，禁用于有脑出血病史患者；在老年急性冠脉综合征高出血风险患者中，氯吡格雷优于替格瑞洛和普拉格雷；氯吡格雷适用于 ACS 和经皮冠状动脉介入治疗（PCI）患者，推荐剂量为 75mg/d 维持治疗。不推荐 75 岁以上急性冠脉综合征患者使用氯吡格雷负荷剂量。普拉格雷适用于行 PCI 后患者，推荐剂量为 10mg/d 维持治疗；欧洲药品管理局（EMA）和美国食品药品管理局（FDA）建议，年龄 ≥ 75 岁的患者如需用药，推荐剂量为 5mg/d（Ⅱa，B）；既往有卒中、短暂性脑缺血发作（TIA）或脑出血史的老年患者禁用普拉格雷（Ⅲ，B）。针对西方老年人群的相关试验尚在进行中。

到了 2016 年，心血管领域发布了诸多新的关于老年冠心病患者的新研究及指南。在 2016 年欧洲心脏病学会年会（ECS2016）上，美国新奥尔良 John Ochsner 心脏和血管研究所的 Mark B.Effron 教授发布了对 PROMETHEUS 注册试验数据的最新分析结果。该研究在 2010 年 1 月 1 日至 2013 年 6 月 30 日纳入近 2 万例接受经 PCI 的 ACS 老年患者（≥ 75 岁 4502 名，<75 岁 15402 名），比较两组人群分别接受普拉格雷和氯吡格雷基线统计、临床和过程参数，临床结局为主要不良心血管事件（MACE，复合死亡、心肌梗

死、卒中、计划外的血运重建等）和出血。结果校正偏向于使用普拉格雷组，提示老年急性冠脉综合征患者能更多地从使用普拉格雷中获益。同年，美国心脏病学与美国心脏协会（American Heart Association，AHA）发布了冠心病患者双联抗血小板治疗（double anti-platelettherapy，DAPT）疗程指南更新，指南推荐稳定性冠心病患者，特别是出血高危患者可以缩短 DAPT 疗程：在使用阿司匹林基础上，置入药物洗脱支架（drug-eluting stent，DES）后联用 P2Y12 抑制药的疗程可缩短至 6 个月，置入裸金属支架（bare metal stent，BMS）后联用 P2Y12 抑制药疗程可缩短至 1 个月；此外，有明确证据显示普拉格雷可增加年龄 >75 岁的老年患者、低体重患者的出血风险，故指南不推荐这类人群应用普拉格雷。

老年冠心病患者常合并多种疾病，冠状动脉病变严重而复杂，虽然介入治疗即刻成功率与年轻者相仿，但近期及远期主要不良心脏事件发生率高，故进行介入治疗前，应全面合理的评估。《2016 年非 ST 段抬高型急性冠脉综合征中国专家共识》建议老年患者应该根据体重和肾功能定制抗栓治疗方案。在谨慎评估潜在风险和获益、预期寿命、合并疾病、生活质量、体质和患者的价值观与喜好后，可实施血运重建治疗。对适合的老年 NSTE-ACS 患者，尤其是合并糖尿病或复杂三支血管病变（如 SYNTAX 评分 >22 分），无论是否涉及前降支近段病变的冠状动脉疾病患者，可首选 CABG，以降低心血管事件和再住院发生率，从而进一步改善存活率。应调整 β 受体阻滞剂、ACEI、ARB 和他汀类药物剂量，减少不良反应（Ⅱa，C）。老年 NSTE-ACS 患者，不管是起始治疗还是 PCI 中，都可单用比伐芦定，而不是 GPI 联合普通肝素，因为其有效性相似，但出血发生率较低。

总之，对于老年冠心病患者这一特殊人群，在应用抗栓药物治疗时，应当谨慎权衡抗栓药物的有效性和安全性，在治疗过程中重视监测出血不良反应，给药剂量和联合用药方案力争达到个体化，使其既达到预期的治疗效果，又尽量避免出血等不良事件的发生。老年患者在血运重建治疗前，应全面合理的评估，对风险和获益、预期寿命、合并疾病等多方面充分考虑，再决定必要时的治疗方案。

四、心房颤动（房颤）治疗

房颤为增龄性疾病，随着年纪的增长，发病率明显升高。我国房颤总患病率为 0.77%，标准化后的患病率为 0.61%。男性患病率约为 0.9%，略高于女性（P=0.013）。房颤患病率在 50~59 岁人群中仅为 0.5%，在 ≥ 80 岁人群中高达 7.5%。房颤发作时，由于心房泵血功能基本丧失，可导致心排出量显著降低（可达 25% 甚至更多），同时能通过影响凝血功能，形成血栓，导致栓塞，心房颤动导致血栓栓塞并发症尤为常见及重要。另外，它不仅是心衰强烈的独立危险因素，房颤发作时还会严重影响老年患者生存和生活质量。此外，ONTARGET 和 TRANSCEND 这两项多中心随机对照研究的结果显示：房颤和新发痴呆有显著相关性。因此房颤还被认为是导致认知功能障碍及痴呆的危险因素。

目前老年房颤的主要治疗策略是对病因或诱因的治疗，恢复并维持窦性心律（节律控制），控制房颤心室率（室率控制），通过抗凝治疗预防血栓栓塞事件，并进行其他综合治疗。

在节律和心室率的药物控制方面，《2016 年 ESC 心房颤动管理指南》与以往指南变化不大，它的治疗策略主要是根据 LVEF 分成两组：① LVEF<40%，可选择 β 受体阻滞剂或地高辛，如控制不佳，可联合治疗。② LVEF ≥ 40%，可选择地尔硫䓬、β 受体阻滞剂或地高辛，必要时可联合治理。在控制节律方面，根据病人是否存在结构性心脏病及心力衰竭等，分别推荐使用决奈达隆、普罗帕酮、导管消融及胺碘酮及导管消融术。另外，导管消融适应证更加扩宽。对于部分有症状的阵发性房颤，根据患者意愿，导管消融可作为一线治疗；对合并心衰或长程持续性房颤，也可考虑导管消融。

对射频消融的适应证推荐中，《2016 年 ESC 建议心房颤动管理指南》对药物治疗后仍有房颤发作的有症状的阵发性房颤，建议导管消融；对于有症状的阵发性房颤，为预防房颤反复发作，改善症状，可以根据患者的意愿、评估获益及风险，导管消融可作为一线治疗；对怀疑心动过速性心肌病，左心室射血分数低下者，可以考虑导管消融改善心功能，有症状的长程持续性房颤，抗心律失常药物治疗无效时，可以根据患者的意愿，评估获益和风险，考虑导管消融改善症状。

证据表明，老年房颤患者卒中风险增高，通过抗凝治疗显著获益。摒弃了传统的 $CHADS_2$ 血栓栓塞风险评估系统，而是推荐采用了 CHA_2DS_2-VASc 评分。阿司匹林在预防非瓣膜性房颤患者发生卒中的地位明显下降，新型口服抗凝药（NOAC）成为抗栓治疗新选择。《2016 年欧洲心脏病学会心房颤动管理指南》优先推荐新型口服抗凝药（NOAC），该指南不推荐阿司匹林。对 CHA_2DS_2-VASc 评分 ≥ 2 分的患者建议使用口服抗凝药物（OAC），优先选择新型口服抗凝药物（NOAC）。对 CHA_2DS_2-VASc 评分为 1 分的患者，可根据个体情况建议抗凝治疗。长期抗凝治疗的随机评价（RELY）研究证实，达比加群有益于心房颤动患者卒中的预防。达比加群酯 150mg/d 使脑卒中危险性明显降低 34%，110mg/d 预防脑卒中的作用与华法林相当，而主要出血事件明显减少，显示出良好的应用前景。

对于合并心房颤动的老年冠心病患者的抗凝治疗，口服抗凝药物达比加群和利伐沙班备受关注。对于非 ST 段抬高型急性冠状动脉综合征患者，合并房颤时，《非 ST 段抬高型急性冠状动脉综合征诊断和治疗指南（2016）》指出，根据 CHA_2DS_2-VASc 及 HAS-BLED 评分系统对患者血栓及出血风险进行评估。并尽早完善冠脉造影结果，根据造影结果，选择药物治疗后血运重建的治疗方案。不建议三联抗栓治疗中使用替格瑞洛。2016 年 AHA 会上公布了 PIONEERAF-PCI 研究，这项随机、开放、对照、多中心研究纳入 2124 例成年非瓣膜性房颤、曾进行 PCI 术的患者，平均年龄 69.9~70.4 岁，其中年龄 ≥ 65 岁患者占 73.6%，年龄 ≥ 75 岁患者占 34.3%。在历时 12 个月的随机治疗后结果显示，与传统的三联治疗［维生素 K 拮抗剂（VKA）+DAPT］相比，利伐沙班联合 P2Y12 抑制药或联合 DAPT 治疗临床显著出血风险降低，而心血管死亡/心肌梗死/卒中发生率无明显差异。因此，对于合并非瓣膜病性房颤、曾行 PCI 术的老年患者，利伐沙班联合 P2Y12 抑制药或联合 DAPT 是可选择的抗栓方案。对于 75 岁甚至 85 岁以上的高龄患者，出血和血栓风险同时增高，临床研究证据有限，应根据患者具体情况在密切监测中谨慎确定和调整抗栓治疗方案，不宜简单套用一般成年人的治疗原则。

房颤是常见的心律失常之一，尤其在老年人群中更为常见。房颤对老年患者的危害性更大，而且老年患者的缺血及出血风险较高，治疗依从性差，心房纤维化相对重。所以要根据病人具体情况，个体化选择治疗策略。

五、心力衰竭领域

心衰发病率可伴随年龄的增长而增加，≥ 80 岁人群的发病率可达 10%，≥ 85 岁的白人男性和女性的年发病率分别达到了 65.2% 与 45.6%。老年患者的心衰类型主要是射血分数保留型心衰（HFpEF），65 岁以下心衰患者中 90% 是射血分数降低型心衰（HFrEF）。老年患者发生心衰主要与心肌损伤及心肌纤维化均随年龄增长而增加及淀粉样变发病逐渐增加相关。心衰是引起老年人发病与死亡的原因，≥ 80 岁和心衰病史是预测老年人再住院率的重要因素。对 2033 例急性心衰合并肾功能不全住院患者的研究显示，年龄和心衰住院病史可预测 180 天全因死亡率。心衰住院的死亡率呈 U 型曲线，与 25~64 岁患者相比，<25 岁和 >64 岁具有更高的住院风险。

早年公布的心力衰竭运动训练对照试验（HF–ACTION）表明，体力活动可以改善左心室射血分数 <35% 的心力衰竭患者的生活质量。该研究表明接受体力锻炼指导的患者的临床预后得到显著改善，包括全因死亡、心血管疾病死亡率和心力衰竭住院均有明显降低，提示了心脏康复不仅能改善心衰患者的症状，还能改善预后。但该研究主要是心脏收缩功能受损的中年心力衰竭患者明显获益，目前仍缺乏老年或舒张功能异常的心力衰竭患者的临床获益的研究证据。期待新的循证医学研究结果问世，指导老年心力衰竭患者的康复治疗。

血管紧张素受体 – 脑啡肽酶抑制剂（ARNI）是近年来受到广泛关注的新型抗心衰药物。PARADIGM–HF 试验显示，射血分数降低的心力衰竭患者随机接受复方制剂沙库必曲 / 缬沙坦（LCZ696）与依那普利治疗，复方制剂沙库必曲 / 缬沙坦（LCZ696）组主要终点事件（包括心血管死亡和因心力衰竭住院），发生率显著低于依那普利，复方制剂沙库必曲 / 缬沙坦（LCZ696）组心血管死亡相对风险较依那普利组显著降低 20%，《2016 年 ESC 急慢性心力衰竭诊断和治疗指南》推荐对于经血管紧张素转化酶抑制药（ACEI）、β 阻滞药和醛固酮受体拮抗剂（MRA）最佳治疗仍有症状的 HFrEF 患者，可选择使用复方制剂沙库必曲 / 缬沙坦（LCZ696）。同期发布的《美国心力衰竭指南》更是推荐患者一经诊断就可与 ACEI 一样同等选择。考虑到联合应用脑啡肽酶抑制剂与 ACEI 可导致血管性水肿，故禁止联合应用 ARNI 与 ACEI，最后一次服用 ACEI 36 小时内不宜应用 ARNI。对于窦性心律、左心室射血分数（left ventricle ejection fraction，LVEF）≤ 35% 的症状性心力衰竭患者，当有 β 阻滞药使用禁忌或使用最大耐受剂量的 β 阻滞剂后静息心率仍 ≥ 70 次 / 分时，指南推荐使用 If 通道阻滞剂伊伐布雷定以降低心力衰竭住院及心血管死亡风险。2016 年 AHA 发表了《AHA 科学声明：可能引起或加重心力衰竭的药物》，这些药物包括抗炎镇痛类、麻醉、降糖、抗心律失常、降压、抗感染、抗癌、呼吸系统、草药、营养补充剂等在内的 21 大类药物。老年心力衰竭患者常合并多种慢性疾病，多种药物同服。关注药物之间的相互作用和药物不良反应，提高用药安全，对老年心力衰竭患者至关重要。

由于老年人多种疾病共存，心力衰竭的病因及危险因素多种多样。新指南强调通过治疗心力衰竭危险因素和无症状左室收缩功能不全来预防或延缓心力衰竭的发生发展和改善预后。包括：①治疗高血压：众多试验表明控制高血压可预防和延缓心力衰竭的发生。

②冠心病或具有冠心病高危因素者应用他汀治疗：他汀可降低心血管事件发生率和死亡率，证据表明他汀可预防或延缓心力衰竭的发作。③戒烟限酒：发生酒精性心肌病的患者则应完全戒酒。④2型糖尿病患者推荐应用恩格列净：恩格列净是首个证实心血管获益的降糖药。⑤稳定的冠心病患者使用 ACEI 类药物：无症状左室收缩功能异常并伴心肌梗死病史的患者应用 β 受体阻滞剂。⑥急性心肌梗死至少 40 天后，LVEF<40%，非缺血性扩张型心肌病（LVEF<30%）植入式心脏转复除颤器能预防无症状左室收缩功能异常患者发生猝死并延长生命。

　　总之，心衰发病率伴随年龄的增长而增加，老年患者的心衰类型主要是 HFpEF。老年患者发生心衰时心腔不扩大、射血分数正常、NT-proBNP 升高。这类患者发生难治性心衰时需要警惕心肌淀粉样变，但缺乏有效的治疗方法。利尿剂有助改善此类患者症状；对于窦性心律 HFpEF 患者，奈必洛尔、地高辛、螺内酯、坎地沙坦可以降低住院风险；ACEI、ARB、β 受体阻滞剂和醛固酮拮抗剂治疗不能降低 HFpEF/HFmrEF 患者死亡风险。针对老年心衰患者的治疗方法有限，所以需强调针对高血压、心肌缺血等基础疾病的早期治疗。

六、心脏瓣膜病治疗

　　老年患者的退行性心脏瓣膜病，尤其是重度主动脉瓣狭窄，一直是内科治疗的棘手问题。2014 年发布的 Pivotal 试验结果表明即使在高龄老人人群，对于严重主动脉瓣狭窄且外科手术高危的患者，经导管 CoreValve 自鼓胀瓣膜置术换优于外科主动脉瓣置换术，前者的一年生存较高。与外科手术组相比，介入组有更高的血管并发症发生率，但大出血和新发房颤发生率较低。30 天时介入组患者症状较外科手术组明显改善，平均住院日期显著少于外科手术组。Pivotal 研究为重度主动脉瓣狭窄、无法行外科手术的高危患者提供了新的治疗方案。在过去的几年中，主动脉疾病管理已由外科手术逐渐向经导管治疗转变。已证实经导管主动脉瓣置换术（transcatheter aortic valve replacement，TAVR）在手术高风险及不适合行外科手术换瓣治疗（surgical aortic valve replacement，SAVR）患者中均具有良好的疗效。因此对于有严重主动脉狭窄的患者，TAVI 是除主动脉瓣置换术外的一个最佳选择。

　　另外，中国国产介入瓣膜取得在 2014 年取得突破性发展。由阜外医院牵头的 Venus-A 主动脉瓣膜老年临床研究已完成 1 期临床试验，初步研究结果在 2014 年中国心脏大会上公布。该试验入选全国 5 家心脏中心的 81 例高危主动脉瓣狭窄（AS）患者，平均年龄 75 岁，该研究初步证实 Venus 瓣膜是安全有效的。经心尖置入的 J-Valve 瓣膜系统已在四川大学华西医院、上海中山医院、阜外医院完成 50 余例手术，初步研究结果也令人满意。MP-Valve 瓣膜系统已在上海中山医院完成首例人体置入，并由上海中山医院牵头进行全国多中心临床试验。

　　ACC 2016 年会宣布并同期于《新英格兰医学》杂志发表的 PARTNER 2A 研究评估中危患者接受 TAVR 治疗的临床终点，共纳入 2032 例中危患者，平均年龄（82.0±6.7）岁，在 2 年的随访中，TAVR 治疗组死亡率和卒中发生率均与 SAVR 相当。GARY 注册研究 1 年随访结果表明，接受 TAVR 治疗的老年患者健康相关生活质量提高，尤其体现在日常活动。TAVR 未来可能成为老年重度主动脉狭窄患者的重要治疗选择。

随着人口的老化，血流动力学异常的二尖瓣反流的发生率可能会上升，经导管介入治疗将会发挥更加重要的作用。到目前为止，使用 MitraClip 装置进行边对边修复（edge to edge）是为解剖结构合适的高危患者或不可手术者校正 MR 的最常用方式。

德国经导管二尖瓣介入治疗（TRAMI）注册研究前瞻性的纳入了 828 例接受 MitraClip 治疗的患者（平均年龄 76 岁，Euro SCORE 1：20.0%）。1 年时 90.5% 受试者的数据可用，1 年死亡率为 20.3%。多变量分析显示，1 年死亡的预测因子包括 NYHA IV级、贫血、既往主动脉瓣介入治疗、血浆肌酐 >1.5 mg/dl、外周动脉疾病、左室射血分数 <30%、严重三尖瓣反流与手术失败。MitraClip 植入组患者生活质量明显改善；重要的是，很大比例的患者重新获得了完全自理能力。经皮边对边修复的效果及其对疾病自然史的影响与二尖瓣返流的快速降低密切相关。与残余 1+ 或更少的 MR 相比，植入 MitraClip 后的残余 2+MR 与更加不利的结局（存活、症状缓解与 MR 复发）相关。

就 MitraClip 治疗的耐久性而言，缺少二尖瓣环成形术是个令人担心的问题。而且，部分患者因瓣环过度扩张不适合接受 MitraClip 治疗。在经选择的患者中，单纯的瓣环成形术可以完全消除或至少明显减少 MR。因此，将瓣环成形术引入经皮装置二尖瓣修复治疗为经导管二尖瓣介入治疗提供了新的治疗观点。

令人欣喜的是，国产瓣膜的研究取得了突破，其他两个国产瓣膜 JValve（经心尖途径）和 Microport 瓣膜已经进行临床试验。与 TAVI 相比，MitraClip 在国内的发展相对滞后，已完成的临床试验初步经验表明 MitraClip 在中国人群中应用是安全有效的。

对于各心脏病学会而言，经导管二尖瓣置换治疗自体二尖瓣病变也正在快速发展。世界各地都在不断报道鼓舞人心的早期临床经验，这些结果有望在不久的将来得以公布。多模式成像将在患者筛选和手术计划过程中发挥关键作用。

随着我国老龄化的不断加剧，高龄瓣膜性心脏病患者逐年增加，虽然常规外科开胸换瓣是治疗瓣膜病的标准手术，但由于年龄因素，患者多合并多种疾病，开胸手术风险太高，而失去了手术的机会。随着人工瓣膜的不断改造到及对病变的认识，再到操作中的问题和解决，人工瓣膜在老年瓣膜性心脏病患者的使用会越来越广泛。

参 考 文 献

[1] Harris KC, Benoit G, Dionne J, et al. Hypertension Canada's 2016 Canadian Hypertension Education Program Guidelines for Blood Pressure Measurement, Diagnosis, and Assessment of Riskof Pediatric Hypertension [J]. Can J Cardiol, 2016, 32(5): 589-597.

[2] Yusuf S, Lonn E, Pais P, et al. Blood-Pressure and CholesterolLowering in Persons without Cardiovascular Disease [J]. N Engl J Med, 2016, 374(21): 2032-2043.

[3] Vidal-Petiot E, Ford I, Greenlaw N, et al. Cardiovascular event rates and mortality according to achieved systolic and diastolic blood pressure in patients with stable coronary artery disease: an international cohort study [J]. Lancet, 2016, 388(10056): 2142-2152.

[4] Piepoli MF, Hoes AW, Agewall S, et al. 2016 European Guidelines on cardiovascular disease prevention in clinical practice: The Sixth Joint Task Force of the European Society of Cardiology and Other Societies

on Cardiovascular DiseasePrevention in Clinical Practice（constituted by representatives of 10 societies and by invited experts）: Developed with the special contribution of the European Association for Cardiovascular Prevention & Rehabilitation（EACPR）［J］. Eur J Prev Cardiol,2016,23（11）: NP1-NP96.

［5］ 中国老年医学学会高血压分会.《高龄老年人血压管理中国专家共识》［J］. 中国心血管杂志, 2015,20（6）:401-409.

［6］ Cardiovascular Risk in Adults: A Report of the American College of Cardiology/American   2013 ACC/AHA Guideline on the Treatment of Blood Cholesterol to Reduce Atherosclerotic Heart Association Task Force on Practice Guidelines Neil J. Stone, Jennifer Robinson, Alice H. lichtenstein, J Am Coll Cardiol. 2014 Jul 1; 63（2500）: 2935-2959.

［7］ Law M,R udnicka AR. Statin safety: a systematic review［J］. Am J Cardiol,2006,97（8A）: 52C-60C.

［8］ Nissen SE,Stroes E,Dent-Acosta RE, et al. Efficacy and Tolerability of Evolocumab vs Ezetimibe in Patients With Muscle-Related Statin Intolerance: The GAUSS-3 Randomized Clinical Trial［J］. JAMA,2016, 315（15）: 1580-1590.

［9］ 刘梅林.《血脂异常老年人使用他汀类药物中国专家共识》［J］. 中华内科杂志,2015, 54（5）:467-477.

［10］ Catapano AL,Graham I,De Backer G,et al. 2016 ESC /EAS Guidelines for the Management of Dyslipidaemias［J］. Eur Heart J,2016,37（39）: 2999-3058.

［11］ 诸骏仁,高润霖,赵水平等. 中国成人血脂异常防治指南（2016 年修订版）［J］. 中国循环杂志,2016, 31（10）: 15-35.

［12］ Antonsen L,Jensen LO, Thayssen P, et al. Comparison of Outcomes of Patients > 80 Years of Age Having Percutaneous Coronary Intervention According to resentation（Stable vs Unstable Angina Pectoris /Non-ST-Segment Elevation Myocardial Infarction vs ST-Segment Elevation Myocardial Infarction）［J］. Am J Cardiol,2011,108 : 1395-1400.

［13］ Rich MW,Chyun DA,Skolnick AH,et al. Knowledge Gaps in Cardiovascular Care of the Older Adult Population: A Scientific Statement From the American Heart Association, American College of Cardiology, and American Geriatrics Society［J］. J Am Coll Cardiol,2016,67（20）: 2419-2440.

［14］ 2015 European Society of Cardiology expert position paper on antithrombotic therapy in the elderly［J］. European Heart Journal, 2015, 36（46）: 3238-3249.

［15］ Ikeda Y, Shimada K, Teramoto T, et al. Low-dose aspirinfor primary prevention of cardiovascular events in Japanese patients 60 years or older with atherosclerotic, risk factors: a randomized clinical trial［J］. J Am Med Assoc, 2014, 312（23）:2510-2520.

［16］ CAPRIE Steering Committee. A randomised, blinded, trial of clopidogrel versus aspirin in patients at risk of ischaemicevents（CAPRIE）［J］. Lancet, 1996, 348（9038）: 1329-1339.［11］Wiviott SD, Braunwald E, McCabe CH, et al. Prasugrel versus clopidogrel in patients with acute coronary syndromes［J］. NEngl J Med, 2007, 357（20）: 2001-2015.

［17］ Levine GN,Bates ER, Bittl JA, et al,2016 ACC/AHA guideline focused update on duration of dual antiplatelet therapy in patients with coronary artery disease: A report of the American College of Cardiology / American Heart Association Task Force on Clinical Practice Guidelines［J］. J Thorac Cardiovasc Surg, 2016,152（5）: 1243-1275.

［18］ 杨新春. 2016 年欧州心脏病学会心房颤动管理指南解读[J]. 中国介入心脏病杂志,2016,24（11）:

623–628.

[19] Mant J, Hobbs FD, Fletcher K, et al. Warfarin versus aspirin for stroke prevention in an elderly community population with atria fibrillation (the Birmingham Atrial Fibrillation Treatment of the Aged Study, BAFTA): a randomised controlled trial [J]. Lancet, 2007, 370 (9586): 493–503.

[20] Kirchhof P, Benussi S, Kotecha D, et al. 2016 ESC Guidelines for the management of atrial fibrillation developed in collaboration with EACTS [J]. Eur Heart J, 2016, 37 (38): 2893–2962.

[21] Paikin JS, Wright DS, Crowther MA, et al. Triple antithrombotic therapy in patients with atrial fibrillation and coronary artery stents [J]. Circulation, 2010, 121 (18): 2067–2070.

[22] 刘洁云, 秦雷, 王要鑫, 等. 年龄 > 75 岁老年冠心病患者置入 BuMA 支架后缩短氯吡格雷服药时间的短期安全性研究[J]. 中国介入心脏病杂志, 2016, 24 (1): 37–39.

[23] 葛均波, 陈韵岱. 非 ST 段抬高型急性冠脉综合征诊断和治疗指南 (2016) [J]. 中华心血管病杂志, 2017, 45 (5): 359–376.

[24] 黄从新, 黄鹤, 江洪, 等. 《心房颤动: 目前的认识和治疗建议 2015》[J]. 中华心律失常学杂志, 2015, 19 (5): 321–384.

[25] Marzona I, O'Donnell M, Teo K, et al. Increased risk of cognitive and functional decline in patients with atrial fibrillation: results of the ONTARGET and TRASCEND studies [J]. CMAJ, 2012, 184 (6): 329–336.

[26] Kirchhof P, Benussi S, Kotecha D, et al. 2016 ESC Guidelines for the management of atrial fibrillation developed in collaboration with EACTS. Europace, 2016, 18 (11): 1609–1678.

[27] Mant J, Hobbs FD, Fletcher K, et al. Warfarin versus aspirin for stroke prevention in an elderly community population with atrial fibrillation (the Birmingham Atrial Fibrillation Treatment of the Aged Study, BAFTA): a randomised controlled trial [J]. Lancet, 2007, 370 (9586): 493–503.

[28] Gibson CM, Mehran R, Bode C, et al. Prevention of Bleeding in Patients with Atrial Fibrillation Undergoing PCI [J]. N Engl J Med, 2016, 375 (25): 2423–2434.

[29] Flynn KE, Pina IL, Whellan DJ, et al. Effects of Exercise Training on Health Status in Patients With Chronic Heart Failure: HF–ACTION Randomized Controlled Trial, JAMA. 2009; 301 (14): 1451–1459.

[30] Vardeny O, Claggett B, Packer M, et al. Efficacy of sacubitril /valsartan vs. enalapril at lower than target doses in heart failure with reduced ejection fraction: the PARADIGM–HF trial [J]. Eur J Heart Fail, 2016, 18 (10): 1228–1234.

[31] Ponikowski P, Voors AA, Anker SD, et al. 2016 ESC Guidelinesfor the diagnosis and treatment of acute and chronic heart failure: The Task Force for the diagnosis and treatment of acute and chronic heart failure of the European Society of Cardiology (ESC) Developed with the special contribution of the Heart Failure Association (HFA) of the ESC [J]. Eur Heart J, 2016, 37 (27): 2129–2200.

[32] Page RL, O'Bryant CL, Cheng D, et al. Drugs That May Cause or Exacerbate Heart Failure: A Scientific Statement From the American Heart Association [J]. Circulation, 2016, 134 (6): e32–69.

[33] Adams DH, Popma JJ, Reardon MJ, et al. Transcatheter aortic–valve replacement with a self–expanding prosthesis [J]. N Engl J Med, 2014, 370 (19): 1790–1798.

[34] Leon MB, Smith CR, Mack MJ, et al. Transcatheter or SurgicalAortic–Valve Replacement in Intermediate–Risk Patients. N Engl J Med, 2016, 374 (17): 1609–1620.

［35］ Lange R，Beckmann A，Neumann T，et al. Quality of Life AfterTranscatheter Aortic Valve Replacement：Prospective Data From GARY（German Aortic Valve Registry）［J］. JACC CardiovascInterv，2016，9（24）：2541-2554.

［36］ Stephan Baldus，Wolfgang Schillinger，Olaf Franzen，MitraClip therapy in daily clinical practice：initial results from the German ranscatheter mitral valve interventions（TRAMI）registry［J］.European Journal of Heart Failure，2012，14（9）：1050-1055.

（陈积雄　曾敏）